腫瘍脳卒中学

監修

Stroke Oncology 研究会
（腫瘍脳卒中学研究会）

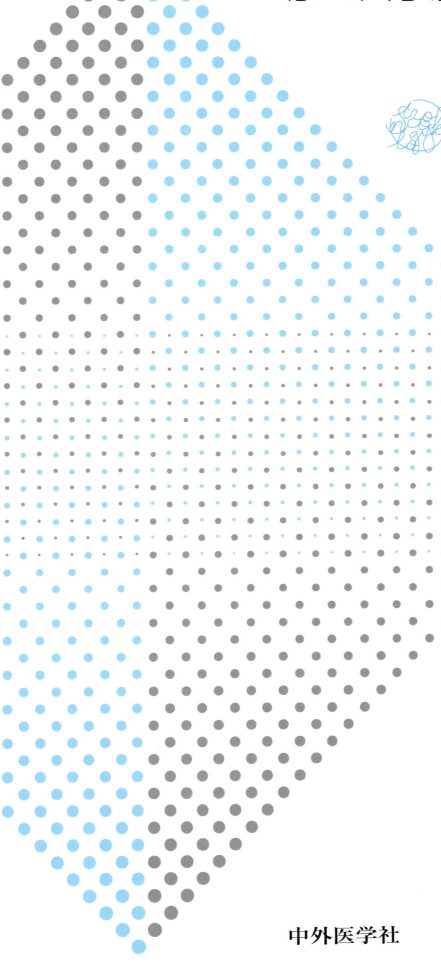

中外医学社

■編集委員

塩川芳昭　富士脳障害研究所附属病院院長

平野照之　杏林大学医学部脳卒中医学教授

河野浩之　杏林大学医学部脳卒中医学准教授

高野利実　がん研究会有明病院乳腺内科部長

■執筆者（執筆順）

塩川芳昭　富士脳障害研究所附属病院院長

平野照之　杏林大学医学部脳卒中医学教授

高野利実　がん研究会有明病院乳腺内科部長

辻　哲也　慶應義塾大学医学部リハビリテーション医学教室教授

野川　茂　東海大学医学部付属八王子病院病院長・脳神経内科教授

権　泰史　大阪大学医学部附属病院未来医療開発部臨床研究センター特任講師

長尾毅彦　日本医科大学武蔵小杉病院脳神経内科部長

高橋孝郎　埼玉医科大学国際医療センター支持医療科客員教授

坂口　学　大阪急性期・総合医療センター脳神経内科主任部長

早川幹人　筑波大学附属病院脳卒中科/筑波大学医学医療系神経内科講師

山崎文之　広島大学大学院医系科学研究科脳神経外科学准教授

菱川朋人　川崎医科大学脳神経外科教授

向井幹夫　公益社団法人大阪府保健医療財団大阪がん循環器病予防センター副所長

竹村弘司　虎の門病院臨床腫瘍科

吉田和道　滋賀医科大学脳神経外科教授

島貫裕実子　国立国際医療研究センター病院薬剤部

下村昭彦　国立国際医療研究センター病院がん総合内科診療科長

村岡香織　独立行政法人国立病院機構埼玉病院リハビリテーション科部長

神谷雄己　NTT東日本関東病院脳血管内科主任医長

大江洋史　大阪国際がんセンター脳循環内科主任部長

中島　誠　熊本大学脳神経内科特任教授

土方奈奈子　国立がん研究センター東病院リハビリテーション科医長

藤本　茂　自治医科大学内科学講座神経内科学部門教授

河野浩之　杏林大学医学部脳卒中医学准教授

大野　誠　国立がん研究センター中央病院脳脊髄腫瘍科医長

成田善孝　国立がん研究センター中央病院脳脊髄腫瘍科科長

加藤るみ子　静岡県立静岡がんセンターリハビリテーション室

志賀太郎　がん研究会有明病院腫瘍循環器・循環器内科部長

藤井由記代　社会医療法人大道会森之宮病院診療部医療社会事業課副部長

中島　弘　兵庫医科大学医学部特別招聘教授

野村久祥　京都大学医学部附属病院薬剤部副薬剤部長

大野能之　東京大学医学部附属病院薬剤部副薬剤部長

はじめに

　がんと脳卒中はともに頻度の高い国民病であり，平均寿命の延伸に伴って両疾患を合併する患者さんに遭遇する機会が増えています．従来から，このような状況に陥った患者さんのがんと脳卒中の診療は，異なる専門領域の狭間（はざま）という思い込みからか，それぞれの領域における各医療者の個人的経験に基づいて行われることも多かったようで，ある意味で取り残されていた課題だったと言えるかもしれません．そのような時代背景を受けて，このたび，おそらく本邦初と思われる「腫瘍脳卒中学 Stroke Oncology」をまとめた学術誌が刊行されました．

　脳卒中の類縁疾患である循環器領域でもこれと似たような状況にあったようで，がん生存者の長期予後に抗がん剤による臓器毒性（心不全）が大きな影響を与えていることが判明し，2017 年頃から循環器の学際的領域を取り扱う腫瘍循環器学会が国内外で注目されています．しかしながら，がんと脳卒中においては別の問題があることも明らかとなってきました．すなわち，それぞれの領域についての医療が長足の進歩をしているにもかかわらず，おのおのの治療者は必ずしもその最新の知見を把握しているとは言えず，両疾患を有する患者さんにおいて適切な治療またはその差し控えが時に行われていない懸念があることです．がんと脳卒中を併発された状況下で脳卒中・リハビリテーション治療とがん治療継続で直面する制度的な難しさや，患者さんへの Advance Care Planning の必要性などの大きなテーマのあることが 2020 年に設けられた脳卒中学会プロジェクトチームの活動を経て判明し，2023 年にこの「腫瘍脳卒中学」を冠する第 1 回の研究会が始まりました．

　国際的にも「腫瘍脳卒中学」の萌芽を感じさせる活動が増えつつありますので，冒頭にあたりその言葉の問題について言及させてください．本邦あるいは非英語圏からの発表で，「腫瘍脳卒中学」の英訳として Strokology が用いられている場面に遭遇することがあります．日本人の感覚ではよさそうな印象かもしれませんが，これは言語学的には誤りで学問を意味する接尾辞の−logy は古代ギリシャ語由来の言葉に限って使用されるものだそうです（佐野圭司, personal communication）．Stroke は「超越的な力による一撃」の意味である古代ゲルマン語由来の strike の過去形なので Strokology とすることはできず，この言葉で文献検索をしても全く hit しません．また，通俗的に脳卒中をアポということがあり，これは古代ギリシア語の Apoplexy「$\grave{\alpha}\pi o$（apo）にわかに $\pi\lambda\eta\xi\iota\alpha$（plexie）あたる」に由来しますので，Apoplexiology は言語学的に成り立つのですが，語呂が悪いためか使用されないと考えられています．

　「腫瘍脳卒中学 Stroke Oncology」は，まさに産声を上げたばかりの学問領域ですが，今後のさらなる発展に向けて本書がこの新しい活動を深める契機となれば，編集者としてこれに勝る喜びはありません．

　2024 年 12 月

編集者代表　塩川　芳昭

目　次

はじめに ……………………………………………………………………………〈塩川芳昭〉　iii

序章

1 腫瘍脳卒中学とは―脳卒中専門医の立場から ……………………………〈平野照之〉　1
　1. 脳卒中医にとってのがん合併脳卒中患者 ………………………………………　1
　2. 脳卒中とがんの併発にかかわる倫理的課題 ……………………………………　2

2 腫瘍脳卒中学とは―がん治療医の立場から ………………………………〈高野利実〉　5
　1. がん治療＝積極的治療＋支持療法 ………………………………………………　5
　2. 学際的腫瘍学 ………………………………………………………………………　5
　3. 腫瘍脳卒中学への期待 ……………………………………………………………　6

3 腫瘍脳卒中学とは―リハビリテーション科医の立場から ………………〈辻　哲也〉　8
　1. "がんと共生する時代" のリハビリテーション診療の重要性 …………………　9
　2. がんのリハビリテーション診療の概要 …………………………………………　9
　3. 脳卒中におけるリハビリテーション治療の流れ ………………………………　10
　4. 診療報酬におけるリハビリテーション料の算定について ……………………　11
　5. がん関連脳卒中患者が入院可能な病棟とその特徴 ……………………………　11
　6. がん関連脳卒中患者が在宅生活を行う上での問題点 …………………………　13

I章　腫瘍脳卒中学とは

1 がん関連脳卒中の歴史 …………………………………………………………〈野川　茂〉　14
　1. Trousseau による担がん患者の遊走性血栓性静脈炎の発見 …………………　14
　2. 担がん患者に好発する非細菌性血栓性心内膜炎 ………………………………　15
　3. 剖検例で明らかにされた脳塞栓症の原因としての NBTE …………………………　16
　4. 担がん患者における脳梗塞発症機序 ……………………………………………　17
　5. 腺癌で産生されるムチンと脳卒中発症 …………………………………………　17
　6. ヘパリンの有効性により再認識された Trousseau 症候群 ……………………　18

2 疫学研究からみた腫瘍脳卒中学 ………………………………………………〈権　泰史〉　21
　1. がんと脳卒中―共通のリスク因子― ……………………………………………　21
　2. がん患者の脳卒中発症リスク ……………………………………………………　22
　3. がん患者の脳卒中死亡リスク ……………………………………………………　24

4. 活動性がん合併脳梗塞の予後 …………………………………………………………………… 27

3 国内外における腫瘍脳卒中学の現状 ……………………………………〈長尾毅彦〉 30

1. 腫瘍関連血栓症（CAT）のアンバランス …………………………………………………… 30
2. Trousseau 症候群という名前 ……………………………………………………………… 30

II章 ● がん・脳卒中医療の進歩と腫瘍脳卒中学

1 がん治療成績の向上と腫瘍脳卒中学の重要性 ……………………………〈高橋孝郎〉 33

1. 日本におけるがん治療成績の向上 ………………………………………………………… 33
2. Trousseau 症候群 …………………………………………………………………………… 33
3. がんが脳卒中リスクを高めるメカニズム ………………………………………………… 34
4. がん関連脳卒中のサブタイプ ……………………………………………………………… 36
5. がんサバイバーは，脳卒中をおこしやすいか …………………………………………… 37
6. がん専門医と脳卒中専門医（神経内科専門医）との連携の重要性 …………………… 38

2 がん関連動脈血栓塞栓症 ……………………………………………………〈坂口　学〉 40

1. がん関連動脈血栓塞栓症の関連因子と血栓形成機序 …………………………………… 40
2. 担がん患者の脳梗塞の病型 ………………………………………………………………… 41
3. がん関連動脈血栓塞栓症による脳梗塞の治療の現状と展望 …………………………… 43

3 がん関連脳梗塞の血栓病理 …………………………………………………〈早川幹人〉 46

1. 回収血栓病理の解析手法 …………………………………………………………………… 46
2. 血栓組成の臨床的意義 ……………………………………………………………………… 46
3. 悪性腫瘍に合併した脳梗塞の病態 ………………………………………………………… 48
4.「がん関連脳梗塞」の血栓組成とその臨床的意義 ……………………………………… 48

4 がん関連の静脈血栓塞栓症 …………………………………………………〈山崎文之〉 53

1. 静脈血栓塞栓症のリスク因子と徴候 ……………………………………………………… 53
2. Khorana スコアとその改良スコアの開発 ………………………………………………… 54
3. 簡易 Wells スコアと簡易 Geneva スコア ………………………………………………… 54
4. がん種による静脈血栓塞栓症のリスク相違 ……………………………………………… 55
5. 肺がんにおける VTE リスク ………………………………………………………………… 55
6. 乳がんにおける VTE リスク ………………………………………………………………… 56
7. 脳腫瘍における VTE リスク ………………………………………………………………… 56
8. 脳静脈洞血栓症 ……………………………………………………………………………… 57
9. がん患者の静脈血栓症の治療と予防 ……………………………………………………… 57

5 がん関連脳内出血 ……………………………………………………………〈菱川朋人〉 60

1. がん関連脳内出血の病態 …………………………………………………………………… 60
2. がん関連脳内出血の診断 …………………………………………………………………… 60
3. がん関連脳内出血の治療 …………………………………………………………………… 60

v

4. がん関連脳内出血の予後 ………………………………………………………… 60

5. がん関連脳内出血における抗血栓療法の影響 ………………………………… 61

6. 固形がんと血液がんによる脳内出血の浮腫の特徴 …………………………… 61

7. 症例提示 …………………………………………………………………………… 61

6 がん患者における生活習慣病管理（高血圧・糖尿病・脂質異常症）……〈向井幹夫〉 67

1. がんと循環器疾患に共通する生活習慣病 ……………………………………… 67

2. メタボリック症候群と肥満 ……………………………………………………… 69

3. 糖尿病 ……………………………………………………………………………… 70

4. 高血圧 ……………………………………………………………………………… 70

5. 脂質異常症 ………………………………………………………………………… 71

Ⅲ 章 ● がん脳卒中医療における領域横断的視点

1 抗がん剤治療に関連した脳卒中 ……………………………………〈竹村弘司〉 74

1. 基礎的知識 ………………………………………………………………………… 74

2. 脳血管イベントのリスクがあると考えられている代表的な抗がん剤 ……… 75

3. 抗がん剤治療中のがん患者が脳卒中を発症した場合のアプローチ ………… 78

2 がん放射線療法に関連した脳卒中 …………………………………〈吉田和道〉 81

1. RICS に対する血行再建 ………………………………………………………… 81

2. 動脈硬化進行における放射線治療の影響 ……………………………………… 82

3. 放射線誘発性動脈硬化促進機序に基づく予防治療の可能性 ………………… 83

3 脳卒中による ADL 低下とがん治療 ………………〈島貫裕実子，下村昭彦〉 87

1. がん患者の身体能力の評価方法のその意義 …………………………………… 88

2. がん患者の脳卒中後の身体状態 ………………………………………………… 89

3. 脳卒中後の身体状態の評価時期 ………………………………………………… 89

4. 脳卒中後のがん治療 ……………………………………………………………… 90

4 脳卒中回復期リハビリテーション治療とがん治療 …………………〈村岡香織〉 93

1. 脳卒中回復期リハビリテーション治療の概要 ………………………………… 93

2. 脳卒中の回復期リハビリテーション治療とがん治療 ………………………… 94

Ⅳ 章 ● がん・脳卒中医療で求められるマネジメント

1 がん合併脳梗塞に対する緊急治療（rt-PA 静注療法，機械的血栓回収療法）

………………………………………………………………………………〈神谷雄己〉 99

1. がん関連脳梗塞に対する緊急治療（再開通療法）に関する報告 …………… 99

2. 緊急治療（再開通療法）を行ったがん関連脳梗塞の患者背景 ……………… 99

3. がん関連脳梗塞に対する機械的血栓回収療法における手技的特徴 ………………………… 100
4. がん関連脳梗塞に対する機械的血栓回収療法におけるテクニック別の手技的転帰 ………… 100
5. 緊急治療（再開通療法）を行ったがん関連脳梗塞の臨床転帰 ………………………………… 102
6. がん関連脳梗塞に対する緊急治療（再開通療法）の課題 ……………………………………… 102

2 がん患者の脳卒中合併リスク評価と脳卒中専門医受診のタイミング 〈大江洋史〉105
がん患者の脳卒中合併リスクの評価とマネジメント ……………………………………………… 105

3 脳卒中患者のがん合併リスク評価とがん専門医受診のタイミング 〈中島　誠〉108
1. 脳卒中の病型 ……………………………………………………………………………………… 108
2. 脳卒中リスクとがん合併リスク ………………………………………………………………… 109
3. がん関連脳卒中の予測 …………………………………………………………………………… 110
4. 潜在性がん検索のための検査 …………………………………………………………………… 111
5. がん専門医受診のタイミング …………………………………………………………………… 111

4 リハビリテーション科専門医へのコンサルトのタイミング 〈土方奈奈子〉117
1. 脳卒中とがんのリハビリテーション診療 ……………………………………………………… 118
2. リハビリテーション科専門医にコンサルトするタイミング ………………………………… 120

5 がん患者への脳卒中の情報提供 〈藤本　茂〉122
1. 患者および家族が求める項目と脳卒中相談窓口の設置 ……………………………………… 122
2. 脳卒中相談窓口の役割 …………………………………………………………………………… 123
3. がん患者に対するケアと情報提供 ……………………………………………………………… 124

V 章 ● がん・脳卒中医療における連携のコツと工夫

1 院内発症がん関連脳卒中への取組み 〈河野浩之〉126
1. 院内発症脳卒中とは ……………………………………………………………………………… 126
2. 院内発症脳卒中の特徴 …………………………………………………………………………… 127
3. 院内発症脳卒中への取り組み …………………………………………………………………… 127
4. 通常の院内発症脳卒中と院内発症がん関連脳卒中の初期対応に違いはあるか …………… 131
5. 急性期以外の院内発症脳卒中への対応 ………………………………………………………… 131

2 がん専門病院における脳卒中診療の現状 〈大野　誠, 成田善孝〉133
1. 脳卒中診療体制 …………………………………………………………………………………… 133
2. 脳卒中診療の実際 ………………………………………………………………………………… 134
3. 代表症例 …………………………………………………………………………………………… 134
4. がん関連脳卒中の課題 …………………………………………………………………………… 137

3 多職種連携 〈加藤るみ子〉140
1. 多職種連携の実際 ………………………………………………………………………………… 140
2. がん関連脳卒中の特徴から考える多職種連携の必要性 ……………………………………… 141

3. がん関連脳卒中の経過と多職種連携 …………………………………………… 141

4. がん関連脳卒中の多職種連携のポイント …………………………………… 142

5. がん関連脳卒中における多職種連携の課題 ………………………………… 143

4 腫瘍循環器医の視点から考える腫瘍脳卒中外来の重要性 ………………〈志賀太郎〉146

1. CAT と Trousseau 症候群 ……………………………………………………… 146

2. がんと動脈疾患 ……………………………………………………………………… 147

3. がん治療（薬物療法，放射線療法）と血管疾患 ……………………………… 148

4. がん薬物治療と高血圧 …………………………………………………………… 149

5. がんと心房細動 …………………………………………………………………… 149

5 腫瘍脳卒中診療におけるアドバンス・ケア・プランニング ……〈藤井由記代，中島　弘〉152

1. 終末期の医療に関わる事前指示の種類と運用 ……………………………… 152

2. アドバンス・ケア・プランニング（ACP） …………………………………… 153

3. 脳卒中の病期と意思決定 ……………………………………………………… 153

4. 脳卒中診療における ACP の実際 ………………………………………………… 153

5. 腫瘍脳卒中診療における ACP の考え方 ……………………………………… 154

6. 本人の意思の尊重と意思決定支援のプロセスについて ……………………… 154

7. シェアード・ディシジョン・メイキング（SDM，共有意思決定）について ………………… 155

付録

がん治療薬による脳卒中合併症一覧 ………………………………………〈野村久祥〉158

経口抗血栓薬の相互作用
～特にがん患者で使用が想定され，注意が必要な相互作用について～ ………〈大野能之〉160

1. ワルファリンの相互作用 ………………………………………………………… 160

2. DOAC の相互作用 ………………………………………………………………… 160

索引 ……………………………………………………………………………………… 165

序章

1 腫瘍脳卒中学とは—脳卒中専門医の立場から

杏林大学医学部脳卒中医学 **平野照之**

> **本項のポイント**
> A. 脳卒中を契機に発見されるがん，担がん患者に発症する脳卒中ともに増えている.
> B. 脳卒中とがんの併発例の治療に明確な指針はなく，経験則で行われてきた.
> C. ACP など倫理面にも配慮し，領域横断的多職種連携が求められる.

●はじめに

Stroke Oncology（腫瘍脳卒中学）は，がんと脳卒中合併に関する多岐にわたる学際的課題に取り組むことを目指し 2020 年，日本脳卒中学会年次学術集会（会長: 塩川芳昭）において初めて提唱された. がんと脳卒中は頻度の高い国民病であり，がん治療，脳卒中治療ともこの十数年で急速に進歩している. その中で，がんと脳卒中併発例を経験することは少なくない. がん関連脳卒中として，よく知られているのが凝固異常症による脳梗塞，いわゆる（広義の）Trousseau 症候群であるが，実際には腫瘍の直接浸潤，化学療法や放射線療法の影響，侵襲的処置時の抗血栓薬中断など，原因は多岐にわたる. がんのステージに応じて脳卒中に対する治療方針の調整も求められ，各々の症例における課題や抱える問題は様々である. 本稿では，脳卒中専門医の立場でとらえた，Stroke Oncology の課題について概説する.

1. 脳卒中医にとってのがん合併脳卒中患者

脳梗塞急性期患者における活動性がん併発は 2〜10%と報告されており[1]，決して稀ではない. 喫煙，飲酒，肥満などの脳卒中危険因子は，そのままがん危険因子でもある. 超高齢社会を迎え，脳卒中の原因検索の中で未診断のがんが見つかることも多い. 全国アンケート調査でも両疾患併発例の診療を行っていると回答した施設は 90% を超えた[2]. このような担がん患者に発症した脳卒中診療は，これまで治療者の経験に基づいて行われてきた. そこで，脳卒中医として本来提供すべき医療が正しい判断で実施できていたのか，さらには患者・家族の意向を踏まえたものであったかの検証が欠けていたように思われる. このような中，筆者が考える課題として以下の点をあげておきたい.

A 適切な急性期治療が提供されているか？

がん患者が脳卒中を発症した場合，治療が手控えられている可能性がある. がん治療の適否は performance status（PS）[3]によって考えられるため，いざ脳卒中を発症しても PS が低いという理由で救急要請されなかった事案も見受けられる[2]. たとえ脳主幹動脈閉塞による重症脳梗塞を発症しても早期であれば病前 ADL までの回復が望めることが，がん診療医に共有されていないことが一因であろう. 脳卒中診療医を対象としたアンケート調査では，担がん患者であっても脳梗塞に対する急性再灌流療法は積極的に行うという意見が大勢を占めた. 一方，脳出血例に対する開頭血腫除去は病前 ADL が自立しているか，がん（進行期）生命予後がどれだけ望めるかによって対応は変わってくる. ただちに ADL や PS が元の状態に回復できれば悩まず介入するが，後遺症を避けられず回復までに相応の時間を要するのかが，意見の根拠となっているようである. 侵襲的処置によっても PS を維持することができれば，がん治療が継続できることも大事なポイントである.

B 脳卒中原因検索のための思考が停止していないか？

脳卒中の病態解明と再発予防の確定は，脳卒中医として専門性を発揮できる分野である. とくに塞栓源不明脳塞栓症（embolic stroke of undetermined source: ESUS）[4]の原因検索においては，implantable cardiac monitor（ICM）を含む長時間心電図モニター[5]，経食

道心臓超音波検査，詳細な凝固線溶マーカーの評価といったさまざまな検査を組み合わせて判断する必要がある．ESUS（およびその特定集団）をターゲットとした4つの臨床試験[6-9)]で，いずれも direct oral anticoagulant（DOAC）はアスピリンを上回る有効性や安全性を示すことはできず，症例ごとに抗血栓薬は何を選択するか，危険因子の管理目標はどこに設定するかなど，テーラーメードの対応が不可欠である．しかし，原因検索の過程でいったん潜在性がんが発見されてしまうと，がん関連血栓症（広義の Trousseau 症候群）に囚われ，ヘパリン皮下注一択で物事を済ませてしまいがちである．たとえば，今回の脳梗塞が卵円孔開存（patent foramen ovale: PFO）を介した深部静脈血栓からの奇異性塞栓症の確診例とわかれば，がんは単なる併存疾患であると判断し，PFO 閉鎖デバイスによる再発予防[10-12)]という選択肢も考えられよう．担がん患者であればこそ，Quality of Life あるいは Quality of Death を考慮した治療設計の意義は大きい．脳卒中の本質を見抜く眼力を，がんによって曇らせないことが大切である．

C がんの治療と脳卒中リハビリテーションのどちらを優先するのか？

がん治療にも脳卒中治療においてもリハビリテーションは不可欠である．しかし，両疾患を併発した患者において，がん治療と脳卒中リハビリの両立が難しい現実がある．脳卒中リハビリテーションは，回復期リハビリテーション病棟を持つ専門施設へ転院して行うことが一般的であるが，この病棟における薬剤費は包括払いで限られており，入院中はがん化学療法を中断・延期せざるを得ない．脳卒中後遺症を軽減し，PS を上げてがん治療が再開できる状況に到達したとしても，がんの病勢によっては，その時点でがんは治療対象から外れるまで進行してしまっていた，というシナリオも想像に難くない．必要ながん治療を提供しながら，同時にリハビリテーションによって ADL/PS の維持・向上がはかれるような win-win な診療報酬上の配慮が望まれる．

D 院内発症脳卒中におけるがん患者

入院中に発症する脳卒中は，院外で発症した場合に比べ初期対応が遅れ治療機会を失いがちである．近年，院内発症脳卒中の多くをがん治療で入院中の患者が占めるようになった．こういった脳卒中のほとんどは，救急対応に不慣れな一般病棟で発症している．非専門病棟であっても脳卒中の初期症状を見逃さず，院内救急対応（院内救急コールや rapid response system）に繋ぐよ

う体制整備が求められる．筆者らの施設は FAST-DAN（Fast Activation Stroke code to Triage Discovered Apoplexy iN hospital）という院内脳卒中対応に特化した仕組みを創り[13)]，周知啓発するとともに発動状況や所要時間，治療成績を定期的にモニタリングしている．

また，がんの専門施設において脳卒中専門医が常駐している施設は少なく，がん患者が脳卒中を発症しても必要な急性期治療を提供できないことも多い．自施設単独で体制構築ができない場合，近隣の一次脳卒中センター（PSC）コア施設と連携し，病院間搬送で治療を提供する仕組みづくりも解決策の一つになろう[14)]．

2. 脳卒中とがんの併発にかかわる倫理的課題

脳卒中とがんの併発例における倫理的課題として，脳卒中とがんそれぞれに対して治療を介入するか，あるいは差し控えるかの判断がある．脳卒中に対する患者本人や家族が望む介入のあり方を考えるにあたって，がん診療における緩和医療や事前指示（advance care planning: ACP）の考え方が参考になるが，意識や判断能力も障害されうる脳卒中との違いは大きい．とくに脳卒中を発症した場合の判断には，時間的余裕がないことも少なくない．

A 担がん患者における脳卒中

担がん状態が血栓塞栓症や出血性素因によって有意な脳卒中の危険因子となっていることが，がん患者にはほとんど知られていない．またがん治療（薬物療法，放射線治療）そのものが脳卒中を発症させる可能性があることも，理解されていない．生命を守るためにリスクを負うことも必要ではあるが，がん患者の ACP にこれらの事実が反映されていない．

脳卒中を発症した際には，がんで構築していた ACP の修正・再確認が必要となる．多くの場合がん初期より脳卒中のために悪化した健康状態を反映させ，本人・家族の意向や治療の得失を検討しなければならない．

脳卒中慢性期に入れば，がんの予後や全身状態などを反映させた治療介入・二次予防のあり方を決める．再修正された ACP を，脳卒中慢性期時点でのがんの予後予測を反映して再修正・再々確認する．前述した，回復期リハビリテーションや再発予防（抗血栓療法や低分子ヘパリン）などの制度的な課題も考慮することが求められる．

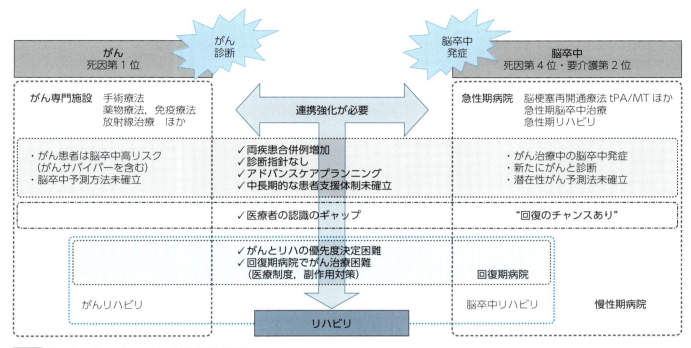

図1 Stroke Oncology における課題の整理
がん専門医と脳卒中専門医の相互理解，そしてリハビリテーション専門医を加えた緊密な連携構築が重要である．

B 脳卒中患者におけるがん

　脳卒中そのものはがん発症にほぼ無関係だが，がん診断の契機となることは多い．脳卒中慢性期患者へのACPの際には，将来のがんを含む他疾患を発症することでさらに健康状態が悪化する可能性に言及しておくべきであろう．

　脳卒中の治療中に偶発的にがんが発見された場合，がんによる症候は乏しいのが通例である．慢性期に入ってがんが発見される機会の多くは，以前の評価では見つからなかった新規に発症したがん，または，がん病変の増大や転移などを契機として後方視的には見逃されていたがんが診断された状況である．脳卒中によるPS低下を認識・受容した上で，両疾患の併発に基づいたACPの構築が求められる．

　脳卒中では医学的指標に変わりはなくとも自覚的な活動能力の低下や精神的負荷が加わる経過は日常的に経験される．想定していた生命予後を悪化させるがんの併発は広義のACPを行うべき重要な転機といえよう．

●おわりに

　これまで論じたようにがんと脳卒中には深い関係があり，脳卒中専門医，がん治療専門医，リハビリテーション専門医，さらにコメディカルを含む領域横断的なアプローチが必要である **図1**．本稿では脳卒中医の立場から現状の問題点や倫理的課題を提唱した．がんと脳卒中の縦割り的関係から脱却し，協力して指針やガイドラインを作成，さらにはACP構築の支援にも役立てられるよう，腫瘍脳卒中学に期待される役割は大きい．

● 参考文献

1) Navi BB, Kasner SE, Elkind MSV, et al. Cancer and embolic stroke of undetermined source. Stroke. 2021; 52: 1121-30.
2) 河野浩之，平野照之，高野利実，ほか．がんと脳卒中を合併する症例の治療者側の意識と診療実態に関する全国調査．脳卒中．2022; 44: 133-41.
3) Maltoni M, Caraceni A, Brunelli C, et al. Prognostic factors in advanced cancer patients: evidence-based clinical recommendations—a study by the Steering Committee of the European Association for palliative care; steering Committee of the European Association for palliative care. J Clin Oncol. 2005; 23: 6240-8.
4) Hart RG, Diener HC, Coutts SB, et al. Embolic strokes of undetermined source: the case for a new clinical construct. Lancet Neurol. 2014; 13: 429-38.
5) Sanna T, Diener HC, Passman RS, et al. Cryptogenic stroke and underlying atrial fibrillation. N Engl J Med. 2014; 370: 2478-86.
6) Hart RG, Sharma M, Mundl H, et al. Rivaroxaban for stroke prevention after embolic stroke of undetermined source. N Engl J Med. 2018; 378: 2191-201.
7) Diener HC, Sacco RL, Easton JD, et al. Dabigatran for prevention of stroke after embolic stroke of undetermined source. N Engl J Med. 2019; 380: 1906-17.
8) Geisler T, Keller T, Martus P, et al. Apixaban versus aspirin for embolic stroke of undetermined source. NEJM Evid. 2024; 3: EVIDoa2300235.

9) Kamel H, Longstreth WT Jr, Tirschwell DL, et al. Apixaban to prevent recurrence after cryptogenic stroke in patients with atrial cardiopathy: The ARCADIA Randomized Clinical Trial. JAMA. 2024; 331: 573-81.

10) Saver JL, Carrol JD, Thaler DE, et al. Long-term outcome of patient foramen ovale closure or medical therapy after stroke. N Engl J Med. 2017; 377: 1022-32.

11) Søndergaard L, Kasner SE, Rhodes JF, et al. Patent foramen ovale closure or antiplatelet therapy for cryptogenic stroke. N Engl J Med. 2017; 377: 1033-42.

12) Mas JL, Derumeaux G, Guillon B, et al. Patent foramen ovale closure or anticoagulation vs. antiplatelets after stroke. N Engl J Med. 2017; 377: 1011-21.

13) Kawano H, Ebisawa S, Ayano M, et al. Improving acute in-hospital stroke care by reorganization of an in-hospital stroke code protocol. J Stroke Cerebrovasc Dis. 2021; 30: 105433.

14) 神谷雄己. がん関連脳卒中―超急性期の対応. In: 平野照之, 編. 第40回 The Mt. Fuji Workshop on CVD 講演集―がんと脳卒中. The Mt. Fuji Workshop on CVD 事務局; 2023. p.69-72.

序章

2 …▶ 腫瘍脳卒中学とは─がん治療医の立場から

がん研究会有明病院乳腺内科 **高野利実**

> **本項のポイント**
>
> A. 腫瘍学は，多領域との交わりが多く，精神腫瘍学，腫瘍循環器学，腫瘍腎臓病学，運動腫瘍学など，多くの学際的な学問分野が発展している．学問と学問が交わるところでは，価値観のせめぎあいの中，新しいものが生まれることも多い．腫瘍脳卒中学も新たな学際的腫瘍学の一つとして注目されている．
>
> B. がんと脳卒中を合併する患者に対してどのような医療を行い，どのように連携すべきか，がん治療医や脳卒中医など，様々な立場の医療者が膝を交えて議論する必要がある．
>
> C. 多職種，多領域の医療者が集い，施設間の連携や学会間の連携を深めながら，腫瘍脳卒中学が発展していくことが期待される．

●はじめに

医療の進歩に伴い，人類が病気とともに生きる時間は長くなり，複数の病気を抱える患者が増えている．中でも，「がん」と「脳卒中」は，日本人の死因の上位を占める疾患であり，二つの疾患を合併する患者は多い．脳卒中を発症した患者に全身検査を行った結果，がんの存在が判明することもあれば，がん患者の治療経過中に脳卒中を発症することもある．両疾患を合併した患者に対して，どのような医療を行うのが適切なのか，どのような連携が必要なのか，様々な立場の医療者が膝を交えて議論すべきであるが，これまで，がん治療医と脳卒中医の接点はあまりなく，お互いの文化や考え方を理解できていなかった．がんと脳卒中を合併する患者に最善の医療を行うために，両者がしっかりとタッグを組み，問題点を洗い出し，解決に向けて取り組む必要がある．

そのような背景で生まれた新しい学問分野が，「Stroke Oncology（腫瘍脳卒中学）」である．ここでは，がん治療医（腫瘍内科医）の立場から，腫瘍脳卒中学への期待を述べる．

1. がん治療＝積極的治療＋支持療法

「がん」は，悪性腫瘍の総称で，体のあらゆる部位から発生しうる．罹患数が多いのは，女性では，乳がん，大腸がん，肺がん，胃がん，子宮がん，男性では，前立腺がん，胃がん，大腸がん，肺がん，肝臓がんである[1]．病変が原発臓器や周辺のリンパ節にとどまっている場合は根治を目指し，手術を中心とした治療を行うことが多く，遠隔転移がある場合は，生存期間延長と QOL 向上を目指し，薬物療法を中心とした治療を行うことが多い．がんに対する積極的治療としては，手術，薬物療法，放射線治療がある．積極的治療以外に，がんの症状やがん治療の副作用をやわらげ，その人らしく生きられるようにサポートする「サポーティブケア（支持療法）」も重要である．

薬物療法としては，従来型の抗がん剤治療やホルモン療法のほか，2000 年以降は，特定の分子を標的として開発された「分子標的治療薬」が増えている．近年特に話題なのは，「免疫チェックポイント阻害薬」や「抗体薬物複合体」であり，多くのがんの標準治療を書き換えているが，これまで経験したことのないような副作用も生じており，サポーティブケアの重要性が高まっている．

2. 学際的腫瘍学

がん治療の際に腎臓や心臓や皮膚などに副作用が生じた場合，腎臓内科，循環器内科，皮膚科などにコンサルトする．

がん治療中に脳卒中を発症すれば，脳卒中医に緊急コールする．

糖尿病治療中や透析治療中にがん治療を行う場合には，

糖尿病専門医や腎臓内科医に併診をお願いする.

がん患者が不安や気持ちのつらさを訴えた場合は，精神科医や心理士に面談をお願いする.

がん患者の運動や食事について考えるときには，運動や栄養の専門家と連携する.

例を挙げればきりがないが，がん治療に際して，がんとは異なる領域の専門家の力を借りることは多い．腫瘍内科医は，自分一人で患者と向き合うというより，多くの専門家の力を借りながら，がん医療をコーディネートする存在とも言える.

このような連携が深まる中，「腫瘍学（オンコロジー）」と他領域の学問が融合し，新たな学問分野が生まれ，「○○オンコロジー」「オンコ○○ロジー」や，「○○腫瘍学」「腫瘍○○学」といった名称がつけられている．私は，近年の，新たな学問分野が生まれる潮流を，「学際的腫瘍学」と総称している.

学際的腫瘍学では，がん以外の疾患を合併する患者に対するがん治療のあり方，がんに伴う合併症やがん治療に伴う副作用のマネジメント，がん治療以外のがん患者を支えるためのアプローチなどがテーマとなることが多い.

精神科や心理学との連携で「こころ」とがんのケアを行う「psycho-oncology（精神腫瘍学）」は，学際的腫瘍学の先駆けである．がん患者の心のケアや，精神科疾患を合併したがん患者に対する精神科的治療などを扱う．1986 年には日本臨床精神腫瘍学会が設立され，日本サイコオンコロジー学会[2]に名称が変更されて現在も精力的に活動している.

循環器内科等との連携で心臓・循環器とがんのケアを行う「onco-cardiology（腫瘍循環器学）」は，循環器疾患のあるがん患者に対するがん治療，がん治療による心毒性，がん治療中に問題となることが多い血栓症のケアなどを扱う．2018 年には日本腫瘍循環器学会[3]が設立され，2023 年には，日本臨床腫瘍学会/日本腫瘍循環器学会の編集による「Onco-cardiology ガイドライン」[4]が発刊されている.

腎臓内科等との連携で腎臓とがんのケアを行う「onco-nephrology（腫瘍腎臓病学）」は，腎機能障害がある患者や透析治療を受けている患者のがん治療，がん治療による腎毒性などを扱う．2016 年には，「がん薬物療法時の腎障害診療ガイドライン」が発刊され，2022年に改訂版が発刊されている[5,6].

精神科，腎臓内科，循環器内科は，オンコロジーとは比較的縁遠い診療科であったのが，新しい名称をつける

ことで急速に距離が縮まり，ともに活動する機会も増えた．キャッチーな名前をつけることの重要性を実感している.

私自身，これらの連携に深くかかわっており，腫瘍学の本流というよりも，「際（キワ）」で活動しているような気がするが，むしろ，この学際的な広がりこそが，腫瘍学の本質なのかもしれない.

近年も，がん免疫療法等を扱う「immuno-oncology（免疫腫瘍学）」，高齢者へのがん医療を扱う「geriatric oncology（老年腫瘍学）」，がん患者の皮膚のケアを扱う「oncodermatology」，がん患者の妊孕性温存や生殖医療を扱う「oncofertility」，糖尿病とがんのケアを扱う「Diabeto-oncology（腫瘍糖尿病学）」など，「○○オンコロジー」「オンコ○○ロジー」が次々と生まれ，注目されている.

私自身は，「exercise oncology（運動腫瘍学）」の立ち上げにもかかわった[7]．運動腫瘍学は，がん予防，がん治療，がんリハビリテーション，緩和ケア，がんサバイバーシップケアにおいて，身体活動や運動が，生活の質（QOL）や治療効果などのアウトカムに与える影響を評価し，適切な身体活動・運動を「処方」することを目指す学問分野で，多くの人々を巻き込んで多彩な活動が展開されている．運動とともに，がん患者の関心が高い食事とがんの関係を扱う「nutrition oncology（栄養腫瘍学）」の展開も期待されている.

学問と学問が交わるところでは，異なる価値観のせめぎあいの中で，化学反応が起き，関連領域の人々を巻き込んで，新たなムーブメントが生まれる．「○○オンコロジー」という名前がつくことで，この動きが加速することがあるのは間違いなく，今後も，「学際的腫瘍学」の展開からは目が離せない.

3. 腫瘍脳卒中学への期待

そんな学際的腫瘍学の潮流の中で産声を上げたのが，「stroke oncology（腫瘍脳卒中学）」である.

2020 年，日本脳卒中学会[8]に「Stroke Oncology に関するプロジェクトチーム」が結成され，私は，がん治療医の立場で参画した．脳卒中についての知識はほとんどなかったが，チームメンバー 7 人での議論を重ねていくうちに，stroke oncology の重要性を認識するようになった．この 7 人を中心に，「旅芸人一座」「七人の侍」のように，様々な学会に乗り込んで，stroke oncologyの重要性を訴えるシンポジウムに登壇し，少しずつ認知度も上がってきた.

2023年には，日本がんサポーティブケア学会[9]に「Stroke Oncology ワーキンググループ（WG）」が結成され，がん治療側のカウンターパートとして活動を開始した．関心を持つ医療者や研究者も増え，活動の幅は確実に広がっている．私は，同WGのWG長を務めている．

日本脳卒中学会のプロジェクトチーム，日本がんサポーティブケア学会のWGのメンバーが中心となって，「Stroke Oncology 研究会」[10]が設立され，2023年12月に第1回研究会，2024年12月に第2回研究会が開催された．私は，第2回研究会の当番世話人（会長）を務めた．

腫瘍脳卒中学で扱うテーマには，次のようなものがある．

・脳卒中患者ががんを発症した場合の対処法
・がんやがん治療に伴う脳卒中発症リスク因子と予防法
・がん治療中に発症した脳卒中に迅速に対応するための連携体制
・がんや脳卒中に対するリハビリテーションのあり方と，がん治療との両立

脳卒中に対する治療やがんに対する治療が進歩しているにもかかわらず，専門分化した医療の中では，専門外領域の進歩についての知識が十分に共有されておらず，脳卒中を発症したがん患者に対して適切な急性期治療がなされなかったり，脳卒中治療やリハビリが優先されて適切ながん治療がなされていなかったりするケースもある．

がん治療医として，これらの問題について日頃から考えておくことが重要である．いざ目の前のがん患者に脳卒中の症状が出たときにあわてずに対応できるよう，院内外の連携体制について確認しておく必要もあるだろう．多職種や多施設で密接に連携して取り組むべき課題であり，普段からのコミュニケーションも心がけたい．

学術的には，日本がんサポーティブケア学会のWGで，がん患者における脳卒中発症リスク因子探索の研究に取り組んでおり，こういった研究を通じて，よりよい診療に近づけることを目指している．

私自身，いまだに，脳卒中について語れるほどの知識はないものの，脳卒中とがんの関係，両者のケアの奥深さ，連携の必要性についての理解は進んだように思う．今後も，人のつながりを広げながら，腫瘍脳卒中学の発展に寄与していきたいと考えている．

◉ 参考文献

1) 公益財団法人がん研究振興財団．がんの統計 2024．
2) 一般社団法人日本サイコオンコロジー学会．https://jpos-society.org/
3) 一般社団法人日本腫瘍循環器学会．https://j-onco-cardiology.or.jp/
4) 日本臨床腫瘍学会・日本腫瘍循環器学会，編．Onco-cardiology ガイドライン．東京: 南江堂; 2023．
5) 日本腎臓学会，日本癌治療学会，日本臨床腫瘍学会，日本腎臓病薬物療法学会，編．がん薬物療法時の腎障害診療ガイドライン 2016．東京: ライフサイエンス出版; 2016．
6) 日本腎臓学会，日本癌治療学会，日本臨床腫瘍学会，日本腎臓病薬物療法学会，編．がん薬物療法時の腎障害診療ガイドライン 2022．東京: ライフサイエンス出版; 2022．
7) 高野利実，越智英輔，辻哲也，他．運動腫瘍学の可能性を探る "Exercise Oncology" 生涯にわたる運動の実践へ．週刊医学界新聞．第 3484 号 2022 年 9 月 5 日．
8) 一般社団法人日本脳卒中学会．https://www.jsts.gr.jp/
9) 一般社団法人日本がんサポーティブケア学会．http://jascc.jp/
10) Stroke Oncology 研究会．http://stroke-oncology.umin.jp/

序章

3 → 腫瘍脳卒中学とは
—リハビリテーション科医の立場から

慶應義塾大学医学部リハビリテーション医学教室 辻 哲也

本項のポイント

A. リハビリテーション科医や専門職は，診療チームに参画し，がん患者が脳卒中を発症した場合，脳卒中の治療中にがんが見つかった場合ともに，急性期や回復期のリハビリテーション診療による機能予後や必要な期間を予測し，がんの病期や生命予後を勘案した上で，適切な治療計画が立てる必要がある.

B. がんの根治手術やがん薬物療法の継続には，脳卒中発症により低下したPS（performance status）を改善させることが必須である. 一方，緩和ケア主体の時期の場合には，リハビリテーション診療により脳梗塞による後遺症を軽減し，ADLを向上させることが，限られた余命の間をQOL高く過ごす上で重要である.

C. 腫瘍脳卒中学におけるリハビリテーション医学・医療の役割は大きいが，がん治療やがんと脳卒中を併発した患者に対するリハビリテーションの治療戦略については，エビデンスの集積が十分でなく，また，医療・福祉行政上の問題もあり，十分なコンセンサスが得られていない. 医療・福祉行政関係者，関連学協会や患者団体等のあいだで議論を深めていく必要がある.

●はじめに

がんは，疾病対策上の最重要課題として取り組まれ，死亡率は年々減少傾向にあり，地域がん登録における全がん（2009～2011年診断例）の5年相対生存率は64.1%に達している[1]. 一方，担がんの状態で根治が難しい病期であっても治療の進歩により，生存期間の延長が可能となり，がんが慢性病化しつつある. がんが"不治の病"であった時代から，"がんと共生"する時代に様相が変わりつつある現在，余命の間をいかに過ごすのか，すなわち療養生活の質が問われている.

脳卒中の発症リスクの高いがん治療中や緩和ケア主体の時期の担がん状態の患者は年々増加しており，日常診療で両者の合併例に遭遇する機会が多くなっているが，がん関連脳卒中の診療は，各医師の経験に基づいて行われてきた. 脳卒中とがん治療チームとの間では必ずしも十分な連携がなされておらず，行うべきがん治療により患者が改善する可能性があるにもかかわらず，脳卒中発症のために，がん治療が実施されていない懸念やその逆の懸念もある.

がんの根治手術の実施やがん薬物療法の継続や再開には，脳卒中発症により低下したperformance status（PS）を改善させることが必須である，一方，がんのために長期的な生命予後が期待できない場合でも，リハビリテーション診療により脳梗塞による後遺症を軽減し，日常生活動作・活動（activities of daily living: ADL）を向上させることが，限られた余命の間をQOL高く過ごす上では重要である. したがって，リハビリテーション科専門医や専門職は，診療チームに参画し，がん患者が脳卒中を発症した場合，脳卒中の治療中に未診断のがんが見つかった場合，ともに急性期や回復期のリハビリテーション診療による機能予後やそれに係る期間を予測し，がんの病期や生命予後を勘案した上で，適切な治療計画を立てる必要がある.

腫瘍脳卒中学におけるリハビリテーション医学・医療の役割は大きいが，がん治療やがんと脳卒中を併発した患者に対するリハビリテーションの治療戦略については，エビデンスの集積が十分でなく，また，医療・福祉行政

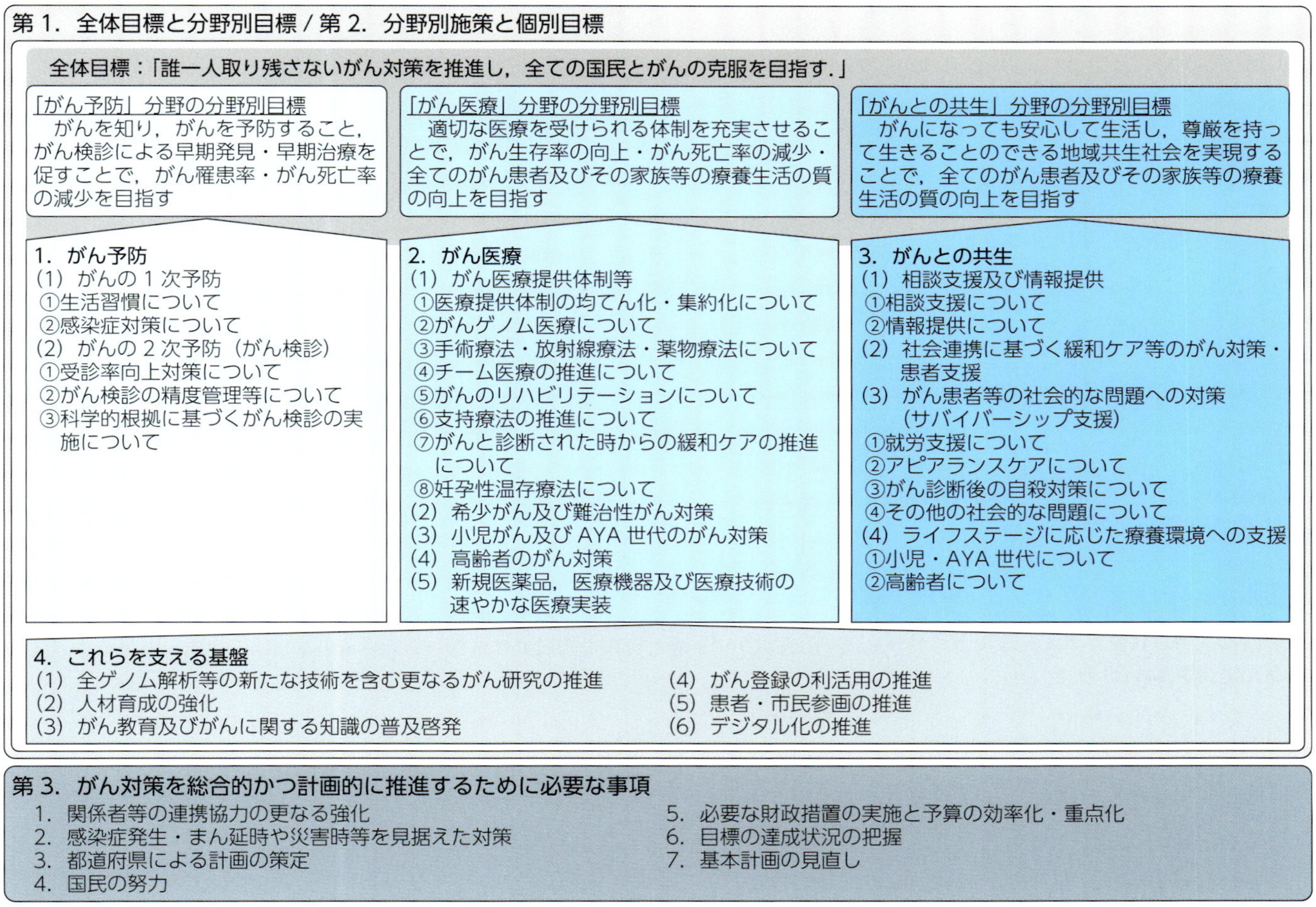

第1. 全体目標と分野別目標／第2. 分野別施策と個別目標

全体目標：「誰一人取り残さないがん対策を推進し，全ての国民とがんの克服を目指す。」

「がん予防」分野の分野別目標	「がん医療」分野の分野別目標	「がんとの共生」分野の分野別目標
がんを知り，がんを予防すること，がん検診による早期発見・早期治療を促すことで，がん罹患率・がん死亡率の減少を目指す	適切な医療を受けられる体制を充実させることで，がん生存率の向上・がん死亡率の減少・全てのがん患者及びその家族等の療養生活の質の向上を目指す	がんになっても安心して生活し，尊厳を持って生きることのできる地域共生社会を実現することで，全てのがん患者及びその家族等の療養生活の質の向上を目指す

1. がん予防
(1) がんの1次予防
①生活習慣について
②感染症対策について
(2) がんの2次予防（がん検診）
①受診率向上対策について
②がん検診の精度管理等について
③科学的根拠に基づくがん検診の実施について

2. がん医療
(1) がん医療提供体制等
①医療提供体制の均てん化・集約化について
②がんゲノム医療について
③手術療法・放射線療法・薬物療法について
④チーム医療の推進について
⑤がんのリハビリテーションについて
⑥支持療法の推進について
⑦がんと診断された時からの緩和ケアの推進について
⑧妊孕性温存療法について
(2) 希少がん及び難治性がん対策
(3) 小児がん及びAYA世代のがん対策
(4) 高齢者のがん対策
(5) 新規医薬品，医療機器及び医療技術の速やかな医療実装

3. がんとの共生
(1) 相談支援及び情報提供
①相談支援について
②情報提供について
(2) 社会連携に基づく緩和ケア等のがん対策・患者支援
(3) がん患者等の社会的な問題への対策（サバイバーシップ支援）
①就労支援について
②アピアランスケアについて
③がん診断後の自殺対策について
④その他の社会的な問題について
(4) ライフステージに応じた療養環境への支援
①小児・AYA世代について
②高齢者について

4. これらを支える基盤
(1) 全ゲノム解析等の新たな技術を含む更なるがん研究の推進
(2) 人材育成の強化
(3) がん教育及びがんに関する知識の普及啓発
(4) がん登録の利活用の推進
(5) 患者・市民参画の推進
(6) デジタル化の推進

第3. がん対策を総合的かつ計画的に推進するために必要な事項

1. 関係者等の連携協力の更なる強化
2. 感染症発生・まん延時や災害時等を見据えた対策
3. 都道府県による計画の策定
4. 国民の努力
5. 必要な財政措置の実施と予算の効率化・重点化
6. 目標の達成状況の把握
7. 基本計画の見直し

図1 第4期がん対策推進基本計画 概要〔厚生労働省．がん対策推進基本計画（第4期）関連通知[2]から引用〕

上の問題もあり，十分なコンセンサスが得られていないのが現状である．

1. "がんと共生する時代"のリハビリテーション診療の重要性

がん患者にとっては，がん自体に対する不安は当然大きいが，がんの直接的影響や治療による身体障害に対する不安も同じくらい大きい．しかし，これまで治癒を目指した治療からQOLを重視したケアまで切れ目のない支援をするといった点で，日本のがん診療は不十分であった．

そのような中，2006年に制定された「がん対策基本法」では，基本的施策のひとつとして，がん患者の療養生活の質の維持向上が掲げられ，2016年の「がん対策基本法」の改正では，第17条に「がん患者の療養生活の質の維持向上に関して，がん患者の状況に応じた良質なリハビリテーションの提供が確保されるようにすること」が記載され，リハビリテーション診療の重要性がより明確となった．第4期がん対策基本計画（2023〜28年）[2]においても，分野別の目標のひとつとなっており，がん政策におけるリハビリテーション診療の重要性は増している **図1** ．

2. がんのリハビリテーション診療の概要

がんのリハビリテーション診療は，予防や機能回復から余命の限られたがん患者の機能の維持，緩和ケア主体の時期まで，あらゆる病期において必要である **図2** [3,4]．

周術期リハビリテーションの目的は術前（prehabilitation）および術後早期からの対応により，術後の合併症を予防し，後遺症を最小限にして，スムーズな術後の回復を図ることである．

放射線や化学療法中や後には，がん自体や治療の副作用による疼痛，化学療法誘発性末梢神経障害（chemotherapy-induced peripheral neuropathy: CIPN）によるしびれ，がん関連倦怠感（cancer-related fatigue: CRF），がん関連認知機能障害（cancer-related cogni-

序章

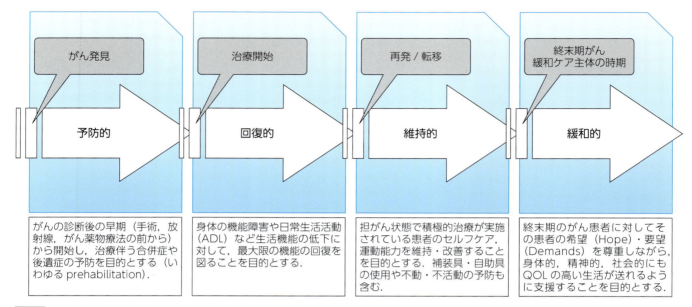

図2 がんのリハビリテーション診療 病期別の目的（Dietz JH. Rehabilitation oncology, John Wiley & Sons, New York, USA, 1981[3]，辻 哲也，編．がんのリハビリテーションマニュアル第2版 周術期から緩和ケアまで．東京: 医学書院; 2021[4]を参考に作図）
本図はがんのリハビリの流れを示すものでWHOの緩和ケア定義とは異なることに注意（2002年のWHOの定義では緩和ケアは末期がんに限定されない）．

tive impairment: CRCI），食欲減退，栄養状態の悪化や睡眠障害を生じ，精神的ストレスで意欲の低下をきたして不活動になると，全身筋力低下・筋萎縮や体力・持久力の低下を生じ，さらに不活動になる，いわゆる「不活動の悪循環」を生じてしまう．治療中や治療後の身体活動性の維持・向上を目的とした運動療法（有酸素運動や筋力増強訓練）を行うことで心肺系・筋骨格系機能の改善だけでなく，症状の改善や精神心理面などの症状の改善やQOLの向上がもたらされる[4,5]．

担がん状態では，骨転移やがん悪液質が問題となる．骨転移は脊椎・骨盤や大腿骨・上腕骨近位部に好発する．がん患者が四肢，体幹や骨盤の痛みを訴えた場合には，骨転移の可能性を考え，単純X線やCT検査等で精査を行い，骨関連事象（skeletal-related event: SRE; 疼痛，病的骨折，脊髄圧迫症状）を予防する必要がある．悪液質は，「筋肉量の減少によって特徴づけられる複合的代謝性疾患」と定義される．がんに対する免疫応答により，炎症性サイトカインが増加，中枢神経系に作用して食欲不振を生じ食事摂取量が低下，安静時エネルギー消費量の上昇も相まって，体重が減少する．骨格筋に関しては，筋蛋白・筋線維の分解が促進され骨格筋の萎縮を生じ，身体機能やADLの低下を生じ，QOLに影響を及ぼす．がん進行による悪液質の増悪は避けられないが，早期から運動療法・栄養療法を行い，PSの維持に努める必要がある[4,5]．

緩和ケア主体の時期リハビリテーション診療の役割は，「余命の長さにかかわらず，患者とその家族の希望・要望を十分に把握したうえで，身体に負担が少ない日常生活動作の習得とその時期におけるできる限り質の高い生活を実現すること」に集約される[6]．

がんのリハビリテーション診療ガイドラインでは，これらの問題に対して，がん種・治療目的・病期別に取り組み，生活機能の維持・改善を目指すことが推奨されている[5]．

3. 脳卒中におけるリハビリテーション治療の流れ

脳卒中では生存者においても，高次脳機能障害，摂食嚥下障害，片麻痺等の後遺症をしばしば生じ，ADLが低下することから，脳卒中患者の多くが，患者の生活機能の向上を目的としたリハビリテーション治療の対象となる．図3に示すように，リハビリテーション治療は脳卒中の発症予防の段階には，特に高齢者では生活機能の低下予防に努める必要がある[7]．そして，脳卒中を発症した場合は，発症直後から急性期，回復期，維持期（生活期）にわたって，一貫した流れで積極的にリハビリテーション治療を行うことが，脳卒中治療ガイドラインにおいて推奨されている[8]．各々の時期に適切なリハビリテーション治療を行わないと，脳卒中患者の生活機能は低下してしまう．2022年国民生活基礎調査の概況では，介護が必要になった原因の第2位であり[9]，原因疾患の治療とともにリハビリテーション治療をシームレスに実施することが極めて重要である．

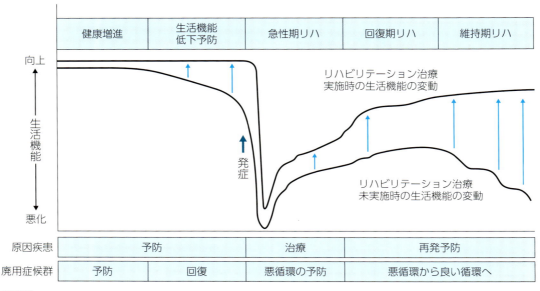

図3 脳卒中におけるリハビリテーション治療の流れ（高齢者リハビリテーション研究会，編．高齢者リハビリテーションのあるべき方向―高齢者リハビリテーション研究会報告書. 2004, p.50.[7]から引用, 一部改変）

脳卒中モデルにおけるリハビリテーション治療の重要性
- わが国では脳卒中患者の多くがリハビリテーションの対象となり，後遺症に悩む患者数は約170万人と推計されている．
- リハビリテーション治療は，患者の生活機能を向上させる．脳卒中の発症予防の段階から，そして発症してしまった場合は直後から急性期，回復期，維持期にわたって，一貫した流れで積極的にリハビリテーションを行うことが推奨されている．
- 適切なリハビリテーションを行わないと，脳卒中患者の生活機能はどんどん低下してしまう．原因疾患の治療とともに，リハビリテーション治療はきわめて重要である．

4. 診療報酬におけるリハビリテーション料の算定について

リハビリテーション治療を実施する上での診療報酬上に関しては，がん患者の場合には，「がん患者リハビリテーション料」の算定が可能である．入院中のがん患者であって，「ア．当該入院中にがんの治療のための手術，骨髄抑制を来しうる化学療法，放射線治療又は造血幹細胞移植が行われる予定の患者又は行われた患者」もしくは「イ．緩和ケアを目的とした治療を行っている進行がん又は末期がんの患者であって，症状の増悪により入院している間に在宅復帰を目的としたリハビリテーションが必要なもの」のいずれかに該当する者の場合，患者1人つき1日6単位まで算定が可能であり，算定日数の制限はない[10]．ただし，外来での算定はできない．一方，脳卒中患者であれば「脳血管疾患等リハビリテーション料」の算定が可能である[10]．患者1人につき1日6単位まで（回復期リハビリテーション病棟では9単位まで）算定が可能な標準算定日数は診断から180日までである．

がん関連脳卒中患者の場合には，出来高算定が可能な病棟（一般病棟，回復期病棟，療養型病院）に入院中の場合には，「脳血管リハビリテーション料」もしくは「がん患者リハビリテーション料」のいずれも算定可能な可能性がある．一方，包括医療（地域包括ケア病棟，緩和ケア病棟）の場合には出来高算定はできない．したがって，リハビリテーション科医がリハビリテーション処方を実施する際には，両者の算定要件を勘案し，脳卒中およびがん治療の状況や入院中の病棟の種類により，個別に検討する必要がある．

5. がん関連脳卒中患者が入院可能な病棟とその特徴

がん関連脳卒中の急性期治療後にリハビリテーション治療を目的で入院する場合には，回復期リハビリテーション病棟もしくは地域包括ケア病棟が該当する．長期療養目的での入院は療養型病院，緩和ケア目的での入院は緩和ケア病棟が該当する．各病棟の特徴を **表1** に示した[11]．

がん専門医療機関から転院して脳卒中急性期治療を実施した後，転院をする場合に，がん専門医療機関から今後のがん治療計画について十分に情報収集されないまま，入院相談される場合がある．がん関連脳卒中患者におい

序章 ●

表1 各病棟の特徴

	一般病棟	回復期リハビリ病棟	地域包括ケア病棟	医療療養型病棟	介護療養型病棟	緩和ケア病棟
対象疾患		あり		あり		あり
保険	医療保険	医療保険	医療保険	医療保険	介護保険	医療保険
医療費	DPC（疾患）	包括	包括	包括	介護保険＋α	在院日数別包括
退院条件		自宅退院	自宅退院			
リハビリテーション	20〜40分/日程度	最大180分/日出来高	40分/日以上包括	随時出来高	随時出来高	なし〜適宜包括
入院期間	1カ月程度	最大6カ月	60日以内	長期間	長期間	1カ月程度
その他	・1カ月ほどの短期入院が中心. ・急性期治療管理が必要な患者.	・急性期病院から直接受け入れる. ・在宅復帰目的の集中的リハビリ. ・がん薬物療法の継続が困難（包括のため）	・在宅復帰目的のリハビリ ・リハビリ職が病棟専従 ・がん薬物療法の継続可能（出来高のため）	・医療区分2・3で8割埋まっていれば医療区分1でも相談可能	・要介護4・5の患者. ・基準に基づき医療処置提供	・告知必要 ・症状のコントロール・看取り目的 ・長期入院不可.余命1カ月程度の入院が多い.

（辻 哲也. リハビリテーション科専門医から—リハビリテーション診療とStroke Oncology—. 第40回 The Mt. Fuji Workshop on CVD 講演集[11]から引用）

ては，回復期リハビリテーション治療のゴールや入院期間を決定する上で，原病のがんの治療計画（本人や家族の積極的治療の希望），病期（遠隔転移の有無や部位，特に骨転移），生命予後は必須の情報となる.

A 急性期リハビリテーション：急性期病院の一般病棟

急性期治療目的での入院は急性期病院の一般病棟（脳卒中ケアユニットを含む）である. 高度がん専門医療機関では脳卒中専門医が不在である場合も多い. 病棟もがん患者には習熟しているが，脳卒中患者には日常的に接していないので，脳卒中ケアユニットのようなケアは難しい. また，リハビリテーション科専門医が不在，専門職（理学療法士，作業療法士，言語聴覚士）が少人数など，リハビリテーション資源も十分ではない場合が多く，質的・量的に十分なリハビリテーション治療が受けられない可能性がある. したがって，高度がん専門医療機関においては，がん関連脳卒中カンファレンスを開催するなどして院内の診療体制や脳卒中急性期治療が可能な病院との連携体制を構築しておく必要がある.

B 回復期リハビリテーション：回復期リハビリテーション病棟・地域包括ケア病棟

急性期治療が終了した後，積極的にリハビリテーション治療を実施する場合，回復期リハビリテーション病棟および地域包括ケア病棟が受け皿となる. 前者では包括医療のため，高額ながん薬物療法の継続は困難である. 後者では，がん薬物療法の継続は出来高で可能であるが，

リハビリテーション治療は包括医療のため1日2単位程度に限定され，入院期間は60日以内と短い.

両施設とも，リハビリテーション科専門医や専門職は脳卒中患者の経験は豊富であるが，がん治療やがんのリハビリテーション診療には必ずしも習熟しておらず，がん治療医との連携体制が十分に構築されていない場合もあり，がん治療にともなう有害事象や担がん状態で生じうる骨転移や悪液質等への対策が十分行えないことが危惧される. 脳卒中患者であれば，両施設に入院可能であるが，両施設の特徴を勘案して入院を検討する必要がある.

C 維持期（生活期）・終末期リハビリテーション：療養型病院，緩和ケア病棟

長期療養目的では療養型病院，終末期には緩和ケア病棟が受け皿となる. 療養型病院ではリハビリテーション治療は出来高で算定可能だが，「脳血管疾患等リハビリテーション料」は標準算定日数180日を超えて長期入院している場合には算定は月13単位に限定される. また，「がん患者リハビリテーション料」の算定要件は，前述のとおり，がんの積極的治療中もしくは在宅復帰を目的とした場合であるため，算定が難しい場合が多い.

一方，緩和ケア病棟は自宅療養中の終末期患者が症状悪化した場合の一時入院および看取り目的の病棟である. 包括医療で，リハビリテーション治療の算定が困難なため，リハビリテーション治療が十分に実施できない現状にある.

6. がん関連脳卒中患者が在宅生活を行う上での問題点

在宅生活の場合，医療保険での外来リハビリテーションは，「脳血管疾患等リハビリテーション料」により実施可能であるが期間が限定される．また，「がん患者リハビリテーション料」は外来では算定できない．一方，介護保険では，要介護認定を受けた後，訪問リハビリテーションや通所リハビリテーションの利用は可能である．脳卒中およびがん（末期）は介護保険の特定疾病に該当するため，40歳以上の患者が対象となるが，40歳未満の小児やAYA（adolescent and young adult）世代では，利用できる福祉サービスが限定される（身体障害者認定を受け，障害者自立支援法のサービス利用等）．

介護保険でのリハビリテーションを実施する場合，がん診療担当医との情報共有が不十分になることが多い．特に，担がん状態の脳卒中患者の場合，がんの進行に伴うリスクへの配慮（とくに骨転移）が必要であるため，リスク管理上，継続して情報共有を行う体制づくりが重要である．

●おわりに

脳卒中の後遺症によりPSが低下した場合のがんの治療戦略やがんと脳卒中を合併した患者に対するリハビリテーション治療の流れについては，医療や福祉行政上の制約も大きく，まだ十分なコンセンサスが得られていない．今後，医療・福祉行政関係者，関連学協会や患者団体等のあいだで議論を深めていく必要がある．

● 参考文献

1) 最新がん統計，がん情報サービス．https://ganjoho.jp/reg_stat/statistics/stat/summary.html（2024年9月1日アクセス）
2) 厚生労働省．がん対策推進基本計画（第4期）関連通知．https://www.mhlw.go.jp/stf/seisakunitsuite/bunya/0000183313.html（2024年9月1日アクセス）
3) Dietz JH. Rehabilitation oncology, John Wiley & Sons. New York. USA: 1981.
4) 辻　哲也，編．がんのリハビリテーションマニュアル第2版．周術期から緩和ケアまで．東京: 医学書院; 2021.
5) 日本リハビリテーション医学会　がんのリハビリテーション診療ガイドライン改訂委員会，編．がんのリハビリテーション診療ガイドライン第2版．東京: 金原出版; 2019.
6) 木澤義之，志真泰夫，髙宮有介，編．青海社ホスピス緩和ケア白書2021 がんのリハビリテーションと緩和ケア―その人らしさを大切に．東京: 青海社; 2021, 2022.
7) 高齢者リハビリテーション研究会，編．高齢者リハビリテーションのあるべき方向―高齢者リハビリテーション研究会報告書．2004, p.50.
8) 日本脳卒中学会脳卒中ガイドライン委員会，編. 脳卒中治療ガイドライン2021〔改訂2023〕．東京: 協和企画; 2023.
9) 厚生労働省: 2022年 国民生活基礎調査の概況．https://www.mhlw.go.jp/toukei/saikin/hw/k-tyosa/k-tyosa22/index.html（2024年9月1日アクセス）
10) 厚生労働省．令和6年度診療報酬改定について．https://www.mhlw.go.jp/stf/seisakunitsuite/bunya/0000188411_00045.html（2024年9月1日アクセス）
11) 辻　哲也．リハビリテーション科専門医から―リハビリテーション診療とStroke Oncology―．第40回 The Mt. Fuji Workshop on CVD講演集.

I章　腫瘍脳卒中学とは

1 → がん関連脳卒中の歴史

東海大学医学部付属八王子病院脳神経内科 **野川 茂**

**本項の
ポイント**

A. Trousseau A の原著（1865 年）は「胃がん患者に認められた遊走性血栓性静脈炎」の報告であり，欧米では「肺癌，膵癌，胃癌などの担がん患者の胸部や上肢の表在静脈にみられる反復性・遊走性血栓症」を"Trousseau sign of malignancy"（狭義の Trousseau 症候群）と呼ぶ.

B. 1960 年平野朝雄らのグループの Baron KD は，非細菌性血栓性心内膜炎（NBTE）ががん関連脳卒中の重要な原因であることを報告したが，1987 年の Lopes A らのメタアナリシスにより，NBTE は腺癌および造血器腫瘍に多いことが明らかにされた[15].

C. 1977 年 Sack GH らは，「担がん患者の凝固能亢進に対してワルファリンの効果は不確実で，ヘパリンの長期投与が有効である」ことを報告し，再び Trousseau 症候群が注目を浴びるようになった.

D. 1993 年 Callander N らは，Trousseau 症候群のモダン・コンセプトを「既知のがんあるいは潜伏がんにおける反復性静脈血栓症と NBTE による動脈塞栓症」とがん関連脳卒中を含む動脈血栓塞栓症を含めて定義したが，今日でもこの概念が広く受け入れられている.

●はじめに

わが国の高齢化率（65 歳以上の高齢者の全人口に占める割合）は 2025 年には 30％に達するとされ，上皮性の悪性腫瘍である「癌」と非上皮性の「肉腫」および「造血器腫瘍」を併せた悪性新生物（以後，「がん」と呼ぶ）で亡くなる患者は 50 万人にのぼると推定されている．しかし，がんの死因のうち，がん自体の進行で亡くなるのは 71％で，実は 9％は血栓症で亡くなることが知られている[1].

担がん患者では，静脈血栓塞栓症（venous thromboembolism: VTE）が好発することはよく知られており，がん関連血栓症（cancer-associated thrombosis: CAT）と呼ばれている．CAT の発症には，①がんの種類・病期などのがん関連因子のほか，②患者の年齢・性別・人種や全身状態などの患者関連因子，③抗がん剤治療，中心静脈栄養などの治療因子の 3 つの因子が関わっており[2]，Khorana AA ら[3]を中心にリスク層別化スコアも策定されている．しかし，従来がんに伴う脳卒中，すなわち「がん関連脳卒中」（cancer-associated stroke あるいは cancer-related stroke と呼ばれる）は十分に議論されてこなかった.

最近の報告では，脳梗塞や心筋梗塞などの動脈血栓塞栓症（arterial thromboembolism: ATE）の発症の相対オッズ比は，がんが診断される 1 カ月前に 5.63 倍に増加し，ATE はがん進行の警告発作としての意義があることが明らかにされた[4]．また，ATE，特に脳梗塞は患者の予後に大きな影響を及ぼすことから，その再発予防は非常に重要であるが，その発症機序および最適な予防治療は現在まで明らかにされていない．本稿では，2000 年以前の文献を中心に，Trousseau 症候群，あるいはがん関連脳卒中のこれまでの概念確立にまつわる歴史を振り返ってみたい.

1. Trousseau による担がん患者の遊走性血栓性静脈炎の発見

1865 年，フランスの内科医 Armand Trousseau（アルマン・トルソー）は，胃がん患者に認められた遊走性血栓性静脈炎を"Phlegmasia alba dolens"として初

表1 Trousseau 症候群の歴史

1865 年	Trousseau A[5]が悪性腫瘍に伴う遊走性血栓性静脈炎を"Phlegmasia alba dolens"として初めて記載
1936 年	Gross L & Friedberg CK[10]が，悪性腫瘍に伴う非細菌性心内膜炎（NBTE）を報告
1957 年	MacDonald RA & Robbins SL[11]が塞栓症の原因としての NBTE の重要性を指摘
1960 年	Barron KD[15]は，NBTE（33 例）にがん合併が多く，NBTE の脳卒中発症への関与を示唆
1966 年	Rohner RF ら[16]が，VTE，NBTE を合併したムチン産生卵巣癌症例を報告
1977 年	Sack GH ら[17]は，がん関連血栓症にワルファリンは無効であるのに対し，ヘパリンの長期投与が有効であるとした
1982 年	Biller J ら[13]による NBTE（99 例）の検討では，大動脈弁と僧帽弁に疣贅の付着が多く，44 例にがんの合併を認めた
1984 年	Kuramoto K ら[18]が，NBTE（217 剖検例）の約半数に悪性腫瘍を合併し，NBTE は心原性脳塞栓症の原因となりうるとした
1985 年	Graus F[19]らは，がん関連脳卒中の原因として NBTE と血管内凝固が多いとした
1987 年	Rogers LR ら[20]は，NBTE 合併がん関連脳卒中 42 剖検例を報告
1987 年	Lopez JA ら[12]は，担がん患者にみられた NBTE（311 例）のメタアナリシスを行い，腺癌および造血器腫瘍が多いとした
1993 年	Callander N ら[7]が，トルソー症候群を「既知のがんあるいは潜伏がんにおける反復性静脈血栓症と NBTE による動脈塞栓症」と定義
1997 年	Walsh-McMonagle D & Green D[21]が低分子量ヘパリンの有効性を指摘

（野川茂．トルーソー症候群．In: 辻省次・総編集，鈴木則宏・専門編集．アクチュアル脳・神経疾患の臨床．脳血管障害の治療最前線．東京: 中山書店; 2014. p.207-15[14]より改変）

めて記載し[5]，担がん患者では血栓性静脈炎や静脈血栓症を高率に合併することを報告した **表1**．しかし，その2年後，彼は自らの下肢に深部静脈血栓を生じたことに気づき，病態を察して絶望し，そのわずか数カ月後に胃がんで亡くなったとされる[6]．このため，欧米では現在でも「肺癌，膵癌，胃癌などのがん患者の胸部や上肢の表在静脈に見られる反復性・遊走性血栓症」のことを"Trousseau sign of malignancy"と呼ぶことがある．すなわち，狭義の Trousseau 症候群とは，「悪性腫瘍に合併する反復性・遊走性血栓性静脈炎」のことを指す．

しかし，担がん患者における静脈血栓症は，表在静脈に留まらず，深部静脈血栓症あるいは肺塞栓症を含めた静脈血栓塞栓症（venous thromboembolism: VTE）を呈することが多い．また，わが国では，初期に悪性腫瘍に合併した脳梗塞症例が注目されたことから[6]，「がんに合併した脳梗塞」が Trousseau 症候群と誤解されることが多かった．しかし，今日では，一般に「悪性腫瘍（がん）による凝固能亢進状態（hypercoagulable state）を基盤とした VTE と脳梗塞などの動脈血栓塞栓症（arterial thromboembolism: ATE）」のことを，彼の名にちなんで「Trousseau 症候群（Trousseau's syndrome）」と呼ぶことが多い[7]．

2. 担がん患者に好発する 非細菌性血栓性心内膜炎

今日，心内膜炎は細菌性と非細菌性に大別されているが，古くは 1888 年に，既に Zeigler[8]により非細菌性血栓性心内膜炎（nonbacterial thrombotic endocarditis:

NBTE）という名称がドイツ語で記載されている **図1**[9]．しかし，NBTE という名称が広く一般に用いられるようになったのは，1936 年に Gross L と Friedberg CK[10]が，担がん患者に認められた NBTE を報告して以降とされる．

また，1957 年 MacDonald RA ら[11]は，78 例の剖検例を検討し，NBTE を有する患者ではきわめて高率に（36％）にがんを認めることを報告した．すなわち，NBTE は，全身性エリテマトーデス（SLE）などの膠原病患者の約 10％に合併する Libman-Sacks 心内膜炎などとは別に，悪液質を有するがん患者や終末期がん患者にも認められ，"cachectic (marantic) endocarditis"あるいは"terminal endocarditis"とも呼ばれるようになった．

その後，1987 年 Lopez JA ら[12]は，14 の病理学的報告のメタアナリシス（全 82,676 剖検例）を行ったところ，613 例に NBTE が認められた．そのうち 322 例（52.5％）にがんの合併がみられ，その内訳は，肺癌，膵癌，胃癌，大腸/直腸癌，胆囊/胆管癌，白血病，卵巣癌，前立腺癌の順に多かった **図2**[12]．すなわち，どのようながんでも NBTE を呈するわけではなく，腺癌あるいは造血器腫瘍に NBTE の合併が多いことが明らかにされた．また，NBTE 剖検 99 例を検討した Biller J ら[13]の報告では，44 例にがんを，33 例に脳卒中を合併し，疣贅（vegetation）の形成は大動脈弁（39 例）および僧帽弁（37 例）に多かったが，三尖弁（9 例），肺動脈弁（2 例）にも認められた．

NBTE の詳細な発症機序は，現在でも明確にされていないが，Lopez JA ら[12]は，NBTE には凝固能亢進と血

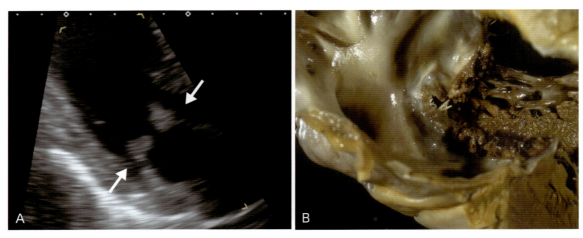

図1 非細菌性血栓性心内膜炎（NBTE）の心エコー所見と病理所見
（Suzuki S, et al. Clin Neuropathol. 2002; 21: 232-5[9]）より転載）
脳塞栓症を発症した卵巣癌患者（50歳）の経胸壁心エコーでみられた僧帽弁の巨大な疣贅（A，矢印）と剖検時の血栓を伴う疣贅が付着した僧帽弁の所見（B）．

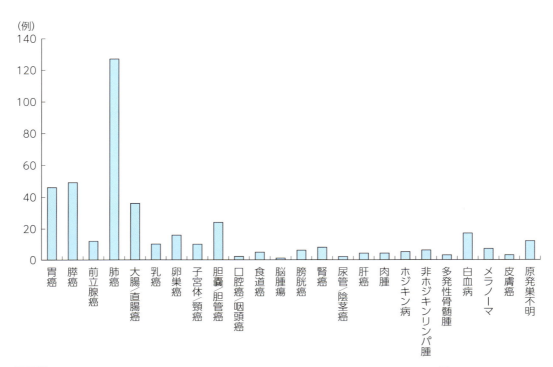

図2 NBTEが好発するがん種（Lopez JA, et al. Ame Heart J. 1987; 113: 773-84[12]）
NBTEが認められた613例の剖検例のうち，がんが認められた322例のがん種の内訳を示す．腺癌と血液腫瘍が圧倒的に多い．

管内皮障害の2つの病態がその発症に関与しており，SLEなどの膠原病では免疫複合体沈着による内皮障害が中心であるのに対し，悪性疾患や敗血症では凝固能亢進が主な原因であるとした **図3**[12]．しかし，今日では必ずしもD-dimerなどの凝固マーカーが上昇した播種性血管内凝固症候群（disseminated intravascular coagulation: DIC）の症例ばかりではなく，後述のようなムチンを介した血小板，単球，血管内皮の相互作用を含めたその他の機序も関与していることが指摘されている．

3. 剖検例で明らかにされた脳塞栓症の原因としてのNBTE

1957年MacDonald RAら[11]は，塞栓症の原因としてのNBTEの重要性を指摘していたが，1960年ニューヨークMontefiore病院の平野朝雄らのグループは，剖検3,054例のうち，33例にNBTEが認められ，そのうち28例（85％）にがんを合併しており，担がん患者の脳塞栓症の原因としてのNBTEが重要であるとした[15]．

さらに，1984年本邦のKuramoto Kら[18]も，連続剖

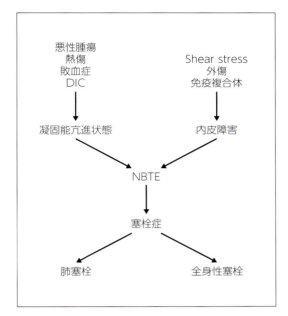

図3 LopesらによるNBTEの形成仮説
（Lopez JA, et al. Ame Heart J. 1987; 113: 773-84[12]）
Lopesらは，NBTEの形成機序には，悪性腫瘍などによる凝固能亢進とSLEなどの膠原病による免疫複合体沈着による内皮障害の2つの機序があると考えた．

検2,340例中217例（9.3%）にNBTEを認め，その原因疾患としては，がんが51.6%，感染症が28.3%，その他が20.1%であったとした．さらに，彼らはNBTE症例における脳梗塞の特徴についても検討しており，大梗塞が14.7%，中梗塞が35%で，皮質枝梗塞が57.9%を占め，いずれも対照群に比し多く，41.9%にDICを合併していたものの，担がん患者の脳梗塞の発症機序は，アテローム血栓症よりもNBTEによる心原性塞栓症が重要であるとした．また，Rogers LRら[20]も，NBTEを合併した脳梗塞の剖検42例を報告し，NBTEが脳梗塞の原因となりうることを示した．今日，NBTEは脳梗塞の主要な原因のひとつであることには変わりはないが，経胸壁心エコーでの検出率は低く，後述のような多様な発症機序が関与していることが明らかになっている．

4. 担がん患者における脳梗塞発症機序

1985年Graus Fら[19]は，担がん患者における脳血管障害では脳梗塞が過半数を占め，その原因としてNBTE（18.5%）と血管内凝固（9.6%）が最も重要であるとした．がん関連脳卒中の原因としては，NBTEに由来する心原性脳塞栓症，血管内凝固に伴う局所脳血管での微小血栓・塞栓以外に，卵円孔開存（patent foramen ovale: PFO）を介する下肢深部静脈血栓による脳塞栓症[22]，脱

表2 担がん患者における脳梗塞発症機序

非細菌性血栓性心内膜炎（NBTE）による心原性脳塞栓
播種性血管内凝固症候群（DIC）による微小血栓・塞栓
卵円孔開存を介する下肢深部静脈血栓による脳塞栓症
脱水・過粘稠症候群（hyperviscosity syndrome）による低灌流状態（hypoperfusion）
脳静脈・静脈洞血栓症（venous thrombosis）
細菌性塞栓（septic infarction）
腫瘍塞栓（tumor embolism）
血管炎（薬剤性，放射線照射後）
加齢に伴う動脈硬化

（Graus F, et al. Medicine. 1985; 64: 16-35[19]，Bang OY, et al. J Stroke. 2020; 22: 1-10[22]などより作成）

水・過粘稠症候群（hyperviscosity syndrome）による低灌流状態（hypoperfusion），脳静脈・静脈洞血栓症（venous thrombosis），免疫力低下に起因する細菌性塞栓症，腫瘍塞栓症，薬剤や放射線照射に伴う血管炎，加齢に伴う動脈硬化など，さまざまな原因が知られている**表2**．

5. 腺癌で産生されるムチンと脳卒中発症

1966年Rohner RFら[16]は，にVTEおよびNBTEを合併したムチン産生卵巣癌を報告した．1978年Planner RSら[23]は，59例の卵巣癌患者を検討したところ，44%に肺塞栓症，すなわちVTEを合併していた．さらに，Evans TRら[24]も，卵巣癌に合併したTrousseau症候群4例を報告しており，婦人科系腫瘍，特に卵巣癌でVTEの合併が多いことが明らかにされた．

また，斉藤ら[25]は，慢性DICによる再発性脳梗塞を呈した卵巣癌症例を報告している．脳梗塞やTIAを発症し，脳神経内科にコンサルトされたがんの内訳では，婦人科系腫瘍（20.6%）が最も多かったとする報告もある[26]．すなわち，ムチンを産生する婦人科系腫瘍では，VTEや脳梗塞の発症頻度が高いことが明らかにされた．

ムチンはOH基を有するセリンあるいはスレオニンからなるコア蛋白（アポムチン，MUC）と無数の糖鎖の還元末端のN-アセチルガラクトサミンが，α-O-グリコシド結合により高頻度で結合した巨大高分子（分子量100〜1,000万）である．腺癌では，サイトカインなどの種々の細胞外刺激によりアポムチンが産生され，これに糖鎖が結合してムチンとなり血中に分泌される．

現在，血中ムチンは腫瘍マーカーとして利用されているが，CA125（MUC16）は婦人科系腫瘍のマーカーとして，CA19-9は膵癌のマーカーとして用いられている．2005年Jovin TGら[27]は，がん関連脳卒中の再発例（n

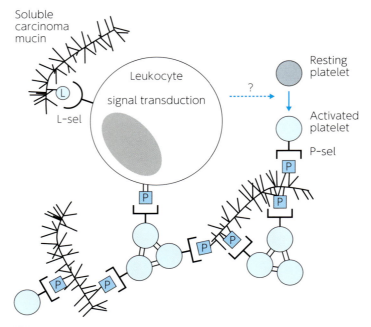

図4 ムチンによるセレクチンを介した血小板凝集モデル（Wahrenbrock M, et al. J Clin Invest. 2003; 112: 853-62[31]）
P-セレクチンおよびL-セレクチンによる血小板および単球の活性化が血小板凝集を惹起する．

=4）ではCA 125が高値であることを初めて報告した．また，Chen Yら[28]は，がん関連脳卒中患者ではD-dimerと共に，CA 125とCA 19-9が高値で，これらの血中ムチン高分子が脳卒中発症に関与する可能性を示唆した．

最近では，ムチンは，①シアル酸残基により直接プロトロンビンを活性化するほか[29,30]，②P/L-セレクチンを介して白血球を活性化したり，血小板の凝集や血管内皮細胞への接着を促進すると考えられており **図4**[31,32]，NBTEや血小板血栓（白色血栓）の形成にも関わっている可能性が指摘されている．

6. ヘパリンの有効性により再認識されたTrousseau症候群

1977年Sack GHら[17]は，担がん患者の凝固能亢進に対してワルファリン経口投与の効果は不確実（20%以下の有効性）であり，長期のヘパリンの点滴静注が65%の患者で有効であったことを報告した．また，Bell WRら[33]も，ワルファリンが無効で，長期の外来でのヘパリン投与が有効であった本疾患2例を呈示し，ヘパリンの有用性を強く主張した．それ以降，「Trousseau症候群（Trousseau's syndrome）」という名称が，よく用いられるようになった．さらに，1997年Walsh-McMonagle DとGreen D[21]は，本疾患4例に対して，皮膚の基質蛋白と結合しにくい低分子（量）ヘパリン（エノキサパリン）の皮下注を施行し，未分画ヘパリンより有用である可能性を示唆した．

Trousseau症候群には複数の定義が存在するが[32]，1993年Callander Nら[7]は「既知のがんあるいは潜伏がんにおける反復性静脈血栓症とNBTEによる動脈塞栓症」と定義した．すなわち，Trousseau症候群のモダン・コンセプトとは，「悪性腫瘍による凝固能亢進を基盤とした静脈血栓塞栓症（VTE）＋NBTEなどによる全身性動脈血栓塞栓症（ATE）」と理解される．

Trousseau症候群におけるATEでは，脳が標的臓器となることが多い．その理由として，内山[6,34]は，脳では外因系凝固カスケードの起点となる組織トロンボプラスチン（組織因子）が豊富に存在し，血栓症の標的臓器となりやすいことを指摘した．さらに，脳は血流が豊富であるため，NBTEなどによる心原性塞栓症の標的臓器になりやすいこと，トロンボモジュリンが少ないため，血栓症を生じやすいことが関与している可能性がある．

しかし，担がん患者における脳梗塞の発症機序は複数存在し，完全に明らかにされている訳ではないため，現時点では定義があいまいな「Trousseau症候群」ではなく，「がん関連脳卒中」という用語を使用することが正確を期する上で重要と考えられる．

●おわりに

以上，がん関連脳卒中の歴史に関して，Trousseau症候群の概念の変遷を辿りながら解説した．（狭義の）

Trousseau 症候群は，「がんに合併する遊走性血栓性静脈炎」であるが，1960 年代以降は予後に大きく関わる脳梗塞の発症予防が重要視され，腺癌に多い NBTE との関連が示唆された．さらに，1970 年代後半からは，ヘパリンの有効性が注目され，2000 年以降はそれを説明できるムチンの作用機序にも注目が集まるようになった．

　現在，がん関連脳卒中に対して十分なエビデンスが示されている治療法はない．有効性が示唆されている低分子ヘパリンの使用は DIC のみに限定されており，がん関連脳卒中の再発予防には保険適用がない．今後，その有効性を含めて，検討してゆく必要がある．

◉ 参考文献

1) Khorana AA, Francis CW, Culakova E, et al. Thromboembolism is a leading cause of death in cancer patients receiving outpatient chemotherapy. J Thromb Haemost. 2007; 5: 632-4.

2) Khorana AA, Dalal M, Lin J, et al. Incidence and predictors of venous thromboembolism (VTE) among ambulatory high-risk cancer patients undergoing chemotherapy in the United States. Cancer. 2013; 119: 648-55.

3) Khorana AA, Kuderer NM, Culakova E, et al. Development and validation of a predictive model for chemotherapy-associated thrombosis. Blood. 2008; 111: 4902-7.

4) Navi BB, Reiner AS, Kamel H, et al. Arterial thromboembolic events preceding the diagnosis of cancer in older persons. Blood. 2019; 133: 781-9.

5) Trousseau A. Phlegmasia alba dolens. Clin Med Hotel Dieu De PAris. 1865; 3: 94.

6) 内山真一郎. トルーソー症候群. 日内会誌. 2008; 97: 45-8.

7) Callander N, Rapaport SI. Trousseau's syndrome. Western J Med. 1993; 158: 364-71.

8) Zeigler R. Uber den bau die entstehung endocaritischer efflorescenzen. Werh Dtsch Kong. Intern Med. 1888; 7: 399.

9) Suzuki S, Tanaka K, Nogawa S, et al. Expression of interleukin-6 in cerebral neurons and ovarian cancer tissue in Trousseau syndrome. Clin Neuropathol. 2002; 21: 232-5.

10) Gross L, Friedberg CK. Nonbacterial thrombotic endocarditis. Classification and general description. Arch Intern Med. 1936; 58: 620-40.

11) MacDonald RA, Robbins SL. The significance of nonbacterial thrombotic endocarditis: an autopsy and clinical study of 78 cases. Ann Intern Med. 1957; 46: 255-73.

12) Lopez JA, Ross RS, Fishbein MC, et al. Nonbacterial thrombotic endocarditis: a review. Ame Heart J. 1987; 113: 773-84.

13) Biller J, Challa VR, Toole JF, et al. Nonbacterial thrombotic endocarditis. A neurologic perspective of clinicopathologic correlations of 99 patients. Arch Neurol. 1982; 39: 95-8.

14) 野川茂. トルーソー症候群. In: 辻省次・総編集, 鈴木則宏・専門編集. アクチュアル脳・神経疾患の臨床. 脳血管障害の治療最前線. 東京: 中山書店; 2014. p.207-15.

15) Barron KD, Siqueira E, Hirano A. Cerebral embolism caused by nonbacterial thrombotic endocarditis. Neurol. 1960; 10: 391-7.

16) Rohner RF, Prior JT, Sipple JH. Mucinous malignancies, venous thrombosis and terminal endocarditis with emboli. A syndrome. Cancer. 1966; 19: 1805-12.

17) Sack GH Jr, Levin J, Bell WR. Trousseau's syndrome and other manifestations of chronic disseminated coagulopathy in patients with neoplasms: clinical, pathophysiologic, and therapeutic features. Medicine. 1977; 56: 1-37.

18) Kuramoto K, Matsushita S, Yamanouchi H. Nonbacterial thrombotic endocarditis as a cause of cerebral and myocardial infarction. Jap Circ J. 1984; 48: 1000-6.

19) Graus F, Rogers LR, Posner JB. Cerebrovascular complications in patients with cancer. Medicine. 1985; 64: 16-35.

20) Rogers LR, Cho ES, Kempin S, et al. Cerebral infarction from non-bacterial thrombotic endocarditis. Clinical and pathological study including the effects of anticoagulation. Ame J Med. 1987; 83: 746-56.

21) Walsh-McMonagle D, Green D. Low-molecular-weight heparin in the management of Trousseau's syndrome. Cancer. 1997; 80: 649-55.

22) Bang OY, Chung JW, Lee M, et al. Cancer-Related Stroke: An emerging subtype of ischemic stroke with unique pathomechanisms. J Stroke. 2020; 22: 1-10.

23) Planner RS, O'Sullivan EF, Campbell JJ, et al. The hypercoagulable state and pulmonary embolism in patients with ovarian carcinoma. Australian New Zealand J Obstetrics Gynaecol. 1978; 18: 209-12.

24) Evans TR, Mansi JL, Bevan DH. Trousseau's syndrome in association with ovarian carcinoma. Cancer. 1996; 77: 2544-9.

25) 齋藤　博, 太田宏平, 小川洋司, 他. 卵巣腫瘍に伴う慢性 disseminated intravascular coagulation による再発性脳梗塞の 1 症例. 日内会誌. 1987; 76: 1444-8.

26) Chaturvedi S, Ansell J, Recht L. Should cerebral ischemic events in cancer patients be considered a manifestation of hypercoagulability? Stroke. 1994; 25: 1215-8.

27) Jovin TG, Boosupalli V, Zivkovic SA, et al. High titers of CA-125 may be associated with recurrent ischemic strokes in patients with cancer. Neurol. 2005; 64: 1944-5.

28) Chen Y, Zeng J, Xie X, et al. Clinical features of systemic cancer patients with acute cerebral infarction and its underlying pathogenesis. Int J Clin Exp Med. 2015; 8: 4455-63.

29) Pineo GF, Regoeczi E, Hatton MW, et al. The activation of coagulation by extracts of mucus: a possible pathway of intravascular coagulation accompanying adenocarcinomas. J Lab Clin Med. 1973; 82: 255-66.

30) Donati MB. Cancer and thrombosis: from Phlegmasia alba dolens to transgenic mice. Thromb Haemost. 1995; 74: 278-81.

31) Wahrenbrock M, Borsig L, Le D, et al. Selectin-mucin interactions as a probable molecular explanation for the association of Trousseau syndrome with mucinous adenocarcinomas. J Clin Invest. 2003; 112: 853-62.

32) Varki A. Trousseau's syndrome: multiple definitions and multiple mechanisms. Blood. 2007; 110: 1723-9.

33) Bell WR, Starksen NF, Tong S, et al. Trousseau's syndrome. Devastating coagulopathy in the absence of heparin. Ame J Med. 1985; 79: 423-30.

34) 内山真一郎. 血液凝固異常症による脳梗塞の診断と治療の手引き. In: 矢坂正弘・編. 若年者脳卒中診断の手引き. 大阪: 国立循環器病センター内科脳血管部門; 2003. p.313-7.

I章 腫瘍脳卒中学とは

2 疫学研究からみた腫瘍脳卒中学

大阪大学医学部附属病院未来医療開発部臨床研究センター　権　泰史

> **本項のポイント**
> A. がん患者は一般人口集団と比べて脳卒中発症リスクが高い．
> B. がん患者は一般人口集団と比べて脳卒中死亡リスクが高い．
> C. がん患者の脳卒中発症リスク，死亡リスクは，患者背景によって異なる．

●はじめに

　医療の進歩に伴い，がん生存率は向上している．また，人口の高齢化に伴い，がん患者も高齢化している．このような背景から，がん生存者は増加し，高齢化している．高齢者は高血圧症や脂質異常症といった併存疾患を有することが多く，脳卒中のリスクが高い．また，がんと脳卒中には，喫煙や糖尿病といった共通のリスク因子[1,2]があることも，脳卒中のリスクとなる．さらに，若年成人 (adolescent and young adult: AYA) 世代においては，がん治療が将来の脳卒中リスクとなることが知られている[3,4]．多種多様な背景を有するがん患者における脳卒中の実態はどのようになっているのか．本項では，がん患者の脳卒中発症リスク，死亡リスクについて，我々が行ったがん患者のがん以外の死因に関する研究 (neoplasms and other causes of death: NANDE study)[5,6]や海外の大規模疫学研究で得られた知見を中心に，記載したい．

1. がんと脳卒中—共通のリスク因子—

　がん患者で脳卒中のリスクが高くなる背景には，患者関連因子，治療関連因子，腫瘍関連因子など複数の要因が存在する　図1[7]．このうち，喫煙や肥満といった患者関連因子は，がんと脳卒中の共通のリスク因子となる[1,2]．30歳以上の成人がん患者におけるリスク因子の

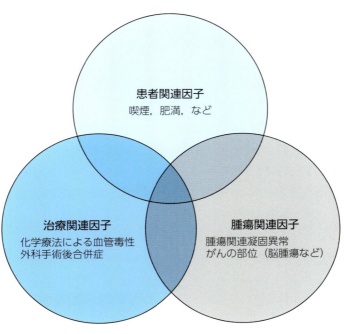

図1 がん患者の脳卒中リスク因子

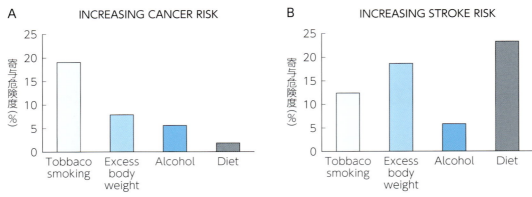

喫煙，肥満，アルコール多飲，食生活の寄与危険度．A：がん，B：脳卒中

図2 がんと脳卒中の共通リスク因子
(A: Islami F, et al. CA Cancer J Clin. 2018; 68: 31-54[8], B: O'Donnell MJ, et al. Lancet. 2016; 388: 761-75[9]より抜粋)

寄与危険度は，喫煙19.0％，肥満7.8％，過度の飲酒5.6％，食生活1.9％であった 図2A [8]．脳卒中発症への影響を調査したINTERSTROKE studyによると，リスク因子の脳卒中への寄与危険度は喫煙12.4％，肥満18.6％，過度の飲酒5.8％，食生活23.2％であった 図2B [9]．このように，各リスク因子でがん，脳卒中それぞれの発症に与える影響に差はあるものの，両疾患共通のリスクであるため，がん患者は脳卒中発症リスクが高くなる．

2. がん患者の脳卒中発症リスク

Strongmanら[10]は1年間生存した18歳以上のがん患者を追跡し，中長期的な脳卒中発症リスクを調査した．脳卒中は，出血性および虚血性脳卒中 (The International Classification of Diseases, Tenth Revision [ICD-10], I60-I64) と定義された．108,215名のがん患者と年齢・性別をマッチさせた非がん患者523,541名を解析したところ，がん患者では脳卒中発症リスクが同等もしくは高く，特に脳腫瘍 (HR [95% CI], 4.42 [2.54-7.72])，膵臓がん (HR [95% CI], 1.84 [1.09-3.12])，子宮頸がん (HR [95% CI], 1.78 [1.01-3.17]) でリスクが高かった[10]．Yipらはシンガポールがん登録から9,803名の頭頸部がん患者の脳卒中発症リスクを調査し，一般人口集団と比較した脳卒中発症リスク (age-standardized incidence rate ratio [SIRR]) は2.46倍であると報告した[11]．がん患者の脳卒中発症率について，最近のメタ解析によると，がん診断後1年間で1.4％ (95% CI=0.9-2.2％) と報告されている[12]．

がん患者は血栓塞栓症のリスクが高い[13]．脳卒中においても，虚血性脳卒中を対象とした研究が大半を占める．Naviらは米国のがん登録 (Surveillance, Epidemiology, and Endo Results Program: SEER) とMedicare databaseを用いて279,719名のがん患者 (乳がん，肺がん，前立腺がん，大腸がん，胃がん，膵臓がん，非ホジキンリンパ腫) と年齢・性別・人種をマッチさせた非がん患者を分析した[14]．がん診断後1年間の脳梗塞累積発症率は4.3％で，がん患者の脳梗塞発症リスクはがん診断後〜1カ月で最も高く (HR [95% CI], 4.5 [4.1-4.8])，その後徐々に低下する (9〜12カ月でHR [95% CI], 1.1 [1.0-1.2]) と報告した[14]．Mulderらはデンマークのがん登録と住民登録システムを用いて458,462名のがん患者 (皮膚がんを除く) と年齢，性別をマッチさせた患者 (マッチング時にがんと診断されていない患者) 1,375,386名を分析した[15]．がん診断後1年間の脳梗塞累積発症率は1.22％で，がん患者の脳梗塞発症リスクはがん診断後〜6カ月で2.39倍，12カ月で1.89倍と報告した[15]．我々は大阪府がん登録 (Osaka Cancer Registry: OCR) と大阪府下のがん診療連携拠点病院のデータを用いた97,488名のがん患者 (全がん種) の解析を行い，がん診断後1年間の脳梗塞累積発症率は0.92％であることを示した 表1 [16]．なお，Zhangらはがん患者の脳卒中リスクに関するメタ解析を行い，相対リスクで1.66倍であったと報告した[17]．このメタ解析では，「脳卒中発症」と「脳卒中死亡」を区別せずリスク評価を行っていることから，結果の解釈には注意が必要である．

以下では，Navi[14]，Mulder[15]らの大規模コホート研究と，我々が行ったOCRを用いた研究結果[16]を中心に，がん患者の脳梗塞発症リスクについて記載したい．

表1 がん患者の脳梗塞累積発症率—先行研究のまとめ—

	報告年	対象	データソース	N（がん患者数）	Definition of ischemic stroke	脳梗塞累積発症率（がん診断後1年間）
Navi, et al[14]	2017	乳がん，肺がん，前立腺がん，大腸がん，胃がん，膵臓がん，非ホジキンリンパ腫	SEER, Medicare database（米国）	279,719	ICD-9-CM, 433.x1, 434.x1, 436	4.3%
Mulder, et al[15]	2021	全がん（皮膚がんを除く）	Danish Cancer Registry（デンマーク）	458,462	ICD-8, 433,434 ICD-10 I63	1.22%
Gon, et al[16]	2023	全がん	Osaka Cancer Registry（日本）	97,488	ICD-10, I63	0.92%

A がん診断時年齢

Mulderらはがん診断時の年齢を65歳未満，65〜74歳，75歳以上に分類し脳梗塞発症率を調査，がん診断時の年齢が高いほど脳梗塞発症が多いことを示した[15]．我々も同様の分類で区分し調査，がん診断後1年後の脳梗塞累積発症率は，65歳未満と75歳以上で約3倍の差を認めた[16]．死亡を競合リスクとした解析では，65歳未満と比較した65〜74歳，74歳以上のリスク（subdistribution hazard ratio［95% CI]）はそれぞれ1.67（1.47-1.90），1.89（1.66-2.16）であった[16]．このように，がん診断時の年齢が高いほど脳梗塞発症リスクは高くなる．

B がん診断時期

後述するように，がん患者の脳卒中死亡リスクは診断年次によって異なり，診断時期が2000年以降では，1985〜2000年頃と比較して，死亡リスクが高いことが報告されている[5,18]（3，p.24，25参照）．一方，脳卒中発症リスクについては，診断年次別に調査された研究は，著者が渉猟し得た範囲ではなかった．一般人口集団においては，2020〜2030年にかけて脳卒中患者は増加すると推定されている[19]．医療の進歩でがん生存率が向上していること，人口の高齢化で高齢がん患者が増えていることを踏まえると，がん患者の脳卒中発症は今後も増加すると推定される．

C がん診断時の進展度

Naviらはがん診断時の進展度をステージ0〜4に分けて分析した[14]．その結果，がん診断時のステージが高いほど脳梗塞発症リスクは高く，ステージ4におけるがん診断後1カ月までの脳梗塞発症リスクは10.4倍であった[14]．Mulderらはがん診断時の進展度をLocalized，Regional，Distant，Unknownに分け，Localizedと比較したRegional，Distantの脳卒中発症リスクは1.17倍，

1.25倍であることを示した[15]．我々の研究においても，Localizedと比較したRegional，Distantの脳卒中発症リスクは1.17倍，1.30倍であるなど，同様の傾向が示されている[16]．このように，がんの進展度が広範になる程，脳梗塞発症リスクは高くなる．

D がん治療

①化学療法

化学療法が脳梗塞発症リスクとなるかについては，様々な報告がある．Kuanらは卵巣がん患者を対象に抗がん剤が脳梗塞発症リスクになるかを調査し，抗がん剤投与を受けている患者は，受けていない患者と比較して，脳梗塞発症リスクは1.45倍であると報告した[20]．一方，我々が大阪大学医学部附属病院のデータを解析したところ，患者の背景因子を調整する前では化学療法は脳梗塞発症リスクとなったが（HR［95% CI]，1.84［1.23-2.75]），患者背景やがんステージ等で補正すると，有意ではなくなった（HR［95% CI]，1.15［0.72-1.86])[21]．Mulderらの報告においても，化学療法なし群とあり群で比較した脳梗塞発症リスクは同等であった[15]．一方，薬理学的観点からすれば，血管新生阻害薬やチロシンキナーゼ阻害薬等の薬剤は脳梗塞を含めた血栓塞栓症の発症リスクとなりうることが示唆されている[22]．American Heart Association（AHA）は，2023年にCancer therapy-related hypertensionに関するscientific statementを発出し，抗がん剤使用時の血圧管理に関する提言を行っている[23]．化学療法実施時には，薬剤の血管毒性だけでなく血圧上昇による影響もあることを理解しておくべきである．近年では，免疫チェックポイント阻害薬が動脈硬化を促進するという報告[24]もあり，注意が必要である．

②外科治療

外科治療が脳梗塞発症リスクとなるかを分析したメタ解析によると，外科治療を受けた患者は受けていない患者と比較して脳梗塞発症リスクが高く，入院中のリスク

（OR［95% CI］）は6.71（95% CI 6.22-7.23），退院からがん診断1年後までのリスク（HR［95% CI］）は1.02（95% CI 0.99-1.05）であった[25]．がん患者の外科治療後に脳梗塞発症が懸念される代表的ながん種として，肺がんがあげられる．これは，肺静脈切除断端に血栓を形成し，塞栓源となることによる[26]．肺切除もしくは肺葉切除では，脳梗塞発症リスクが高くなることが報告されている[27]．

③放射線治療

放射線治療が脳梗塞発症リスクとなるかを分析したメタ解析によると，放射線治療を受けた患者は受けていない患者と比較して，脳卒中発症リスクが高かった（RR［95% CI］，2.09［1.45-3.16］）[28]．放射線治療と脳梗塞発症リスクを論じる際に主な対象となるのは，頭頸部がんであろう．Yipらによる頭頸部がん患者を対象とした研究では，primary radiation treatment approach群（がん診断後6カ月以内に放射線治療単独もしくは放射線治療＋化学療法を施行した群）では，primary surgery approach群（がん診断後6カ月以内に外科治療単独もしくは外科治療＋化学療法，外科治療＋放射線治療，外科治療＋化学療法＋放射線治療を施行した群）と比較して，脳卒中発症リスクが有意に高かった（SIRR［95% CI］，3.01［2.64-3.43］vs. 1.64［1.31-2.05］）[11]．

以上のように，がん治療が脳卒中発症リスクに関連するという報告はあるものの，化学療法・外科治療・放射線治療は患者にとって必要不可欠な治療である．臨床では，予定するがん治療と患者背景に応じて，脳卒中医と主治医が適切にリスク管理を行うことが求められる．

E　がん種

Naviらは，がん種別の脳梗塞累積発症率では，がん診断後6カ月で肺がん，膵臓がん，胃がんの順に多く，1年後では肺がん，非ホジキンリンパ腫，胃がん・大腸がん，2年後では非ホジキンリンパ腫，大腸がん，膀胱がんであった[14]（追跡期間の中央値まで算出したので，膵臓がんでは6カ月後，肺がん・胃がんでは1年後までの算出になっている）．

Mulderらの検討では，脳腫瘍で最も多く，胃がん，膵臓がん，食道がん，肺がんと続いた[15]．

我々の検討では，がん診断後6カ月では脳腫瘍で最も多く，膵臓がん，肺がん，胆嚢がん，血液腫瘍と続いた[16]．がん診断後3年では膵臓がん，脳腫瘍，肺がん，膀胱がん，血液腫瘍，がん診断後5年では膵臓がん，脳腫瘍，肺がん，血液腫瘍，膀胱がんであった 図3 ．

以上から，脳腫瘍を含めた解析では脳腫瘍，膵臓がん，

肺がんはいずれの先行研究でも多いことが示唆されており，注意すべきがん種である．

F　がん診断後経過年数

Naviらは，がん診断直後はがん患者で脳梗塞発症リスクが高いが，経過年数が経つにつれてその差は縮小し，1年後～2年後ではほぼ同等であったと報告した[14]．Mulderらも同様の結果を報告し，がん診断後3カ月以降では，がん患者と一般人口集団で脳梗塞の累積発症はほぼ同等であった[15]．同様の結果は，他の研究でも示されている[29]．このように，がん診断直後は脳梗塞発症リスクが高いが，そのリスクはがん診断後経過年数とともに低下する．

3. がん患者の脳卒中死亡リスク

がん患者は脳卒中発症リスクだけでなく，脳卒中死亡リスクも高い[5,18,30,31]．ZaorskyらはSEERのデータを分析し，米国の一般人口集団と比較したがん患者の脳卒中死亡リスクは2.17倍であると報告した[18]．我々が行ったNANDE研究では，日本の一般人口集団と比較したがん患者の脳卒中死亡リスクは1.75倍であった[5]．韓国のがん登録は異なる結果を示しているが[32]，先行研究を見る限りでは，がん患者は脳卒中死亡リスクが高いという報告が多い 表2 ．以下では，先行研究で最大規模であるZaorskyらの研究[18]と，我々が行ったNANDE研究[5]の知見を中心に述べる．

A　がん診断時年齢

Zaorskyらの研究によると，がん診断時年齢が39歳以下でSMR（95% CI）は81.09（61.42-105.07），で，診断時年齢が高くなるにつれて徐々に低下し，80歳以上ではSMR（95% CI）は1.84（1.81-1.86）であった[18]．我々が行ったNANDE研究でも同様の結果が得られ，がん診断時年齢が39歳以下でSMR（95% CI）は61.36（36.99-101.78），で，診断時年齢が高くなるにつれて徐々に低下し，80歳以上ではSMR（95% CI）は1.08（1.04-1.13）であった[5]．一般人口集団と比較したがん患者の脳卒中死亡リスクは，がん診断時の年齢が若いほど高くなる．

B　がん診断時期

Zaorskyらの研究によると，がん診断時期が1992～2000年でSMR（95% CI）は1.51（1.47-1.54）で，診断年が進むにつれて増加し，2011～2015年ではSMR

2 ……▶ 疫学研究からみた腫瘍脳卒中学

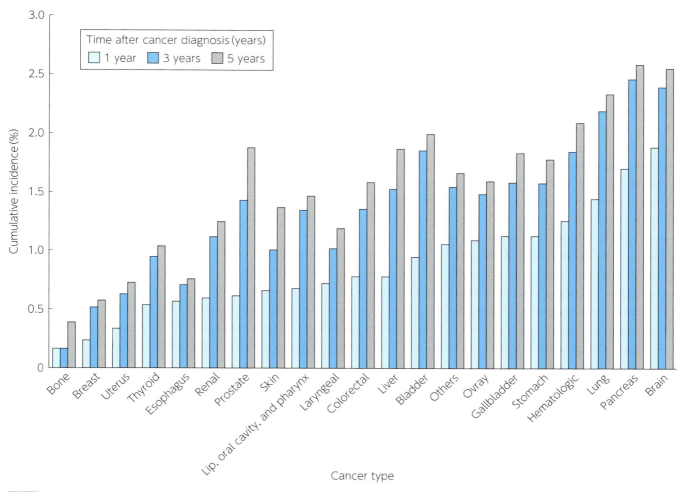

図3 がん種別脳梗塞累積発症率
縦軸,累積発症率.横軸,がん種.がん診断後1年間では,脳腫瘍で最も脳梗塞の累積発症が多く,膵臓がん,肺がんと続いた(水色).がん診断後5年間では,膵臓がんで最も多く,脳腫瘍,肺がんと続いた(灰色).

表2 がん患者の脳卒中死亡リスク―先行研究のまとめ―

	報告年	対象	データソース	N (がん患者)	指標	Definition of stroke	結果(SMR [95% CI])
Zaorsky, et al[18]	2019	全がん	SEER(米国) 1992-2015	7,529,481	SMR	ICD-9 430-438 ICD-10 I60-I69	全患者: 2.17 (2.15-2.19)
Oh, et al[32]	2020	全がん	Korean Cancer Registry(韓国) 2000-2016	2,707,520	SMR	ICD-10 I60-I69	男性: 0.73 (0.70-0.75) 女性: 0.83 (0.80-0.87)
Chen, et al[31]	2022	肺がん	SEER(米国) 2004-2016	82,454	SMR	ICD-9 430-438 ICD-10 I60-I69	全患者: 1.73 (1.69-1.78)
Gon, et al[5]	2023	全がん	Osaka Cancer Registry(日本) 1985-2013	705,133	SMR	ICD-9 430-438 ICD-10 I60-I69	全患者: 1.70 (1.66-1.75)
Sonbol, et al[33]	2023	全がん	SEER(米国) 2000-2019	6,136,803	SMR	ICD-9 430-438 ICD-10 I60-I69	全患者: 1.05 (1.04-1.06)

(95% CI)は5.25(5.14-5.35)であった[18].我々が行ったNANDE研究でも同様の結果が得られ,がん診断時期別のSMR(95% CI)は1985~1994,1995~2004,2005~2009,2010~2013でそれぞれ1.63(1.56-1.71),1.72(1.65-1.80),1.98(1.87-2.10),1.92(1.75-2.10)であった[5].一般人口集団と比較したがん患者の脳卒中死亡リスクは,がん診断時期が近年

であるほど高くなる.

C がん診断時の進展度

Zaorskyらの研究では,4つのがん進展度(Localized, Regional, Distant, Unstaged/Unknown)で脳卒中死亡リスクを評価した[18].その結果,DistantでSMR(95% CI),5.06(4.88-5.25)と最も高く,Localized

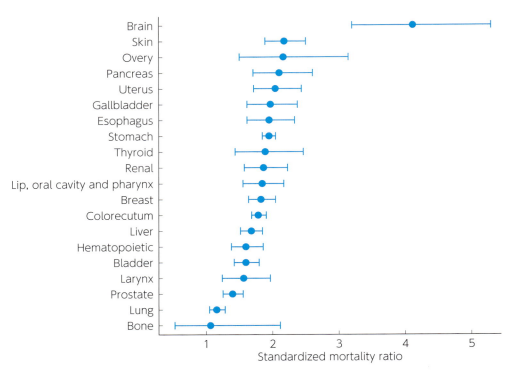

図4 がん種別脳卒中死亡リスク
縦軸，がん種．横軸，標準化死亡比（Standardized mortality ratio）．脳卒中死亡リスクは脳腫瘍で最も高く，皮膚がん，卵巣がん，膵臓がん，子宮がんと続いた．一方，骨腫瘍で最も低く，肺がん，前立腺がん，喉頭がん，膀胱がんと続いた．
(Gon Y, et al. Thromb Res. 2023; 222: 140-8[5]) より抜粋)

で SMR（95% CI），1.88（1.84-1.93）と最も低かった．NANDE 研究では 7 つのがん進展度（Intraepithelial, Localized, Lymph node metastasis, Infiltration to adjacent organs, Distant metastasis, Unknown, Not applicable）で解析し，Intraepithelial で SMR（95% CI），2.31（2.01-2.64）と最も高く，Distant metastasis で SMR（95% CI），1.46（1.32-1.60）と最も低かった[5]．遠隔転移例の SMR で相反する結果が示されている点は注目に値する．

D がん治療

Zaorsky らはがん手術と脳卒中死亡リスクを分析し，手術を受けた患者，受けていない患者，不明な患者における脳卒中死亡リスク（SMR［95% CI］）はそれぞれ 2.04（2.01-2.07），2.45（2.41-2.50），3.81（3.25-4.44）であると報告した[18]．同じ SEER のデータベースを用いた Sonbol らの研究では，化学療法を受けた患者における脳卒中死亡リスク（SMR［95% CI］）は 1.08（1.06-1.10）であった[33]．Zaorsky らの研究において，手術を受けた患者と比較し，手術を受けていない患者で SMR が高値であった理由としては，手術を受けていない患者はがん診断時既に進行しているなどといった理由が考えられる．

E がん種

Zaorsky らはがん種別の脳卒中死亡リスクを，がん診断後経過年数別に分析した[18]．がん診断後 1～5 年では，肝臓がんで脳卒中死亡リスクが最も高く，脳腫瘍，膵臓がん，食道がんと続いた．一方，がん診断後 10 年以降では，脳腫瘍の脳卒中死亡リスクが最も高く，子宮頸がん，口腔がん，甲状腺がんと続いた．NANDE 研究では全観察期間（がん診断後から最大 10 年まで）でがん腫別脳卒中死亡リスクを分析し，脳腫瘍で最も高く，皮膚がん，卵巣がん，膵臓がん，子宮がんと続いた 図4 [5]．脳腫瘍で脳卒中死亡リスクが高くなった背景には，腫瘍が血管を圧迫することによる脳梗塞や腫瘍内出血等も含まれている可能性がある．中枢神経系腫瘍とそれ以外ではメカニズムが異なる可能性があるが，脳腫瘍で脳卒中死亡リスクが高いという結果は一致している．

F がん診断後経過年数

Zaorsky らは，がん診断から最大 36 年間追跡調査を行った．脳卒中死亡リスクは，がん診断から 10 年目までは低下するが，その後，上昇することを示した[18,34]．NANDE 研究ではがん診断から最大 10 年間追跡し，脳卒中死亡リスクはがん診断直後で高く，1～2 年目まで

は低下するが,その後上昇することを示した[5].また,その傾向は脳梗塞,脳出血,くも膜下出血で異なることも明らかにした.研究デザインによる違いはあるものの,がん患者の脳卒中死亡リスクは,がん診断直後で高く,一旦低下し,その後上昇するという結果は共通している.

4. 活動性がん合併脳梗塞の予後

ここまでビッグデータを用いた疫学研究のエビデンスを中心に述べてきたが,実臨床に近い視点に切り替えてみたい.がん患者が脳卒中を発症すると,がん治療を中断せざるを得ない場合がある.我々が大阪大学医学部附属病院のデータを解析したところ,脳卒中を発症したがん患者では約52％でがん治療が中断されていた[35].がん治療はがん患者の生命予後と直結している.がん治療中に脳卒中を発症した際にがんと脳卒中をどうマネジメントするか,臨床上の重大な課題の一つである.ここでは,脳卒中で最多である脳梗塞を中心に述べる.

がん関連脳梗塞の臨床像は,通常の脳梗塞のそれと異なることが報告されている.脳梗塞を発症した患者が活動性がんを合併していると,合併していない患者と比較し予後不良であることが報告されている[36].病型分類では,通常の脳梗塞では潜因性脳梗塞(cryptogenic stroke)は病型分類の約20％を占める[37]が,活動性がん合併脳梗塞ではその割合が高く,約半数〜70％という報告もある[36,38-40].活動性がん合併脳梗塞は,従来型の病型群(conventional stroke群)に比べ予後不良で[41],cryptogenic stroke群は凝固異常の強さが予後に関連していることが報告されている[42].

我々もこの点に注目し,大阪大学医学部附属病院とその関連7施設において,活動性がん合併脳梗塞の予後を調査する多施設前向き観察研究(Ischemic Stroke in Patients with Cancer and Neoplasms: SCAN study)を実施した[43].2016年6月から2021年12月の期間,脳梗塞発症時に活動性がんを合併していた135名の患者を登録し,脳梗塞発症から1年後まで追跡調査を行った.病型分類では,conventional stroke群が52％(n=70),cryptogenic stroke群が48％(n=65)であった.Cryptogenic stroke群では,遠隔転移が有意に多かった(65％ vs. 39％,$P=0.002$).また,脳梗塞発症時のD-dimerとhsCRP値をcryptogenic stroke群とconventional stroke群で比較すると,中央値でそれぞれ($10.35\,\mu g/mL$ vs. $1.76\,\mu g/mL$, $P<0.001$),(2.50 mg/dL vs. 0.44 mg/dL, $P<0.001$)と,cryp-

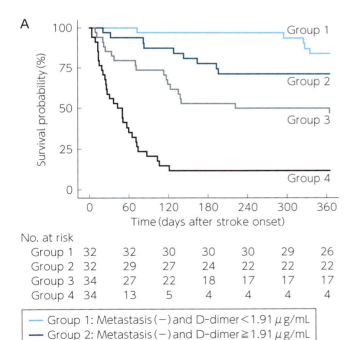
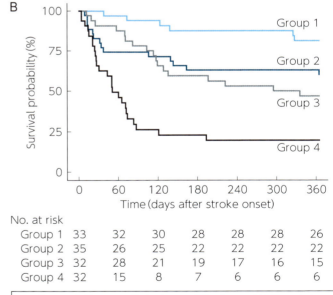

図5 活動性がん合併急性期脳梗塞の生存曲線
縦軸,生存率.横軸,脳梗塞発症後経過時間(日).A:遠隔転移の有無で群別し,両群のD-dimerの中央値でさらに2群(合計4群)に分けて解析を行った.遠隔転移有りかつD-dimer高値群で,最も予後不良であった.B:病型(cryptogenic stroke群,病型が判明している群[known etiologies群])で群別し,両群のD-dimerの中央値でさらに2群(合計4群)に分けて解析を行った.Cryptogenic stroke群かつD-dimer高値群で,最も予後不良であった.
(Gon Y, et al. J Am Heart Assoc. 2023; 12: e029618[43]より抜粋)

togenic stroke 群で有意に高値であった．脳梗塞発症後の生存期間を解析したところ，遠隔転移の有無と病型分類にD-dimer値による凝固異常の程度を加えて層別化したところ，予後予測に有用であることが判明した **図5**．多変量解析の結果，脳梗塞発症時にDVT/PEを合併している（HR［95% CI］，3.16［1.45-6.85］，$P<0.01$），遠隔転移を有する（HR［95% CI］，3.24［1.56-6.73］，$P<0.01$），そしてD-dimer高値（第一四分位をリファレンスとした第二四分位，第三四分位，第四四分位のHR［95% CI］はそれぞれ2.12［0.57-7.83］，3.55［1.07-11.75］，3.90［1.17-12.99］）が独立した予後不良因子であった．

SCAN研究が明らかにした重要な知見として，活動性がん合併脳梗塞の二次予防で用いる抗血栓薬と脳卒中の再発/大出血に関する結果があげられる．登録された135名を抗血栓薬による二次予防を行った群，行っていない群に分け，死亡を競合リスクとして解析したところ，抗血栓薬の使用は脳卒中再発を有意に抑制し（sHR［95% CI］，0.32［0.11-0.97］，$P=0.04$），大出血を増加させなかった（sHR［95% CI］，0.87［0.18-4.10］，$P=0.86$）．SCAN研究は観察研究であったため，抗血栓薬の使用は担当医の判断に委ねられていた．また，上記の解析では抗血小板薬や抗凝固薬を抗血栓薬として解析した．このような限界はあるものの，活動性がん合併脳梗塞の二次予防において，担当医が抗血栓薬を使用可能と判断するケースにおいては，大出血を増加させず脳卒中再発を有意に抑制するという知見が得られた事は，重要な点であろう．同様の知見は，ASTRAL registryを用いた研究でも報告されている[36]．

●おわりに

がん患者は脳卒中の発症リスク，死亡リスクいずれも高くなることが報告されている．本項で記載したように，そのリスクは性別や診断時の年齢，がんの進展度，がん種によって異なることが示されている．今後は，がん患者で脳卒中発症を予測するスコアの開発が求められる．

● 参考文献

1) Koene RJ, Prizment AE, Blaes A, et al. Shared rsk factors in cardiovascular disease and cancer. Circulation. 2016; 133: 1104-14.
2) Wilcox NS, Amit U, Reibel JB, et al. Cardiovascular disease and cancer: shared risk factors and mechanisms. Nat Rev Cardiol. 2024; 21: 617-31.
3) Chao C, Bhatia S, Xu L, et al. Chronic comorbidities among survivors of adolescent and young adult cancer. J Clin Oncol. 2020; 38: 3161-74.
4) Rugbjerg K, Mellemkjaer L, Boice JD, et al. Cardiovascular disease in survivors of adolescent and young adult cancer: a Danish cohort study. 1943-2009. J Natl Cancer Inst. 2014; 106: dju110.
5) Gon Y, Zha L, Sasaki T, et al. Stroke mortality in cancer survivors: A population-based study in Japan. Thromb Res. 2023; 222: 140-8.
6) Gon Y, Zha L, Sasaki T, et al. Heart disease mortality in cancer survivors: A population-based study in Japan. J Am Heart Assoc. 2023; 12: e029967.
7) Langouo Fontsa M, Aiello MM, Migliori E, et al. Thromboembolism and Immune checkpoint blockade in cancer patients: an old foe for new research. Target Oncol. 2022; 17: 497-505.
8) Islami F, Goding Sauer A, Miller KD, et al. Proportion and number of cancer cases and deaths attributable to potentially modifiable risk factors in the United States. CA Cancer J Clin. 2018; 68: 31-54.
9) O'Donnell MJ, Chin SL, Rangarajan S, et al. Global and regional effects of potentially modifiable risk factors associated with acute stroke in 32 countries (INTERSTROKE): a case-control study. Lancet. 2016; 388: 761-75.
10) Strongman H, Gadd S, Matthews A, et al. Medium and long-term risks of specific cardiovascular diseases in survivors of 20 adult cancers: a population-based cohort study using multiple linked UK electronic health records databases. Lancet. 2019; 394: 1041-54.
11) Yip PL, Zheng H, Cheo T, et al. Stroke risk in survivors of head and neck cancer. JAMA Netw Open. 2024; 7: e2354947.
12) Lun R, Roy DC, Hao Y, et al. Incidence of stroke in the first year after diagnosis of cancer-A systematic review and meta-analysis. Front Neurol. 2022; 13: 966190.
13) Falanga A, Marchetti M. Cancer-associated thrombosis: enhanced awareness and pathophysiologic complexity. J Thromb Haemost. 2023; 21: 1397-408.
14) Navi BB, Reiner AS, Kamel H, et al. Risk of arterial thromboembolism in patients with cancer. J Am Coll Cardiol. 2017; 70: 926-38.
15) Mulder FI, Horváth-Puhó E, van Es N, et al. Arterial Thromboembolism in cancer patients: A Danish population-based cohort study. JACC CardioOncol. 2021; 3: 205-18.
16) Gon Y, Morishima T, Kawano T, et al. Arterial thromboembolism in Japanese patients with cancer: Incidence, predictors, and survival impact. JACC CardioOncol. 2024; 6: 283-97.
17) Zhang F, Wang K, Du P, et al. Risk of Stroke in cancer Survivors: A meta-analysis of population-based cohort studies. Neurology. 2021; 96: e513-e526.
18) Zaorsky NG, Zhang Y, Tchelebi LT, et al. Stroke among cancer patients. Nat Commun. 2019; 10: 5172.
19) Pu L, Wang L, Zhang R, et al. Projected global trends in ischemic stroke incidence, deaths and disability-adjusted life years from 2020 to 2030 [published correction appears in Stroke. 2024; 55: e23.

20) Kuan AS, Teng CJ, Wu HH, et al. Risk of ischemic stroke in patients with ovarian cancer: a nationwide population-based study. BMC Med. 2014; 12: 53.

21) Kitano T, Sasaki T, Gon Y, et al. The Effect of Chemotherapy on stroke risk in cancer patients. Thromb Haemost. 2020; 120: 714-23.

22) Grover SP, Hisada YM, Kasthuri RS, et al. Cancer therapy-associated thrombosis. Arterioscler Thromb Vasc Biol. 2021; 41: 1291-305.

23) Cohen JB, Brown NJ, Brown SA, et al. Cancer therapy-Related hypertension: A scientific statement from the American Heart Association. Hypertension. 2023; 80: e46-e57.

24) Drobni ZD, Alvi RM, Taron J, et al. Association between immune checkpoint Inhibitors with cardiovascular events and atherosclerotic plaque. Circulation. 2020; 142: 2299-311.

25) Rautiola J, Björklund J, Zelic R, et al. Risk of Postoperative ischemic stroke and myocardial infarction in patients operated for cancer. Ann Surg Oncol. 2024; 31: 1739-48.

26) Ohtaka K, Hida Y, Kaga K, et al. Thrombosis in the pulmonary vein stump after left upper lobectomy as a possible cause of cerebral infarction. Ann Thorac Surg. 2013; 95: 1924-8.

27) Riddersholm S, Tayal B, Kragholm K, et al. Incidence of stroke after pneumonectomy and lobectomy. Stroke. 2019; 50: 1052-9.

28) Huang R, Zhou Y, Hu S, et al. Radiotherapy exposure in cancer patients and subsequent risk of stroke: A Systematic review and meta-analysis. Front Neurol. 2019; 10: 233.

29) Chen PC, Muo CH, Lee YT, et al. Lung cancer and incidence of stroke: a population-based cohort study. Stroke. 2011; 42: 3034-9.

30) Gon Y, Zha L, Morishima T, et al. Non-cancer-related deaths in cancer survivors: A nationwide population-based study in Japan. Journal of Epidemiol. https://doi.org/10.2188/jea.JE20240230

31) Chen L, Zhao X, Wang S. Factors leading to the risk of stroke mortality: a cross-sectional study with lung cancer patient-based large sample. Eur J Cancer Prev. 2022; 31: 14-8.

32) Oh CM, Lee D, Kong HJ, et al. Causes of death among cancer patients in the era of cancer survivorship in Korea: Attention to the suicide and cardiovascular mortality. Cancer Med. 2020; 9: 1741-52.

33) Sonbol YT, Elgenidy A, Awad AK, et al. Stroke as a cause of death in patients with cancer: a SEER-based study. J Stroke Cerebrovasc Dis. 2023; 32: 107154.

34) Zaorsky NG, Churilla TM, Egleston BL, et al. Causes of death among cancer patients. Ann Oncol. 2017; 28: 400-7.

35) Gon Y, Sasaki T, Kawano T, et al. Impact of stroke on survival in patients with cancer. Thromb Res. 2023; 222: 109-12.

36) Costamagna G, Hottinger AF, Milionis H, et al. Acute ischaemic stroke in active cancer versus non-cancer patients: stroke characteristics, mechanisms and clinical outcomes. Eur J Neurol. 2024; 31: e16200.

37) Hart RG, Diener HC, Coutts SB, et al. Embolic strokes of undetermined source: the case for a new clinical construct. Lancet Neurol. 2014; 13: 429-38.

38) Gon Y, Okazaki S, Terasaki Y, et al. Characteristics of cryptogenic stroke in cancer patients. Ann Clin Transl Neurol. 2016; 3: 280-7.

39) Schwarzbach CJ, Schaefer A, Ebert A, et al. Stroke and cancer: the importance of cancer-associated hypercoagulation as a possible stroke etiology. Stroke. 2012; 43: 3029-34.

40) Kim SG, Hong JM, Kim HY, et al. Ischemic stroke in cancer patients with and without conventional mechanisms: a multicenter study in Korea. Stroke. 2010; 41: 798-801.

41) Navi BB, Singer S, Merkler AE, et al. Cryptogenic subtype predicts reduced survival among cancer patients with ischemic stroke. Stroke. 2014; 45: 2292-7.

42) Lee MJ, Chung JW, Ahn MJ, et al. Hypercoagulability and mortality of patients with stroke and active cancer: The OASIS-CANCER Study. J Stroke. 2017; 19: 77-87.

43) Gon Y, Sakaguchi M, Yamagami H, et al. Predictors of survival in patients with ischemic stroke and active cancer: A prospective, multicenter, observational study. J Am Heart Assoc. 2023; 12: e029618.

I章 腫瘍脳卒中学とは

3 ⋯⋯▶ 国内外における腫瘍脳卒中学の現状

日本医科大学武蔵小杉病院脳神経内科 **長尾毅彦**

> **本項のポイント**
> A. 海外では腫瘍関連血栓症（CAT）はもっぱら深部静脈血栓症として解釈される.
> B. 担がん患者に発生する脳梗塞は病因が非常に幅広く，詳細な評価が必要である.
> C. Trousseau 症候群は我が国で汎用される名称であるが，定義は定まっていない.

●はじめに

本書は腫瘍と脳卒中に関するものであるが，世界的には臓器別の議論は少なく，腫瘍関連血栓症（cancer associated thrombosis: CAT）として一括されることがほとんどであり，このジャンルの単行本は世界的に見ても非常に貴重なものと思われる.ちなみに，本稿執筆中に何度か Amazon の洋書サイトを検索したが，1件もヒットしなかった.

したがって参考にする図書は皆無に等しく，私見が含まれる可能性があることをまずご容赦いただいた上で，本項では，CAT の中での脳卒中の立ち位置，解釈，そして問題点を国際的に俯瞰してみる.

1. 腫瘍関連血栓症（CAT）のアンバランス

活動性の悪性腫瘍治療中に発生する血栓性合併症は稀ではない.

CAT に関する海外の論文は9割近くが深部静脈血栓症（DVT）で占められている.がん治療の現場で遭遇し，臨床的に問題となるのは DVT が大半ということであろう[1,2].これはそもそも日本人を含むアジア人と欧米人では DVT の発症率が異なることも影響していると思われる.以前筆者は，初めて国際血栓止血学会に出席した際に，CAT ではなく一般の血栓症のセクションですらほとんどが DVT で，脳卒中のセッションがほとんどなかったことに衝撃を受けた記憶がある.

一方で Khorana ら[3]は，悪性腫瘍患者の死因のうち，血栓症は9％近くを占め，動脈血栓症が静脈血栓症の約2倍であったと報告している.これは何を意味している

のであろうか？ 素直に考えれば，発症率では静脈血栓症が上回るものの，生命予後に関しては動脈血栓症のインパクトは決して無視できないことになるが，その一つの要因として，血栓症そのものの生命予後のみならず，動脈血栓症，特に脳梗塞を発症するとがん治療も含めてさまざまな積極的治療が止まり，結果として生存率が低下することも意味していると考えている.静脈血栓症であれば，肺塞栓を除けば，ADL の大きな低下は起こらず，血栓症治療と積極的がん治療が並行して実施できるために治療的介入の余地が残っていると考える腫瘍側の医師が欧米でも多いのであろう.臨床的に問題となる，というのは発症してからも対峙可能という感覚が強いのはないだろうか？

ところが，免疫チェックポイント阻害薬（ICI）普及以降，動脈血栓症にも注目が集まるようになった[4].これまで脳梗塞が多かった動脈血栓症において，冠動脈疾患が増えてきたことがその要因と考えられる.冠動脈疾患であれば，患者の身体には大きな不自由は起こらず，「治しがいのある動脈血栓症」という認識のようで，DVT 同様に欧米人では脳梗塞より心筋梗塞の発症率が高いことも影響していると思われる.皮肉なことと言わざるを得ない.脳梗塞のプレゼンスが向上した，ということではなさそうで，腫瘍関連脳卒中についてもその予防，治療について国際的な議論ができる日が1日でも早く来ることを願うばかりである.

2. Trousseau 症候群という名前

「Trousseau 症候群」という疾患名[5]は，本邦では一般的に使用されているが，海外はそうではない.試しに本稿執筆中の某日に PubMed で直近1年間の Trousseau

症候群に関する論文を検索してみると，全15論文中，我が国からの論文が8篇，中国からが6篇を占め，東アジア以外からは英国からの1篇のみと極端な地域差があることが確認できる．

さらにこの症候群の定義に定まったものがないことにも注意が必要である．我が国で最も親和度の高い定義は内山らによる「悪性腫瘍に伴う血液凝固亢進により脳卒中を生じる病態」である[6]が，それ以外にも，「がんが発見されていない状態で血栓症が発見され，凝固亢進と関連する場合」「がん症例に合併する血栓症の総称」など異なる定義の提唱がされている．海外に目を向けると「がんに伴うDICによる心内膜炎，動脈血栓症」[7]，「がんに伴う凝固亢進症」[8]，「がんに合併した静脈血栓症または肺塞栓症」[9]などかなりの数の異なる定義が存在する．研究者によってばらばらな定義が長い間使われてきたことになる．

そもそも歴史的にはVernonが「がんと遊走性血栓性静脈炎の合併例」として1961年に命名した[5]のが発端とされているが，1865年に発表されたTrousseauの原著[10]でも，DVTと悪性腫瘍の関係を述べているだけで，脳梗塞には言及がない．したがって前述した我が国で汎用されている脳梗塞を中心とした定義は，どこで話が捻れてしまったのかは定かではないが，歴史的にはかなり無理のあるものと言わざるを得ない．Khoranaが述べているように[11]，"If Trousseau had a stroke"であればまさにぴったりの定義になったはずである．余談になるが，Trousseau本人はDVTを発症した後に胃がんが見つかり，これが死因となったと言われており，DVTになった際に，自身にも悪性腫瘍があるのではないかと将来を悲観したという逸話も残されている[12]．

CATのうちの脳梗塞，すなわちcancer associated or related strokeにもさまざま病因が提唱されている[13]．凝固能亢進状態によるもの，抗がん剤や放射線治療などのがん治療に関連して発症するものに加えて，たまたま通常の病因の脳梗塞が担がん患者に起こったものも想定されている．Trousseauという名前を使うかどうかに関わらず，この中でDIC近似の凝固能亢進状態を背景として発症する脳梗塞は病態的にも症候的にもきわめて特異な一群であり，他とは切り離して議論する必要のあるものと筆者は考えている．しかしながら，この病態についても海外では識別されているとは言い難い．

血栓止血学的には血小板減少は伴わないものの，D-dimerとともにFDPも二桁の高値を示すことが多く，pre-DIC状態を呈していると解釈される．画像診断的には，複数の頭蓋内動脈支配領域に小型〜中型の皮質梗塞を同時または時間差を持って多発する．左右の内頸動脈領域および椎骨脳底動脈領域の3領域すべてに急性期脳梗塞が確認されることを「three territory sign」と呼び，この病態に特徴的とされている[14]．さらに非感染性血栓性心内膜炎を合併し，心臓弁膜上に疣贅を形成，心内血栓の起源となることもある[15]が，生前に診断することは容易ではない．治療としては，背景にあるDICのコントロールが必要であり，通常の脳梗塞に対する抗血栓療法では病勢の制御はほぼ困難である．海外ではCATに対しては低分子ヘパリンの皮下注が第一選択とされているが，我が国では，対象疾患としても投与法としても保険適用がないことが大きな問題となっている．D-dimerをモニタリング指標としながら，低分子ヘパリンの用量調節ができれば理想的である．

●おわりに

担がん患者の血栓症，CATには国内外で大きな認識のギャップが存在する．静脈血栓症，動脈血栓症を識別するだけなく，脳梗塞においてはpre-DIC状態を背景に発症する特異な脳梗塞の一群を鑑別することが臨床上極めて重要と筆者は考えている．

本書を端緒に，我が国が腫瘍脳卒中学を牽引する存在になることを願ってやまない．

● 参考文献

1) Campia U, Moslehi JJ, Amiri-Kordestani L, et al. Cardio-Oncology: Vascular and metabolic perspectives: A scientific statement from the American Heart Association. Circulation. 2019; 139: e579-e602.
2) De Stefano V. Arterial thrombosis and cancer: the neglected side of the coin of Trousseau syndrome. Haematologica. 2018; 103: 1419-21.
3) Khorana AA, Francis CW, Culakova E, et al. Thromboembolism is a leading cause of death in cancer patients receiving outpatient chemotherapy. J Thromb Haemost. 2007; 5: 632-4.
4) Sheng IY, Gupta S, Reddy CA, et al. Thromboembolism in patients with metastatic urothelial cancer treated with immune checkpoint inhibitors. Target Oncol. 2022; 17: 563-9.
5) Vernon S. Trousseau's syndrome: thrombophlebitis with carcinoma. J Abdom Surg. 1961; 3: 137-8.
6) 内山真一郎．【傍腫瘍性神経症候群 診断と治療の進歩】障害部位・病態による臨床病型 トルーソー症候群．日本内科学会雑誌．2008; 97: 1805-8.
7) Sack GH Jr, Levin J, Bell WR. Trousseau's syndrome and other manifestations of chronic disseminated coagulopathy in patients with neoplasms: clinical, pathophysiologic, and therapeutic features. Medicine (Baltimore). 1977; 56: 1-37.
8) Woerner EM, Rowe RL. Trousseau's syndrome. Am Fam Physician. 1988; 38: 195-201.

I 章 ● 腫瘍脳卒中学とは

9) Dammacco F, Vacca A, Procaccio P, et al. Cancer-related coagulopathy (Trousseau's syndrome): review of the literature and experience of a single center of internal medicine. Clin Exp Med. 2013; 13: 85-97.

10) Trousseau A. Plegmasia alba dolens. Lectures on clinical medicine, delivered at the Hotel-Dieu Paris. 1865; 5: 281-332.

11) Khorana AA. If Trousseau had a stroke. Blood. 2019; 133: 769-70.

12) Walusinski O. Armand Trousseau (1801-1867), a neurologist before neurology. Rev Neurol (Paris). 2020; 176: 531-42.

13) Bang OY, Chung JW, Lee MJ, et al. Cancer-related stroke: an emerging subtype of ischemic stroke with unique pathomechanisms. J Stroke. 2020; 22: 1-10.

14) Nouh AM, Staff I, Finelli PF. Three Territory Sign: An MRI marker of malignancy-related ischemic stroke (Trousseau syndrome). Neurol Clin Pract. 2019; 9: 124-8.

15) Yoo J, Choi JK, Kim YD, et al. Outcome of stroke patients with cancer and nonbacterial thrombotic endocarditis. J Stroke. 2020; 22: 245-53.

II章 がん・脳卒中医療の進歩と腫瘍脳卒中学

1 → がん治療成績の向上と腫瘍脳卒中学の重要性

埼玉医科大学国際医療センター支持医療科 **高橋孝郎**

> **本項の
> ポイント**
>
> 最近のがん治療成績の向上は，分子標的薬および免疫チェックポイント阻害薬の開発・臨床応用の発展によるところが大きい．それとともにがんの経験者およびがんと長期間共存する患者も増えてきた．がん患者の凝固亢進にともなう血栓塞栓症の発生が問題となってきており，原因としてがん自体による後天的な凝固亢進だけではなく，抗がん治療で用いられる薬剤による血液凝固系異常や動脈硬化の増悪もわかってきた．脳卒中の発症に影響がある可能性があると思われるので注意が必要である．

●はじめに

がん患者が血栓症を起こしやすいことは，1865年Trousseauにより発見され，深部静脈血栓症については，かなり解明され治療戦略もはっきりしてきている．しかし，脳卒中についても，がん患者には高頻度にあらわれ，いったん起こるとQOLの低下が起こり，がんの治療方針に大きな影響をあたえ死亡リスクの増加があるにもかかわらず，ハイリスク患者の選定，脳卒中の治療方針および脳卒中発症後の治療方針ははっきりしていないのが現状である．この項では，我が国におけるがん治療成績の向上はどの程度なのか，がん治療薬の脳卒中の発症に与える影響，脳卒中のサブタイプとがんの関連，がんサバイバーは脳卒中のリスクが高いのか，最後にがん専門医と脳卒中専門医（神経内科専門医）との連携の重要性について述べたい．

1. 日本におけるがん治療成績の向上

日本人のがんの最新統計[1]によると，がんと診断される数 94.5万人/2020年，死亡数 38.6万人/2022年，5年生存率64.1％（2009～2011年）である．年次推移では，罹患数，死亡数とも，高齢化を反映して右肩上がりに増加している 図1 ．しかし，高齢化の影響を除いた年齢調整の罹患率は2010年をピークに360人/10万人前後で横ばいになり（おそらくは禁煙者増加の効果），死亡率は1996年をピークに150人/10万人から漸減し2020年には120人/10万人に減少（早期発見数の増加，

がん治療成績の向上による）している 図2 ．5年生存率は右肩上がりで改善している．5年生存率の最新統計は2009～2011年に治療を行った患者のものだが，このあとから，分子標的薬の数は急増し，免疫チェックポイント阻害薬は2014年7月にニボルマブが，2017年2月からペンブロリズマブが承認されて使われ始めたため，さらに5年生存率の改善が期待される．また，2019年6月からがん遺伝子パネル検査が保険適応となり，新たな治療方法の開発がすすめられるようになっている 図3 ．

これらの，新たな治療開発によりがんとの共存期間は長くなり，がん患者は，がん治療後の影響を長期にわたって悩むことが問題となってきた．長期的なQOLがより重要となっており，機能的状態を阻害する疾患やがんに関連する合併症の予防が最も重要となっている．これには，死亡や身体障害の主な原因である虚血性脳卒中も含まれる[2]．

2. Trousseau 症候群

1865年，フランスの内科医 Armand Trousseau が，担癌患者で血栓性静脈炎・静脈血栓症が高率に発生すると発表[3]して以来，医学界は，がんに関連する静脈血栓塞栓症の予防，診断，および治療戦略を評価するために多大な時間と資源を投入してきた．しかし，2000年以降"がんと脳卒中"についての研究が増加し 図4 ，いくつかの大規模な解析コホート研究から得られた新たなデータにより，がんの罹患は虚血性脳卒中を含む動脈血

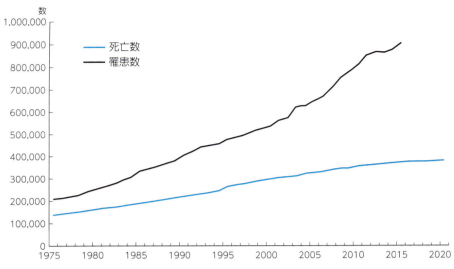

図1 がん罹患数と死亡数　年次推移
がん罹患数　死亡数とも右肩上がりとなっている．がんは高齢者の病気であるので高齢化が大きな要因である．
資料: 国立がん研究センターがん対策情報センター
https://ganjoho.jp/reg_stat/statistics/stat/cancer/1_all.html

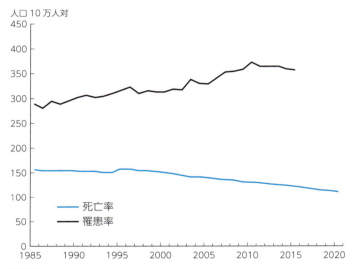

図2 年齢調整の罹患率と死亡率　年次推移
罹患率は2010年ごろから横ばいに（喫煙率低下の効果か？），死亡率は2000年ごろから減少傾向がつづいている．
注）基準人口は1985年モデル人口を使用
資料: 国立がん研究センターがん対策情報センター
https://ganjoho.jp/reg_stat/statistics/stat/cancer/1_all.html

栓塞栓症の短期的リスクの大幅な増加とも関連する（虚血性脳卒中は，がん患者では3％，対照群では1.6％．過剰リスクは肺がん患者で最も高く，がんが進行しているほど高くなり，概ね1年以内に解消する）こと，また，がんは脳卒中後の早期悪化，障害，血栓塞栓症の再発，死亡のリスクを増加させる可能性があることが明らかになってきた[4-6]．

3. がんが脳卒中リスクを高めるメカニズム

　がん患者における脳卒中リスク増加の正確な理由は不明であり，多因子性である可能性が高い．その一因として考えられるのは，がん自体による後天的な凝固亢進である．がん細胞，特に腺がんでは，がん患者の凝固系を活性化する組織因子＋細胞外小胞（extracellular vesicle: flow-cytometry で測定）を放出する．凝固の活性化は，トロンビン-アンチトロンビン複合体，D-dimer,

1 がん治療成績の向上と腫瘍脳卒中学の重要性

年次	1993〜1996	1997〜1999	2000〜2002	2003〜2005	2006〜2008	2009〜2011
男性全がん%	48.9	50	53.1	55.4	59.1	62
女性全がん%	59	59.8	61.7	62.9	66	66.9

2001年 Imatinib
2001年 Trastuzumab
2002年 Gefitinib
2007年 Bevacizumab
2008年 Cetuximab
2014年 Nivolumab
2015年 Ipilimunab
2016年 Osimeritinib
2017年 Pembrolizumab
2019年 Tisagenlecleucel
2020年 Trastuzumab Deruxtekan
2019年 がん遺伝子パネル検査

図3 5年相対生存率（全がん）年次推移と key-drug の発売年
資料は2011年までが執筆時の最新であるが，そのあと免疫チェックポイン阻害薬の発売，CAR-T療法薬の発売，画期的なADC（抗体薬物複合体）の発売が相次いでいる．がんは治らないまでも，がんと共存しつつの5年生存が多くなってきている．
資料: 国立がん研究センターがん対策情報センター
https://ganjoho.jp/reg_stat/statistics/stat/annual.html

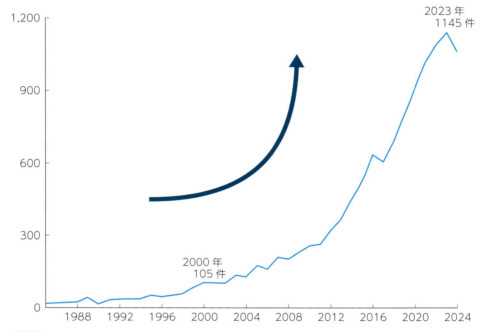

図4 "cancer" "stroke" で PubMed 検索件数
がん関連脳卒中の研究は2000年ごろから急増している．

および血小板の活性化レベルの上昇につながる．さらに，がん細胞は顆粒球コロニー刺激因子（G-CSF）の放出を通じて好中球細胞外トラップ（NET）を放出するように好中球を刺激する．活性化した血小板とNETは虚血性傷害を悪化させる可能性がある **図5**[7]．凝固，血小板，NET形成の阻害はCAS（cancer associated stroke）の発症率と重症度を下げる可能性がある．

がん患者における脳卒中リスクの増加は，抗がん治療の結果である可能性もある．別項で詳しく述べられるので本項では簡単に示す．

- いくつかのレトロスペクティブ研究で，**プラチナ製剤**を主成分とする化学療法や血管新生阻害薬が脳卒中やその他の血栓塞栓症のリスクを増加させることが報告されている[8,9]．これは，化学療法によってがん細胞から微小粒子＋cell-free DNAが放出され，トロンビンの生成が促進されるために起こると考えられる[10]．
- 乳がん内分泌治療で用いられる，**タモキシフェン**は，静脈血栓を起こしやすいことは既知だが，脳卒中のリスクは増加しない[11]，増加する[12]と結論が分かれている．アロマターゼ阻害薬については深部静脈血栓症とは関連ないので[13]脳卒中リスクは増加しないと思われる．
- CK4/6阻害薬（サイクリン依存性キナーゼ4/6阻害薬；パルボシクリブ，アベマシクリブ）は，静脈血栓症，動脈血栓症の全体的な1年間の発生率は10.4％で，血栓塞栓症リスクは増加する[14]．
- 血管新生阻害薬，VEGF阻害モノクローナル抗体であるベバシズマブについて，深部静脈血栓症は増加さ

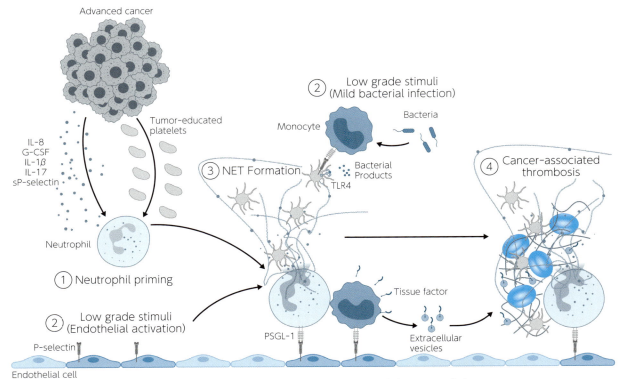

図5 がん関連脳卒中の発症機序
1. 進行したがん病巣は，可溶性メディエーター（IL-8，G-CSF，IL-1β，IL-17，sP-セレクチン）と腫瘍に教育された血小板の分泌を通じて，好中球をNET形成に向かわせる．
2. low gradeの刺激は好中球を内皮に接着させる．
3. NET形成の閾値に達し，好中球がNETを生成する．
4. NETは血小板，赤血球，組織因子活性を有する細胞外小胞を捕捉し，血管を閉塞してCATを促進する．
NET: neutrophil extracellular trap　CAT: cancer associated thrombosis
（Rosell A, et al. Neutrophil extracellular traps and cancer-associated thrombosis. Thrombosis Research. 2022; 213: S35-S41）

せ[15]，脳血管イベントも増加させる[16]ようである．しかし，卵巣がん患者でのベバシズマブ使用は脳卒中リスクを増加させない（ただし60歳以上では脳卒中リスクは増加する）との最近のメタアナリシス[17]もあり，議論は流動的である．

- これまでにない治療効果を期待して治療開発が盛んに行われている**免疫チェックポイント阻害薬**にも，心血管に対する副作用が明らかで，心筋症だけでなくアテローム動脈硬化が進行することがわかってきた．すなわち，心筋梗塞，脳卒中，末梢動脈疾患などの動脈硬化に関連した心血管イベントを増加させる可能性がある．免疫チェックポイント（PD-1/PDL-1，CTKA4/B7）を遮断することによって，エフェクターT細胞応答を増強し，制御性T（Treg）細胞の機能を制限し，血管内皮に侵入させることによって，動脈硬化を促進する可能性がある．動脈硬化に対する治療ではスタチンの効果は一様ではなく今後の課題である[18]．
- **放射線誘発性血管障害**[19]は，一般的に頭頸部または脳腫瘍患者の頸動脈またはその分枝で報告されているが，胸壁放射線を受けた乳がん，肺がん，リンパ腫患者の大血管または大動脈に影響を及ぼすこともある．

4. がん関連脳卒中のサブタイプ[6]（表1）

一般集団における脳卒中の原因不明（cryptogenic stroke）とされる率が30％であるのに対し，がん関連脳卒中では50％である．がん関連cryptogenic strokeは，D-dimer高値，複数の血管領域における梗塞，転移性疾患と関連する傾向がある[20]．がん関連cryptogenic strokeが多いのは，非細菌性血栓性心内膜炎が多いためではないかといわれている．非細菌性血栓性心内膜炎は，経食道エコーを行っても生前に診断されることはまれであり，これらの患者では，正確な原因がつきとめられない[21]．

また，機序不明の塞栓性脳卒中を，ESUS（embolic stroke of undetermined source）とサブグループ化する動きもある．虚血性脳卒中の4分の1から3分の1は，標準的な診断評価を行っても，脳卒中に至った機序不明

I ····→ がん治療成績の向上と腫瘍脳卒中学の重要性

表1 A-S-C-O（Atherosclerosis- Small vessel disease-Cardioembolism- Other reason classification）分類による脳卒中サブタイプとがん関連脳卒中の原因

推定原因	通常のがんの種類	がん関連危険因子
動脈硬化 Atherosclerosis		
頭蓋内または頭蓋外の大動脈アテローム性動脈硬化	喫煙関連固形腫瘍または原発性脳腫瘍	放射線治療歴
小血管疾患 Small vessel disease		
脳小血管疾患	固形腫瘍，血液腫瘍，原発性脳腫瘍	放射線治療歴，VEGF 阻害薬投与歴
心塞栓症 Cardioembolism		
心房細動	固形または血液腫瘍	ビスフォスフォネートの使用
心筋症	乳がん	アンスラサイクリン＋トラスツズマブ
感染性心内膜炎	固形または血液腫瘍	心筋症中心静脈カテーテル，白血球減少，敗血症，最近の侵襲的処置
非細菌性血栓性心内膜炎	固形がん，特にがん腫，リンパ腫	進行がん，難治がん，骨髄移植
奇異性塞栓症	固形腫瘍，血液腫瘍，原発性脳腫瘍	静脈血栓塞栓症，不動，積極的化学療法
腫瘍塞栓症	肺または心臓の原発性または転移性腫瘍	胸部外科
その他 Other reason		
脳血管内凝固	固形または血液腫瘍	難治性がん，前骨髄球性白血病，敗血症
脳静脈血栓症	固形腫瘍，血液腫瘍，原発性脳腫瘍	L-アスパラギナーゼ療法，静脈洞付近の腫瘍
過粘度	血液腫瘍	白血球増加，血小板増加
頭蓋内血管圧迫	膠芽腫	Sylvian fissure 近傍の腫瘍
血管炎	固形または血液腫瘍	真菌または水痘変異感染，血管内変異型リンパ腫

（Navi BB, Iadecola C. Ischemic stroke in cancer patients: a review of an underappreciated pathology. Ann Neurol. 2018; 83: 873-83 著者一部改変）

で ESUS に分類される．ESUS に対する治療で DOAC の有用性がアスピリンに対して示されなかったことで，脳卒中のサブグループの一つと認識されつつある．ESUS の 5～10％に活動性がんが併存している（cancer related-ESUS がん関連 ESUS）．がん治療の発展によって，がんと共存状態の患者が増え，それとともに cancer related- ESUS の有病率は確実に増加するだろう．Cancer related- ESUS は経過が変化しやすいダイナミックな疾患であるため神経内科医と腫瘍内科医が緊密に連携し，個々にあった管理計画をたてることが重要である[22]．

奇異性塞栓症は，脳梗塞を起こした患者の重要な検討事項である．一般集団の約 25％が右から左へのシャントを有しており，がん患者の最大 20％が静脈血栓塞栓症を発症している．卵円孔開存によって右心系の血栓が左心系に流れ込んで発症する．がんを合併した 11 人を含む 184 人の虚血性脳卒中患者を対象とした研究では，がん患者の 55％に右から左へのシャントが認められたのに対し，そうでない患者では 15％であったとの報告があり，奇異性塞栓症はまれなものではない[23]．

一般人口と同様に，大動脈硬化と小血管疾患はがん患者における一般的な脳卒中発症機序であり，全発症の 4 分の 1 から 3 分の 1 を占めている．さらに，多くのがんに対する一般的な治療法である放射線照射は，動脈硬化の促進や血管素の傷害を通じて血管障害を促進し，長期的な脳卒中リスクを増加させる．

脳卒中の発症機序として多い心房細動について，最近心房細動自体が，女性のがんの発症リスクと関連している可能性が示唆されている．がんの相対リスクは，心房細動発症後最初の 3 カ月間で最も高かった（HR3.54; 95％CI，2.05-6.10; P＜0.001）が，心房細動発症後 1 年を超えても有意なままであった（調整 HR1.42; 95％CI，1.18-1.71; P＜0.001）であり，がんによる死亡率の増加傾向が認められた（調整 HR，1.32; 95％CI，0.98-1.79; P＝0.07）．共通の危険因子に加えて，炎症と酸化ストレスはがんと心房細動の重複した発症経路を示す可能性がある[24]．

5. がんサバイバーは，脳卒中を おこしやすいか

Zhang らの報告[25]では，住民ベースコホート研究のメタ解析で，がんサバイバーの脳卒中リスクは非がん患者の 1.66 倍で，頭頸部がん（RR（relative risk）1.60），血液がん（RR1.42），肺がん（RR1.57），膵がん（RR2.32）サバイバーでは脳卒中リスクは明らかであった．

Turner ら[26]は，systematic review にて，膵臓（HR

2.85（95％CI, 2.43-3.36），虚血性）（HR 2.28（95％CI, 1.43-3.63），出血性）；肺（HR 2.33（95％CI, 1.63-3.35），虚血性）（HR2.14（95％信頼区間 1.45-3.15），出血性），頭頸部がん（HR 1.54（95％信頼区間 1.40-1.69），出血性）は脳卒中発症率の有意な増加と関連していた．リスクは診断後6カ月以内に最も高くなる．Narrative Synthesis によると，大腸がん，乳がん，卵巣がん，上咽頭がん，白血病，骨髄腫の患者でも脳卒中発症率が有意に高いことが複数の研究で示された．頭頸部がんに対する放射線療法をうけプラチナ製剤を用いた化学療法を受けた患者でも脳卒中発症率が高い可能性がある結果であった．臨床医は，がんが脳卒中リスクを増加させる可能性があることを認識し，がんの定期的診察時を，心血管疾患の修正可能なリスク因子（高血圧，高コレステロール血症，糖尿病，生活習慣の改善）について定期的に話し合い，対処する機会として利用すべきである．

6. がん専門医と脳卒中専門医（神経内科専門医）との連携の重要性

　臨床医は本項で示されたことをどのように患者管理に用いるべきか？　がん患者の主治医は腫瘍内科医，がん外科医，放射線腫瘍医である．彼らの主な目標は，がんを治癒させること，あるいはがんの進行を抑制することである．糖尿病や高脂血症などの併存疾患の管理にはほとんど関心が払われない．したがって，がんの診断後に心血管系の有害事象が起こることは驚くべきことではない．最近，循環器専門医ががん専門医とともにがん患者の管理に関与しようという動きが出てきている．同様に脳卒中専門医は高リスク患者を特定し，患者の心血管危険因子を修正するために腫瘍専門医と協力することができる．脳卒中専門医はがん患者のケアチームの重要な一員となるべきである．

　また，脳梗塞急性期患者での活動性がん併発は2～10％と報告されている[22]．また，デンマークからの報告[27]では，脳梗塞患者でがんスクリーニングを行うと，男性で34人に1人，女性で40人に1人がんが発見される．こういった事実は，腫瘍医も知っておくべきであり，脳卒中医からの相談に答える必要があるだろう．腫瘍医と脳卒中医の顔の見える関係をつくることが重要と思われる．

◉おわりに

　がん患者における虚血性脳卒中の発生を予防するため

に，腫瘍専門医が脳卒中専門医と緊密に連携すること，および，虚血性脳卒中を発症したがん患者の管理に脳卒中専門医ばかりでなく腫瘍専門医が積極的に関与することの重要性を強調したい．今後の腫瘍脳卒中学のさらなる進歩を祈念したい．

◉ 参考文献

1) がん情報サービス．がん種別統計情報．https://ganjoho.jp/reg_stat/statistics/stat/cancer/1_all.html
2) Benjamin EJ, Blaha MJ, Chiuve SE, et al. Heart disease and stroke statistics-2017 update: A reportfrom the American Heart Association. Circulation. 2017; 135: e146-e603.
3) Trousseau A. A Piegmasia Alba Dolens. Lectures Clin Med. 1865; 5: p.281-332.
4) Navi BB, Reiner AS, Kamel H, et al. Risk of arterial thromboembolism in patients with cancer. J Am Coll Cardiol. 2017; 70: 926-38.
5) Kneihsl M, Enzinger C, Wunsch G, et al. Poor short-term outcome in patients with ischaemicstroke and active cancer. J Neurol. 2016; 263: 150-6.
6) Navi BB, Iadecola C. Ischemic stroke in cancer patients: a review of an underappreciated pathology. Ann Neurol. 2018; 83: 873-83.
7) Rosell A, Martinod K, Mackman N, et al. Neutrophil extracellular traps and cancer-associated thrombosis. Thrombosis Research. 2022; 213: S35-S41.
8) Li SH, Chen WH, Tang Y, et al. Incidence of ischemic stroke post-chemotherapy: A retrospective review of 10,963 patients. Clin Neurol Neurosurg. 2006; 108: 150-6.
9) Zuo PY, Chen XL, Liu YW, et al. Increased risk of cerebrovascular events in patients with cancer treated with bevacizumab: A meta-analysis. PLoS One. 2014; 9: e102484.
10) Lysov Z, Dwivedi DJ, Gould TJ, et al. Procoagulant effects of lung cancer chemotherapy: Impact on microparticles and cell-free DNA. Blood Coagul Fibrinolysis. 2017; 28: 72-82.
11) Geiger AM, Fischberg GM, Chen W, et al. Stroke risk and tamoxifen therapy for breast cancer. J Natl Cancer Inst. 2004; 96: 1528-36.
12) Bushnell CD, Goldstein LB. Risk of ischemic stroke with tamoxifen treatment for breast cancer: a meta-analysis. Neurology. 2004; 63: 1230-3.
13) Amir E, Seruga B, Niraula S, et al. Toxicity of adjuvant endocrine therapy in postmenopausal breast cancer patients: a systematic review and meta-analysis. J Natl Cancer Inst. 2011; 103: 1299.
14) West MT, Smith CE, Kaempf A, et al. CDK 4/6 inhibitors are associated with a high incidence of thrombotic events in women with breast cancer in real-world practice. Eur J Haematol. 2021; 106: 634-42.
15) Nalluri SR, Chu D, Keresztes R, et al. Risk of venous thromboembolism with the angiogenesis inhibitor bevacizumab in cancer patients: a meta-analysis. JAMA. 2008; 300: 2277-85.
16) Zuo PY, Chen XL, Liu YW, et al. Increased risk of cere-

brovascular events in patients with cancer treated with bevacizumab: a meta-analysis. PLoS One. 2014; 9: e102484.

17) Song L, Liu Y, Chen Z, et al. Association of bevacizumab and stroke in ovarian cancer: a systematic review and meta-analysis. Front Neurosci. 2023; 17: 1187957.

18) Suero-Abreu GA, Zanni MV, Neilan TG. Atherosclerosis with immune checkpoint inhibitor therapy. Evidence, diagnosis, and management: JACC: CardioOncology State-of-the-Art Review. JACC: CardioOncology. 2022; 598-615.

19) Wijerathne H, Langston JC, Yang Q, et al. Mechanisms of radiation-induced endothelium damage: Emerging models and technologies: Radiother Onco. 2021; 158: 21-32.

20) Gon Y, Okazaki S, Terasaki Y, et al. Characteristics of cryptogenic stroke in cancer patients. Ann Clin Transl Neurol. 2016; 3: 280-7.

21) Merkler AE, Navi BB, Singer S, et al. Diagnostic yield of echocardiography in cancer patients with ischemic stroke. J Neurooncol. 2015; 123: 115-21.

22) Navi BB, Kasner SE, Elkind MSV, et al. Cancer and embolic stroke of undetermined source; Stroke. 2021; 52: 1121-30.

23) Iguchi Y, Kimura K, Kobayashi K, et al. Ischaemic stroke with malignancy may often be caused by paradoxical embolism. J Neurol Neurosurg Psychiatry. 2006; 77: 1336-9.

24) Conen D, Wong JA, Sandhu RK, et al. Risk of malignant cancer among women with new-onset atrial fibrillation. JAMA Cardiol. 2016; 1: 389-96.

25) Zhang F, Wang K, Du P, et al. Risk of Stroke in cancer survivors: a-meta-analysis of population-based cohort studies. Neurology. 2021; 94: e513-e526.

26) Turner M, Murchie P, Derby S, et al. Is stroke incidence increased in survivors of adult cancers? A systematic review and meta-analysis, Journal of Cancer Survivorship. 2022; 16: 1414-48.

27) Tybjerg AJ, Skyhøj Olsen T, Andersen KK. Prevalence and risk of occult cancer in stroke. Acta Neurol Scand. 2020; 141: 204-11.

II章 がん・脳卒中医療の進歩と腫瘍脳卒中学

2 ⋯⋯▶ がん関連動脈血栓塞栓症

大阪急性期・総合医療センター脳神経内科 **坂口 学**

> **本項の
> ポイント**
> A. がん関連動脈血栓症の関連因子と血栓形成機序を概説する.
> B. がん関連動脈血栓塞栓症による脳梗塞の臨床病型と病態.
> C. がん関連血栓症による脳梗塞の予防治療の現状と今後の展望.

●はじめに

がん関連血栓症は,特に静脈血栓塞栓症の分野でその罹患率の高さ(担がん患者の4～20%)もあり,その病態やバイオマーカーについての研究が進んでいる[1-3].治療についても大規模臨床試験が行われ,低分子ヘパリン皮下注や直接型経口抗凝固薬の有用性が証明され,治療ガイドラインも整備されている.それに対して担がん患者の2～5%に認めるとされる動脈血栓塞栓症は[1-3],心筋梗塞,各臓器塞栓症,末梢血管閉塞性疾患を呈し,患者の予後に関与するが,まだまだその病態,治療に関して知見が少ない.特に患者のその後のADLやperformance statusの悪化から腫瘍の治療法選択にも大きな影響を与える脳梗塞については,昨今,本書のタイトルでもある腫瘍脳卒中学という新しい学問分野が立ち上がりつつあるように,大きな注目を集めている.

1. がん関連動脈血栓塞栓症の関連因子と血栓形成機序

血栓形成に関するVirchowの3徴(血管壁の損傷,過凝固状態,血流のうっ滞)は,がん関連血栓症にも当てはまり,特に動脈血栓症では,血管壁の損傷と過凝固状態の関与が大きいと考えられている.これらの状態を担がん患者では,患者自身の要因,腫瘍に伴う要因,抗がん治療による要因が重なり合い惹起する.がん関連の静脈血栓症,動脈血栓症では,それぞれに関与しやすい要因が報告されている **図1** .動脈血栓症では,患者要因として高齢,男性,肥満,動脈血栓症の既往,心血管疾患,喫煙があり,腫瘍に伴う要因としては,がんステージの進行度,がんの診断からの時間の短さ,腫瘍の局在

としては脳,肺,胃,膵臓に合併率が高いとされている[4](自験例では,肺,大腸,膵臓,前立腺,胃に多い).治療関連因子としては,各種抗がん治療で血栓症のリスクが上がることが報告されており,チロシンキナーゼ阻害薬や血管増殖因子阻害薬では,血管内皮に対する刺激や血小板活性化作用が報告され,特に動脈血栓症の合併率が高いとされている **図2** [5].

がん関連血栓症においては,腫瘍細胞の関与により下記にあげる多様な機序の血栓形成が活性化されることが報告されている.①腫瘍細胞表面に凝固促進因子(tissue factor(TF):凝固系第VII因子を活性化,heparenase: tissue factor pathway inhibitor(TFPI)を解離しTF上昇,cancer procoagulant:第X因子を直接活性化,TFを包含したmicroparticlesなど)と血小板を活性化し凝集させる蛋白(podoplaninなど)を発現させる.②腫瘍細胞から可溶性メディエーターとしてIL-6などの炎症性サイトカインやtumor necrosis factor α(TNFα)を血管内に放出することで,血管内皮上のthrombomodulinを減少,PAI-1(plasminogen activator inhibitor 1)を増加させ線溶系を抑制し,TFを増加させ凝固を促進する.また血管内皮のNOやprostacyclinを減少させ,von Willebrand factor(vWF)を発現させ,血小板接着・凝集を促進させる.③腫瘍細胞と血管内皮細胞,血小板を橋渡しする接着因子(E-selectin, P-serectin)が,主に腺がんから分泌されるムチンとの相互作用で血小板微小血栓の形成を促進する.④担がん状態で増加している好中球は,その細胞死時の核破壊に伴い好中球細胞外トラップ(neutrophils extracellular trap)を放出し,血小板を活性化し凝集を促進する.また腫瘍細胞の細胞死時に放出されるdamage-associated molecular patterns(DAMPs:ヒスト

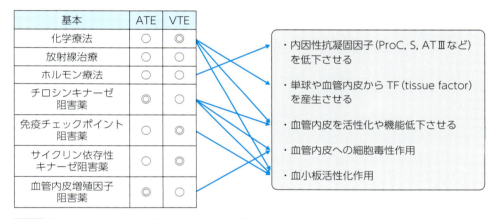

図1 がん患者の血栓塞栓症に関与する3つの因子
がん患者の血栓塞栓症には，患者因子，悪性腫瘍因子，治療関連因子の3因子が関連し，血栓傾向を増長するとされ，動脈血栓症，静脈血栓症に関連する因子がそれぞれ報告されている．
(Fontsa ML, et al. Target Oncol. 2022; 17: 497-505[4])

図2 治療関連因子と動・静脈血栓症とその機序
それぞれの治療法自体が血栓形成に関連があるが，チロシンキナーゼ阻害薬，血管内皮増殖因子阻害薬は，特に動脈血栓症に関連があるとされている．
(Grover SP, et al. Arterioscler Thromb Vasc Biol. 2021; 41: 1291-305[5])

ン，high mobility group box-1 protein（HMGB1））は，単球やマクロファージにおいて TF を誘導し，血栓化を促進する．⑤腫瘍細胞による低酸素微小環境下では，血管内皮細胞が不安定化しプロスタグランジンと血小板活性化因子（PAF）の産生が誘導されることで血栓形成が進むとともに，Weibel-Palade 小体の exocytosis が起こり，vWF やセレクチンの放出が促進される[6]．

2. 担がん患者の脳梗塞の病型

TOAST 分類の原著では，その他の原因の脳梗塞の原因として，nonatherosclerotic vasculopathies, hypercoagulable states, or hematologic disorders とされている[7]．担がん患者の脳梗塞は，これまでの報告では，担がん状態であることを除いて従来の臨床病型に合致しなければ，原因不明の脳梗塞に分類されて論じられることが多い[8,9]．また担がん患者において，脳梗塞の臨床病型は約半数で，非担がん患者に比べて原因不明の脳梗塞が多いとされている[9]．ただ，担がん患者における血栓塞栓症は，前述のように過凝固状態，血小板活性化が基盤になっていることは周知のこととなっているので，TOAST の分類でもその他の原因の脳梗塞に該当

II章 ● がん・脳卒中医療の進歩と腫瘍脳卒中学

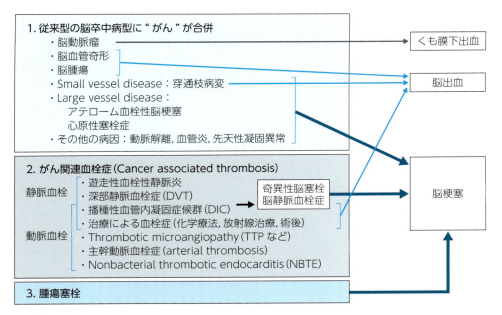

図3 担がん患者の脳血管障害の病型と病態

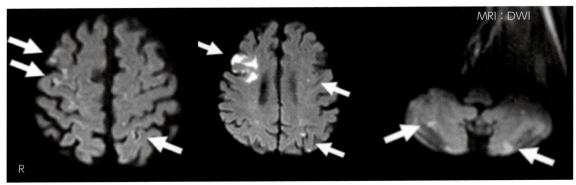

図4 担がん患者の脳梗塞：特徴的な画像所見1：three territory sign
74歳胃がんstage Ⅳの女性．意識障害で発症．両側中大脳動脈，椎骨動脈領域末梢に散在性脳梗塞を認めた．深部静脈血栓症に対してDOAC内服中．卵円孔開存なし（自験例）．
(Gon Y, et al. Thromb Res. 2017; 154: 16-8[13])

するのではないか．また担がん患者の従来型の臨床病型で発症された症例でも，がん関連血栓症の病態が塞栓源や閉塞部での血栓化に関与している可能性が少なからずある．がん関連血栓症の要因と従来の病型の病態が拮抗して存在すれば，2つ以上の原因があることになり，分類不能の脳梗塞に分類することも考慮される．

担がん患者の脳卒中は，出血性脳卒中を含めると，図3の様な病態が考え得る．担がん患者の虚血性脳卒中では，静脈血栓症としては，深部静脈血栓症から奇異性脳塞栓症，脳静脈血栓症による脳梗塞がある．また動脈血栓症では，治療関連の血栓症や過凝固状態に伴うnon-bacterial thrombotic endocarditis（NBTE）や主幹動脈血栓症，thrombotic microangiopathyが起こりうる．

Large vessel occlusion（LVO）を呈した血栓回収後の症例の血栓病理からの知見では，がん関連動脈血栓塞栓症の血栓は，血小板/フィブリン成分が多い硬い白色血栓との報告が多い[10-12]．一方で静脈血栓症の場合は，赤血球が豊富な軟らかい赤色血栓を呈するとされている．脳画像による検討では，がん関連動脈血栓症では，多血管領域の散在性脳梗塞（three territory sign：図4）が特徴とされている[8,9,13]．この場合，この画像所見が塞栓症であるならば，散在性に多発塞栓を起こしているので，LVO症例で回収された血栓病理とは異なり，比較的軟らかい血栓（赤血球優位に含有）が断片化して飛散している可能性（塞栓源は心臓，大動脈または右左シャント，静脈血栓があれば奇異性）や，活動性がん存在下での過凝固状態，血小板活性化を基盤とした大動脈，頭頸部主幹動脈 図5 や細小動脈レベルで同時多発発生した血栓症（血小板減少，溶血性貧血，腎機能低下を伴わず

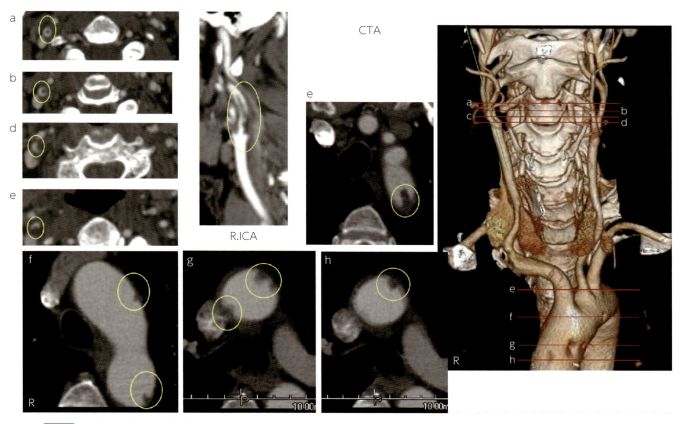

図5 担がん患者の脳梗塞：特徴的な画像所見 1：同時多発動脈血栓症
61歳男性．左上肢巧緻運動障害で発症．CTAで大動脈，両側内頸動脈起始部に多発性壁在血栓像．アスピリン内服と未分画ヘパリン持続静注で第18病日に再発なく血栓像消失を確認（自験例）．

thrombotic microangiopathyの診断基準に当てはまらない場合もある）の可能性も考えられる．

3. がん関連動脈血栓塞栓症による脳梗塞の治療の現状と展望

がん関連の静脈血栓塞栓症の治療については，数多くのDOAC（direct oral anticoagulant）とプラセボもしくは低分子ヘパリンとを比較した臨床研究があり，5つ以上のガイドライン（ASCO, ISTH, ITAC, NCCN, ESCなど）でDOACと低分子ヘパリンについて，それぞれ細かな設定ごとの推奨度があげられている[14]．それに対してがん関連動脈血栓塞栓症の脳梗塞の治療については，エビデンスも限られており，まだまだ未確立な領域である．本邦では，従来からがん関連血栓症による脳梗塞の再発予防には，低分子ヘパリンの持続使用は保険上困難で，未分画ヘパリンの持続静注や皮下注が用いられている．がん関連の静脈血栓症では効果が確認されているDOACについても，動脈血栓塞栓症には有効性は確認されていない．山浦らの静脈血栓症を合併したがん関連原因不明脳梗塞における未分画ヘパリン皮下注とDOAC内服の有効性をretrospectiveに比較検討した研究では，30日間の追跡で虚血性脳卒中の発症は，ヘパリン皮下注で4％，DOAC群で31％と有意差があり，大出血の合併は2群間で同程度だったと報告されている[15]．

がん関連脳梗塞の2次予防に関するprospective studyも報告が徐々に増えてきているが，抗血栓薬には，ワルファリン，DOAC，未分画ヘパリン，低分子ヘパリン，アスピリンと各studyで一定せず，症例数もまだまだ少ないものが多く，一定の結論が得られていないのが現実である **表1** [16]．

動脈血栓塞栓症を予防するためには，がん自体を可能であれば全切除し，再発や転移を抑える有効な治療をすることが最も重要である．現時点では，このがん治療薬による血栓症発症の可能性にも留意し，患者のADLや予後，出血性合併症の可能性も考慮して，可能であれば未分画ヘパリンの皮下注を導入することが，本邦での現実的な対応と考えられる．今後さらにがん関連動脈血栓塞栓症に関する治療のエビデンスが蓄積される必要があり，その際には，がん関連血栓症の血栓形成機序や血栓

表1 がん関連脳梗塞の2次予防に関する prospective study

	OASIS-CANCER	TEACH	NAVIGATE ESUS: subgroup analysis	ENCHASE	TEACH2
発表年	2017	2018	2020	2024	2021ongoing
対象例数	268	20	543（活動性のないがん症例も含む）	40	未定
脳梗塞病型	原因不明72% 従来の病型28%	原因不明75% 従来の病型25%	all ESUS	all cancer-related stroke	all ESUS
Primary outcomes	・全経過生存率 ・1年生存率	実行可能性	・虚血性脳卒中再発 ・大出血合併 ・死亡	0-7日のD-dimerの変化率	1年間の重症虚血, 大出血合併
抗血栓薬					
低分子ヘパリン	89	10: エノキサパリン		エノキサパリン	
ヘパリン/ワルファリン	113				
DOAC			254: リバロキサバン	エドキサバン	アピキサバン
アスピリン	51	10	289		○
結果	・D-dimer上昇は生存率低下と相関 ・抗凝固療法後のD-dimer<3μg/mLの場合，1年生存率が増加	・大出血，血栓塞栓，生存率は，2群間に有意差はなし ・エノキサパリン群6名（60%）は，皮下注射の不快感のため，クロスオーバーした	・2群は同様の有効性 ・アスピリン群は大出血が少ない．	・0-7日のD-dimer変化率は同等 ・90日目の大出血，死亡はエドキサバン群で有意差はないが多い傾向．	—

(Costamagna G, et al. Semin Thromb Hemost. 2024; 50: 342-59[16]の内容をまとめた)

病理からの知見から，血小板活性化にアプローチする治療薬も選択肢に入ってくると考えられる．また，治療の成否を反映する可能性のある，例えば D-dimer のような汎用性のある有用なサロゲートマーカーを用いて抗血栓薬の治療効果を評価し，テーラーメードで抗血栓薬を選択できるようになることが望ましい．

●おわりに

抗がん治療の進歩により，今後ますますがんサバイバーが増加するが，がん罹患後の ADL を低下させることになるがん関連動脈血栓塞栓症，特に脳卒中の発症をコントロールすることが重要な臨床課題になってきている．さらに集学的にその病態解明，治療法の開発を行っていくことが，腫瘍脳卒中学の大命題のひとつである．

● 参考文献

1) Akindo DB, Ajayi OI. Thrombotic pathogenesis and laboratory diagnosis in cancer patients, an update. Int J Gen Med. 2023; 16: 259-72.

2) Levi M. Cancer-related coagulopathies. Thromb Res. 2014; 133: S70-S75.

3) Eichinger S. Cancer associated thrombosis: risk factors. Thromb Res. 2016; 140: S12-S17.

4) Fontsa ML, Aiello MM, Migliori E, et al. Thromboembolism and immune checkpoint blockade in cancer patients: an old foe for new research. Target Oncol. 2022; 17: 497-505.

5) Grover SP, Hisada YM, Kasthuri RS, et al. Cancer therapy-associated thrombosis. Arterioscler Thromb Vasc Biol. 2021; 41: 1291-305.

6) Tsantes AG, Petrou E, Tsante KA, et al. Cancer-associated thrombosis: Pathophysiology, Laboratory assessment, and current guidelines. Cancers. 2024; 16: 2082.

7) Adams Jr HP, Bendixen BH, Kappelle LJ, et al. Classification of subtype of acute ischemic stroke. Definitions for use in a multicenter clinical trial. TOAST. Trial of Org 10172 in Acute Stroke Treatment. Stroke. 1993; 24: 35-41.

8) Navi BB, Kasner SE, Elkind MS, et al. Cancer and Embolic Stroke of Undetermined source. Stroke. 2021; 52: 1121-30.

9) Gon Y, Okazaki S, Sakaguchi M, et al. Characteristics of cryptogenic stroke in cancer patients. Ann Clin Transl Neurol. 2016; 3: 280-7.

10) Fu CH, Chen CH, Lin YH, et al. Fibrin and platelet-rich composition in retrieved thrombi hallmarks stroke with active cancer. Stroke. 2020; 51: 3723-7.

11) Kataoka Y, Sonoda K, Takahashi JC, et al. Histopathological analysis of retrieved thrombi from patients with acute ischemic stroke with malignant tumors. J Neurointerv Surg. 2022; 14: 464-8.

12) Yoo J, Kwon Il, Kim S, et al. Coagulation factor expression and composition of arterial thrombi in cancer-associated stroke. Stroke. 2023; 54: 2981-9.

13) Gon Y, Sakaguchi M, Takasugi J, et al. Ischemic stroke in cancer patients treated with direct oral anticoagulants for venous thromboembolism. Thromb Res. 2017; 154: 16-8.

14) Streiff MB, Abutalib SA, Farge D, et al. Update on guidelines for the management of cancer-associated thrombosis. Oncologist. 2021; 26: e24-e40.

15) Yamaura G, Ito T, Miyaji Y, et al. Therapeutic efficacy of heparin and direct factor Xa inhibitors in cancer-associated cryptogenic ischemic stroke with venous thromboembolism. Thromb Res. 2021; 206: 99-103.

16) Costamagna G, Navi BB, Beyeler M, et al. Ischemic stroke in cancer: mechanisms, biomarkers, and implications for treatment. Semin Thromb Hemost. 2024; 50: 342-59.

II章　がん・脳卒中医療の進歩と腫瘍脳卒中学

3 → がん関連脳梗塞の血栓病理

筑波大学附属病院脳卒中科/筑波大学医学医療系神経内科 **早川幹人**

> **本項のポイント**
>
> A. 悪性腫瘍に伴う病的凝固亢進による動脈内血栓形成で生じる脳梗塞（本稿で定義する「がん関連脳梗塞」）の血栓は，血小板優位で赤血球に乏しい特徴的な組成を呈する.
> B. 血栓病理の検討は，悪性腫瘍合併脳梗塞における術前画像による血栓性状予測に基づいた再開通手技の選択，血栓組成に基づく病因・病型の推定や，「がん関連脳梗塞」の血栓形成メカニズムの解明と最適な急性期治療・再発予防治療の開発に貢献すると期待される.

●はじめに

血栓回収療法の導入～普及に伴って，急性期脳主幹動脈閉塞の責任血栓の病理組織学的検討が近年多数報告されており，血栓回収療法施行例の6～7%に至る[1-3]とされる悪性腫瘍合併脳梗塞の回収血栓病理に関する知見も集積されてきている. 本稿では，がん関連脳梗塞の回収血栓病理に関し，現時点で得られている知見について概説する.

1. 回収血栓病理の解析手法

回収血栓病理研究の嚆矢である2006年のMarderらの報告[4]では，血栓にHematoxylin-Eosin（HE）染色が施され，光学顕微鏡による観察所見が定性的に記述された. Almekhlafiら（2008年）[5]は，HE, Martius Scarlet Blue（MSB）等複数の染色を施した血栓の性状を，赤血球/フィブリン割合，内皮化，石灰化の有無で評価している.

血栓は主に赤血球，血小板，フィブリン，白血球（好中球，リンパ球，マクロファージ），von Willebrand因子等で構成されている. HE染色は赤血球，フィブリン，白血球（時に動脈硬化成分や器質化等）が判別できる基本的な染色法であり 図1 ，MSB染色はフィブリンと赤血球を良好に識別（それぞれ赤，黄に染まる）でき定量評価時に優れるとされている. 加えて，各成分に特異的な免疫染色も行われる[6]. なお，HE染色では血小板はフィブリンと区別できないため[7]，HE染色における「フィブリン」優位血栓は，実際はフィブリン＋血小板が

優位（真に優位な成分はどちらか不明）ということになり，既報の解釈にあたっては注意を要する.

血栓の組成は，格子入り接眼レンズを用いた手法（各成分が主体となるマス目の割合を算出）や画像処理ソフトを用いたcolor-based segmentationにより定量的に評価されるが[6,8,9]，全自動で定量評価が可能なソフトウェア（Automated Region-of-interest based Image Analysis: ARIA）等も開発されてきている[10]. 定量評価手法の標準化はなされていないことから，血栓組成の割合の絶対値を研究間で比較することは現状では困難である.

2. 血栓組成の臨床的意義

A 臨床病型

血栓組成と臨床病型の関連について，現在までに多数の研究が報告されている. Liebeskindら[11]の検討では，血栓はさまざまな赤血球/フィブリン割合を呈し，病型との関連は認められなかった. Niestenら[12]は，赤血球割合はアテローム血栓性脳梗塞で多く，心原性脳塞栓症で少ないとした一方で，Kimら[13]は相反する結果を報告している. 1,350血栓を検討したSTRIP registry[14]では，心原性脳塞栓症で血小板が，アテローム血栓性脳梗塞で赤血球の割合が多かったものの，両者を信頼性高く区別できる閾値は見出されなかった. 免疫染色による検討で，心原性脳塞栓症の血栓では好中球から放出されるneutrophil extracellular trapsが有意に多い[15]等の報告はあるが，現時点で臨床病型を鑑別できる血栓組成の知見

3 ▶ がん関連脳梗塞の血栓病理

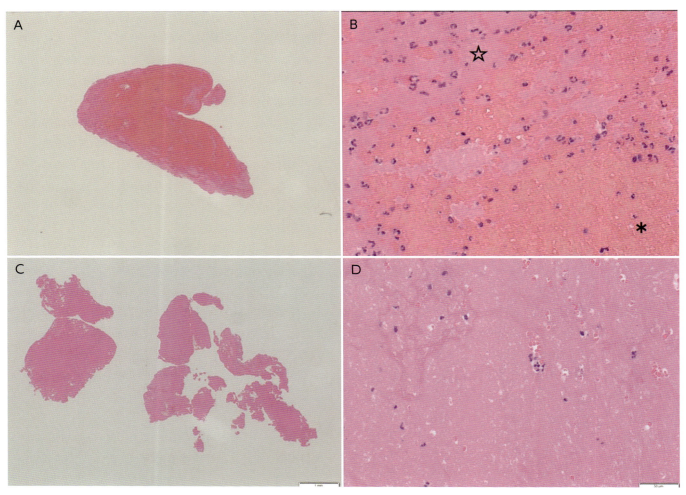

図1 回収血栓の鏡検像（Hematoxylin-Eosin染色）
A：（弱拡大，×20），B（強拡大，×200）：赤色調の赤血球成分（B＊部分）とピンク色のフィブリン（/血小板）成分（B☆部分）が混在した赤血球優位血栓．
C：（弱拡大，×20），D（強拡大，×200）：赤血球成分が認められないフィブリン（/血小板）優位血栓．
（筑波大学医学医療系 病理診断科/脳神経外科 坂本 規彰先生ご提供）．

は確立されていない．

B 血栓の画像所見

Liebeskindら[11]は，頭部単純CTにおけるhyperdense vessel sign（HVS），MRI T2＊強調画像におけるsusceptibility vessel sign（SVS）と血栓組成を対比し，HVS・SVSいずれも赤血球優位血栓と関連することを示した．Kimら[13]もSVS陽性と赤血球割合高値の関連を報告しており，Brinjikjiら[16]もメタ解析でHVSと赤血球優位血栓の関連（オッズ比［OR］9.0，95％信頼区間［CI］2.6-31.2）を明らかにしている．単純CTにおける閉塞部のHounsfield Unit値が赤血球割合と正相関する[17]，等も報告され，HVS/SVSが赤血球優位血栓を表すことはほぼ定見となっている．

C 血栓の物性と血栓回収療法の効果

HVS/SVS陽性例は，血栓回収療法による再開通率・転帰改善効果が高い（特にステントリトリーバーの使用が再開通に関連する）[18-21]ことが知られていたが，Hashimotoら[8]は，実際に赤血球優位血栓と有効再開通（Thrombolysis In Cerebral Infarction［TICI］グレード2b-3）の有意な関連（OR 4.352，95％CI 1.185-19.363）を明らかにした．Maekawaら[9]の検討では赤血球優位血栓で要するパス回数が少なく（平均1.8回 vs 2.9回，p＝0.02），手技時間は赤血球割合と負に（r＝−0.34，p＝0.02）相関しており，Spornsら[17]，Shinら[22]も同様の結果を報告している．

赤血球優位血栓は，粘稠度・変形能が高く，弾性・硬度が低いという物性[8]が易回収性に寄与するとされ，一方で摩擦抵抗はフィブリン割合の上昇に応じて[23]，血栓の硬度はフィブリン/血小板割合，特に血小板割合の上昇に応じて[24]，共に増加するとされており，赤血球非優位血栓における回収困難性に関与すると考えられている．

II章 ● がん・脳卒中医療の進歩と腫瘍脳卒中学

3. 悪性腫瘍に合併した脳梗塞の病態

　悪性腫瘍に合併した脳梗塞には，進行期・活動性悪性腫瘍により惹起される病的凝固亢進状態に起因する脳梗塞に加え，通常の臨床病型（アテローム血栓性脳梗塞，心原性脳塞栓症等）の脳梗塞の単なる併発，腫瘍塞栓・腫瘍の血管浸潤や治療（化学療法や放射線治療等）に関連した脳梗塞が含まれる．悪性腫瘍による病的凝固亢進による脳梗塞には，奇異性脳塞栓症（の一部），非細菌性血栓性心内膜炎（nonbacterial thrombotic endocarditis: NBTE）による塞栓性脳梗塞，血管内血栓形成（播種性血管内凝固症候群［disseminated intravascular coagulation: DIC］など）による in situ occlusion などが含まれることになる．さらに，活動性悪性腫瘍に合併する「凝固異常（D-dimer 高値等）を有し多血管領域/多発性に急性期梗塞巣を認める潜因性脳梗塞」も，悪性腫瘍による病的凝固亢進による脳梗塞と目されており，その病態は多彩である[25,26]．本稿では，活動性悪性腫瘍に伴う病的凝固亢進による脳梗塞の中でも，動脈内（心臓弁を含む）の血栓形成が主因と目される脳梗塞を「がん関連脳梗塞」と定義し，論を進める[27]．

4.「がん関連脳梗塞」の血栓組成とその臨床的意義

A 血栓の肉眼的色調

　Mereuta らは，RESTORE registry における肉眼的色調が白色を呈した 75 血栓と赤色であった 685 血栓の解析から，白色血栓は赤色血栓に比し血小板の割合が多く（55% vs. 20%，p<0.001），赤血球の割合が少ない（6% vs. 46%，p<0.001）ことを明らかにしている[28]．Fu ら[29]は，Sgreccia ら[30]は，心原性脳塞栓症/アテローム血栓性脳梗塞ともに，血栓の肉眼的色調は大多数が赤～暗赤色であった一方で，「がん関連脳梗塞」（Sgreccia らの報告では，心内膜炎，人工弁血栓も含む「特殊病因」）の血栓は肉眼的に白色調なことを報告しており，後述の病理組織学的特徴を反映した色調を呈していることがわかる．

B 病理組織学的特徴 表1

　活動性悪性腫瘍に合併した脳主幹動脈閉塞の回収血栓の検討において，Park ら[31]は，CD42b（血小板を特異的に染色）等の免疫染色・特殊染色により，NBTE 確診例の回収血栓は血小板が優位で赤血球に乏しく，摘出心

臓弁における NBTE の血栓組成の既報とよく合致し，潜因性脳梗塞例も同様の血栓組成であったことを明らかにした（いずれも本稿で定義する「がん関連脳梗塞」となる）．同時に，病型確定例は非活動性悪性腫瘍合併例・悪性腫瘍非合併例と同様の血栓組成であった．Fu ら[29]は，HE 染色による検討で活動性悪性腫瘍合併例の回収血栓はフィブリン/血小板優位であり，閾値は 65% であったこと，腺がん（特にムチン産生腺がんは NBTE の基礎疾患となることが多い）例では非腺がん例に比し，心房細動非合併例も同合併例に比して，血小板の割合が高く赤血球割合が低いことを報告している．Kataoka らも，同様に悪性腫瘍合併例の血栓の HE 染色による検討で，フィブリン/血小板割合が有意に高値であったことを見出している[32]．Yoo らの検討では，「がん関連脳梗塞」の血栓ではトロンビンと組織因子が有意に多く発現し，トロンビンと血小板の割合は正に相関（r=0.666，p=0.001）しており[33]，「がん関連脳梗塞」の血栓形成メカニズムへの両者の密接な関わりが示唆されている．

C 血栓の画像所見

　前述の通り，頭部単純 CT における HVS と MRI T2* 強調画像（または磁化率強調画像）における SVS は，いずれも赤血球優位血栓を表す所見である．「がん関連脳梗塞」の回収血栓は赤血球成分がほとんど認められないことを反映して，Jung ら[34]の検討では「がん関連脳梗塞」19 例全例が SVS 陰性であった．Beyeler らも[35]，2,256 例（うち活動性悪性腫瘍合併 89 例）を対象とした単施設研究で，SVS 陰性率は悪性腫瘍合併例で有意に高率（27% vs. 15%，調整 OR 3.14，95% CI 1.45-6.80）なことを報告している．また，血小板優位血栓は単純 CT で等吸収（Hounsfield Unit 値 50 未満）との報告[36]もあり，HVS/SVS 陰性所見は悪性腫瘍合併脳梗塞において，「がん関連脳梗塞」による血小板優位/赤血球非優位血栓を示唆する所見と考えられている．

D 血栓回収療法の効果

　前述の如く，赤血球非優位血栓では，特にステントリトリーバーを使用した血栓回収療法の効果が限定的な可能性がある．実際，Jung ら[34]は，「がん関連脳梗塞」の有効再開通率は他病型に比し低率（調整 OR 0.238，95% CI 0.082-0.692）であったとしている．同様に，「がん関連脳梗塞」で有効再開通率が低率であったことをLee ら（76.5% vs. 悪性腫瘍非合併例 87.6%，p=0.103）[37]，Yoo ら（71.4% vs. 活動性悪性腫瘍に合併した他の臨床病型例 85.2%，p=0.411）[38]も報告してい

3 ⋯⋯▶ がん関連脳梗塞の血栓病理

表1 活動性悪性腫瘍合併脳梗塞の血栓組成

		症例数	血小板（%）	フィブリン（%）	フィブリン/血小板（%）	赤血球（%）
Park（2019）[31]	活動性悪性腫瘍合併	16	**43.2（16.5-66.5）**	28.6（8.5-42.9）	—	3.4（1.6-29.5）
	非細菌性血栓性心内膜炎	4	68.9（55.2-78.7）	—	—	1.6（1.1-2.5）
	潜因性脳梗塞	7	50.1（31.2-62.9）	—	—	3.2（1.4-7.0）
	病型確定	3	15.8（2.1-18.7）	43.7（25.0-63.3）	—	41.2（32.6-45.2）
	非活動性悪性腫瘍合併	16	**12.9（5.2-22.36）**	37.0（27.3-52.0）	—	43.5（23.2-60.0）
	悪性腫瘍非合併	16	**14.1（8.7-19.2）**	26.6（12.5-30.8）	—	40.7（32.3-48.2）
Fu（2020）[29]	活動性悪性腫瘍合併	19	—	—	85.7（69.7-97.0）	8.1（1.4-26.2）
	心房細動あり	8	16.2（13.8-34.9）	—	71.9（58.5-91.0）	25.3（6.3-38.8）
	心房細動なし	11	44.2（24.3-61.6）	—	94.1（79.3-97.0）	3.0（1.4-19.1）
	腺がんあり	12	**49.3（29.6-59.9）**	—	91.6（73.7-97.5）	5.6（1.2-23.7）
	腺がんなし	7	**11.1（4.6-19.7）**	—	74.1（56.4-89.9）	22.2（2.7-40.4）
	悪性腫瘍非合併					
	心原性脳塞栓症	107	—	—	43.9（31.0-65.3）	52.2（29.8-65.4）
	アテローム血栓性脳梗塞	26	—	—	42.5（27.9-54.1）	51.7（40.0-69.8）
Kataoka（2022）[32]	悪性腫瘍合併	17			56.6±27.4	42.1±28.3
	悪性腫瘍非合併	163			40.1±23.9	57.5±25.1
Yoo（2023）[33]	活動性悪性腫瘍合併潜因性脳梗塞（非細菌性血栓性心内膜炎を含む）	23	51.3（28.0-61.4）	17.9（12.8-25.3）	—	4.2（1.4-13.7）
	悪性腫瘍非合併	23	9.5（4.8-14.0）	33.5（14.6-44.1）	—	34.4（24.6-46.1）

中央値（四分位範囲）または平均値±標準偏差で表示.
太字は統計学的に有意差がある項目を示す.
血小板は CD42b，フィブリンは fibrinogen，フィブリン/血小板割合は Hematoxylin-eosin（HE），赤血球割合は HE（Fu ら，Kataoka ら）または glycophorin-A（Park ら，Yoo ら）により染色されている．また，血栓組成の算出方法は各研究で異なるため，絶対値の単純な比較はできない.

る.

Jeon ら[39]は，「がん関連脳梗塞」において血栓吸引カテーテルを用いた contact aspiration（ステントリトリーバーとの併用含む）のステントリトリーバー単独手技に優る再開通効果を示しており，血栓近位が吸引カテーテル内へ引き込まれ血管との接地面積が減少し摩擦抵抗が低下する，等の機序が想定されている **図2**．一方で，Ozaki ら[40]の活動性悪性腫瘍合併脳梗塞例の検討では，contact aspiration 単独手技はステントリトリーバー単独あるいは両者併用手技に比して再開通率が劣るとしている．Ozaki らの検討では「がん関連脳梗塞」以外の通常病型の脳梗塞もおそらく含まれており（実際，42%が心房細動を合併していた），研究間の結果が一致しない要因のひとつと考えられる.

E 悪性腫瘍による病的凝固亢進と「がん関連脳梗塞」

悪性腫瘍患者に下肢深部静脈血栓症等の静脈血栓塞栓

症が合併しやすいことはよく知られており，静脈血栓を合併した悪性腫瘍患者が卵円孔開存を有していれば，奇異性脳塞栓症が生じ得ることになる.

Sun ら[41]は，卵円孔開存を有し，再発性脳梗塞（4回，いずれも中大脳動脈閉塞）と下肢深部静脈血栓症（総腸骨静脈閉塞）のいずれにも血栓回収療法が施行された症例の回収血栓を病理組織学的に対比している．脳梗塞の血栓は肉眼的に白色調で，血小板（55.2%～72.6%）およびフィブリン（32.8%～49.7%）が優位で赤血球をほとんど含まなかった（0～0.2%）一方，下肢静脈の血栓は赤色調で，赤血球（50.2%）とフィブリン（49.2%）が主体で血小板は少なく（3.0%），両者の血栓組成は明瞭に異っていた．静脈血栓と卵円孔開存を有する悪性腫瘍患者の脳梗塞は必ずしも奇異性脳塞栓症ではないことの注意喚起とともに，悪性腫瘍による病的凝固亢進による血栓形成であっても，動脈と静脈では血栓形成メカニズムは異なることが示唆されている.

II章 ● がん・脳卒中医療の進歩と腫瘍脳卒中学

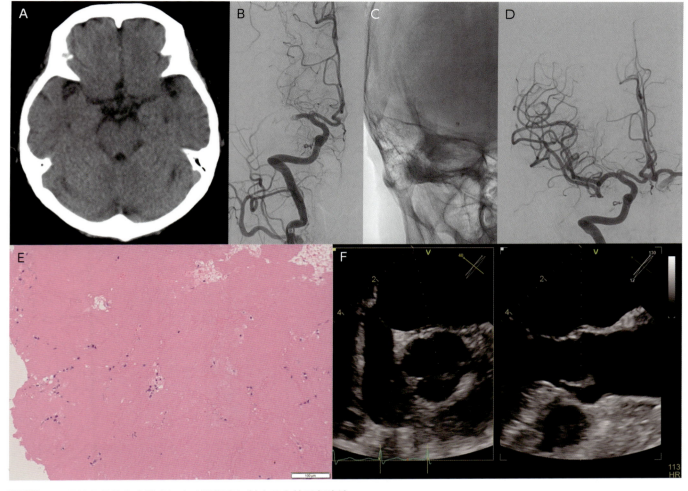

図2 非細菌性血栓性心内膜炎による脳梗塞に対する血栓回収療法
63歳，女性．進行期肺がんにて化学療法中であった．急性発症の顔面を含む左片麻痺（National Institutes of Health Stroke scale 18）を呈し，CT血管造影で右中大脳動脈M1部閉塞を認め，血栓回収療法を施行した．
A: 頭部単純CT．Hyperdense vessel signは認めない．
B: 術前脳血管造影正面像．右中大脳動脈M1部閉塞を認める．
C: Penumbra ACE60（Penumbra Inc.）によるcontact aspirationを施行．
D: 術後脳血管造影正面像．1パスで完全再開通を得た．
E: 回収血栓のHematoxylin-Eosin染色強拡大像（×100）．赤血球成分をほとんど認めない血栓であった（筑波大学医学医療系 病理診断科/脳神経外科 坂本 規彰先生ご提供）．
F: 経食道心臓超音波検査．大動脈弁に弁尖肥厚と可動性構造を認め，D-dimer 25.6 μg/mLと高値であり，進行期肺がんに伴う非細菌性血栓性心内膜炎による脳梗塞と診断した．未分画ヘパリンの自己皮下注射を導入し自宅退院となり，原病死する5カ月後まで脳梗塞の再発を認めずADLは維持された．
（早川幹人．悪性腫瘍関連脳梗塞に対する血栓回収療法．In: 坂井信幸, 他, 編. 脳血管内治療の進歩—ブラッシュアップセミナー2021. 東京: 診断と治療社; 2021: p.136-41 より許諾を得て転載）

●おわりに

　悪性腫瘍に伴う病的凝固亢進による動脈内血栓形成で生じる脳梗塞（本稿で定義する「がん関連脳梗塞」）の血栓は，血小板優位で赤血球に乏しい特徴的な組成を呈することが明らかとなってきた．さらに，悪性腫瘍に伴う病的凝固亢進による静脈血栓とは病理組織所見，ひいては血栓形成メカニズムが異なる可能性が提起されている．
　回収血栓の病理組織学的検討は，回収不能/溶解した血栓は検討できず[7]，病態や治療で病理組織所見が修飾される可能性がある（閉塞部に形成された二次血栓[41]やデバイスの物理的作用による血栓組成の変化[42]）等の限界はあるが，悪性腫瘍合併脳梗塞における術前画像による血栓性状予測に基づいた再開通手技の選択，血栓組成に基づく病因・病型の推定や，殊に「がん関連脳梗塞」の血栓形成メカニズムの解明と最適な急性期治療・再発予防治療の開発に貢献すると期待される．

◉ 参考文献

1) Shapiro SD, Vazquez S, Das A, et al. Investigating Outcomes post Endovascular thrombectomy in acute stroke patients with cancer. Neurology. 2022; 99: e2583-e2592.

2) Caimano D, Letteri F, Capasso F, et al. Endovascular treatment in patients with acute ischemic stroke and cancer: Systematic review and meta-analysis. Eur Stroke J. 2022; 7: 204-11.

3) Jhou HJ, Yang LY, Chen PH, et al. Endovascular therapy for acute ischemic stroke in patients with active malignancy: a meta-analysis with trial sequential analysis. J Neurointerv Surg. 2023; 15: e154-e160.

4) Marder VJ, Chute DJ, Starkman S, et al. Analysis of thrombi retrieved from cerebral arteries of patients with acute ischemic stroke. Stroke. 2006; 37: 2086-93.

5) Almekhlafi MA, Hu WY, Hill MD, et al. Calcification and endothelialization of thrombi in acute stroke. Ann Neurol. 2008; 64: 344-8.

6) Staessens S, Fitzgerald S, Andersson T, et al. Histological stroke clot analysis after thrombectomy: Technical aspects and recommendations. Int J Stroke. 2020; 15: 467-76.

7) Staessens S, Denorme F, Francois O, et al. Structural analysis of ischemic stroke thrombi: histological indications for therapy resistance. Haematologica. 2020; 105: 498-507.

8) Hashimoto T, Hayakawa M, Funatsu N, et al. Histopathologic analysis of retrieved thrombi associated with successful reperfusion after acute stroke thrombectomy. Stroke. 2016; 47: 3035-7.

9) Maekawa K, Shibata M, Nakajima H, et al. erythrocyte-Rich thrombus Is associated with reduced number of maneuvers and procedure time in patients with acute ischemic stroke undergoing mechanical thrombectomy. Cerebrovasc Dis Extra. 2018; 8: 39-49.

10) Heo J, Seog Y, Lee H, et al. Automated composition analysis of thrombus from endovascular treatment in acute ischemic stroke using computer vision. J Stroke. 2022; 24: 433-5.

11) Liebeskind DS, Sanossian N, Yong WH, et al. CT and MRI early vessel signs reflect clot composition in acute stroke. Stroke. 2011; 42: 1237-43.

12) Niesten JM, van der Schaaf IC, van Dam L, et al. Histopathologic composition of cerebral thrombi of acute stroke patients is correlated with stroke subtype and thrombus attenuation. PLoS One. 2014; 9: e88882.

13) Kim SK, Yoon W, Kim TS, et al. Histologic Analysis of retrieved Clots in acute ischemic stroke: Correlation with stroke etiology and gradient-echo MRI. AJNR Am J Neuroradiol. 2015; 36: 1756-62.

14) Brinjikji W, Nogueira RG, Kvamme P, et al. Association between clot composition and stroke origin in mechanical thrombectomy patients: analysis of the stroke thromboembolism registry of imaging and pathology. J Neurointerv Surg. 2021; 13: 594-8.

15) Laridan E, Denorme F, Desender L, et al. Neutrophil extracellular traps in ischemic stroke thrombi. Ann Neurol. 2017; 82: 223-32.

16) Brinjikji W, Duffy S, Burrows A, et al. Correlation of imaging and histopathology of thrombi in acute ischemic stroke with etiology and outcome: a systematic review. J Neurointerv Surg. 2017; 9: 529-34.

17) Sporns PB, Hanning U, Schwindt W, et al. Ischemic stroke: Histological thrombus composition and Pre-Interventional CT attenuation are associated with intervention time and rate of secondary embolism. Cerebrovasc Dis. 2017; 44: 344-50.

18) Bourcier R, Volpi S, Guyomarch B, et al. Susceptibility vessel sign on MRI predicts favorable clinical outcome in patients with anterior circulation acute stroke treated with mechanical thrombectomy. AJNR Am J Neuroradiol. 2015; 36: 2346-53.

19) Darcourt J, Withayasuk P, Vukasinovic I, et al. Predictive value of susceptibility vessel sign for arterial recanalization and clinical improvement in ischemic stroke. Stroke. 2019; 50: 512-5.

20) Ye G, Cao R, Lu J, et al. Association between thrombus density and reperfusion outcomes using different thrombectomy strategies: A single-center study and meta-analysis. Front Neurol. 2019; 10: 843.

21) Mohammaden MH, Haussen DC, Perry da Camera C, et al. Hyperdense vessel sign as a potential guide for the choice of stent retriever versus contact aspiration as first-line thrombectomy strategy. J Neurointerv Surg. 2021; 13: 599-604.

22) Shin JW, Jeong HS, Kwon HJ, et al. High red blood cell composition in clots is associated with successful recanalization during intra-arterial thrombectomy. PLoS One. 2018; 13: e0197492.

23) Gunning GM, McArdle K, Mirza M, et al. Clot friction variation with fibrin content; implications for resistance to thrombectomy. J Neurointerv Surg. 2018; 10: 34-8.

24) Boodt N, Snouckaert van Schauburg PRW, Hund HM, et al. Mechanical characterization of thrombi retrieved with endovascular thrombectomy in patients with acute ischemic stroke. Stroke. 2021; 52: 2510-7.

25) Navi BB, Iadecola C. Ischemic stroke in cancer patients: A review of an underappreciated pathology. Ann Neurol. 2018; 83: 873-83.

26) Costamagna G, Hottinger A, Milionis H, et al. Clinical and demographic characteristics, mechanisms, and outcomes in patients with acute ischemic stroke and newly diagnosed or known active cancer. Neurology. 2023; 100: e2477-e2489.

27) Hayakawa M. Cancer-associated stroke and acute endovascular reperfusion therapy. J Neuroendovasc Ther. 2023; 17: 272-80.

28) Mereuta OM, Rossi R, Douglas A, et al. Characterization of the 'White' appearing clots that cause acute ischemic stroke. J Stroke Cerebrovasc D. 2021; 30: 106127.

29) Fu CH, Chen CH, Lin YH, et al. Fibrin and platelet-rich composition in retrieved thrombi hallmarks stroke with active cancer. Stroke. 2020; 51: 3723-7.

30) Sgreccia A, Duchmann Z, Desilles JP, et al. Association

II章 ● がん・脳卒中医療の進歩と腫瘍脳卒中学

between acute ischemic stroke etiology and macroscopic aspect of retrieved clots: is a clot's color a warning light for underlying pathologies? J Neurointerv Surg. 2019; 11: 1197-200.

31) Park H, Kim J, Ha J, et al. Histological features of intracranial thrombi in stroke patients with cancer. Ann Neurol. 2019; 86: 143-9.

32) Kataoka Y, Sonoda K, Takahashi JC, et al. Histopathological analysis of retrieved thrombi from patients with acute ischemic stroke with malignant tumors. J Neurointerv Surg. 2022; 14: neurintsurg-2020-017195.

33) Yoo J, Kwon I, Kim S, et al. Coagulation factor expression and composition of arterial thrombi in cancer-associated stroke. Stroke. 2023; 54: 2981-9.

34) Jung S, Jung C, Hyoung Kim J, et al. Procedural and clinical outcomes of endovascular recanalization therapy in patients with cancer-related stroke. Interv Neuroradiol. 2018; 24: 520-8.

35) Beyeler M, Grunder L, Göcmen J, et al. Absence of susceptibility vessel sign and hyperdense vessel sign in patients with cancer-related stroke. Front Neurol. 2023; 14: 1148152.

36) Fitzgerald ST, Wang S, Dai D, et al. Platelet-rich clots as identified by Martius Scarlet Blue staining are isodense on NCCT. J Neurointerv Surg. 2019; 11: 1145-9.

37) Lee EJ, Bae J, Jeong HB, et al. Effectiveness of mechanical thrombectomy in cancer-related stroke and associated factors with unfavorable outcome. BMC Neurol. 2021; 21: 57.

38) Yoo J, Kim YD, Park H, et al. Immediate and Long-term outcomes of reperfusion therapy in patients with cancer. Stroke. 2021; 52: 2026-34.

39) Jeon Y, Baik SH, Jung C, et al. Mechanical thrombectomy in patients with acute cancer-related stroke: is the stent retriever alone effective? J Neurointerv Surg. 2021; 13: 318-23.

40) Ozaki T, Nicholson P, Schaafsma JD, et al. Endovascular therapy of acute ischemic stroke in patients with large-vessel occlusion associated with active malignancy. J Stroke Cerebrovasc Dis. 2021; 30: 105455.

41) Sun YE, Na HK, Kwak S, et al. Different thrombus histology in a cancer patient with deep vein thrombosis and recurrent strokes. J Stroke. 2022; 24: 300-2.

42) Duffy S, McCarthy R, Farrell M, et al. Per-Pass analysis of thrombus composition in patients with acute ischemic stroke undergoing mechanical thrombectomy. Stroke. 2019; 50: 1156-63.

43) Horie N, Shobayashi K, Morofuji Y, et al. Impact of mechanical thrombectomy device on thrombus histology in acute embolic stroke. World Neurosurg. 2019; 132: e418-e422.

II章　がん・脳卒中医療の進歩と腫瘍脳卒中学

4 ┈→ がん関連の静脈血栓塞栓症

広島大学大学院医系科学研究科脳神経外科学　**山崎文之**

本項のポイント

A. がん患者における静脈血栓塞栓症を除外するためには，臨床的な VTE のスコア評価，D-dimer 検査，画像診断を含む一般的な診断手順を実施する．

B. がん患者の静脈血栓症リスクは，免疫チェックポイント阻害薬や分子標的薬登場により変化してきている．

C. 原発性脳腫瘍が原因となった静脈血栓塞栓症に対しては，直接経口抗凝固薬が選択される可能性が高いが，出血リスクを考慮し症例ごとに治療方針を決定する．

●はじめに

がん患者における静脈血栓塞栓症（venous thrombo-embolism: VTE）は，現在ではよく知られた合併症であるが，1823 年に Jean-Baptiste Bauilaud が「がん患者に認められる下肢の浮腫はフィブリン血栓により静脈が閉塞したため」という可能性を報告し，1865 年に Armand Trousseau が潜在性の胃がんに併発した遊走性血栓性静脈炎を報告したことに始まる．Trousseau は後に，自らが胃がんに罹患しその血液が凝固亢進状態にあることを示し，慢性播種性血管内凝固症候群，血小板による微小血栓症，微小血管障害性溶血性貧血，疣状心内膜炎およびこれらの過程に関連した血栓塞栓症が Trousseau 症候群と呼ばれるようになった．しかし，その定義は明確ではなく「がんに伴う遊走性血栓性静脈炎」「がん患者における非細菌性血栓性心内膜炎による自然再発性または遊走性静脈血栓症/動脈塞栓症」から，単に「がんによる凝固障害」まで，さまざまである[1]．

がん治療の進歩により治療成績が向上し，生存期間が延長したことで，VTE を含めたがん関連血栓（can-cer-associated thrombosis: CAT）に注目が集まるようになった．一般集団と比較して，VTE 発症リスクは 12 倍高く，生涯を通じてがん患者の 15〜20% が CAT に罹患すると推定されている[2]．2010 年の報告ではがん患者における原病での死因が 70.9%，それ以外での死因の第 1 位（9.2%）が動脈性・静脈性血栓塞栓症であった[3]．最近の報告でも，CAT の発生率は増加の一途をたどっている[4]．

それらに対して循環器領域は onco-cardiology（がん側の視点では cardio-oncology）という領域を確立し，CAT の診断や予防，治療の検討が行われるようになった．一方脳卒中領域でも stroke oncology として，脳卒中のリスクとしてのがん，がん患者の治療中合併症としての脳卒中に注目が集まるようになってきている．本稿では stroke oncology の中で，特に VTE に関連した病態について概説する．

1. 静脈血栓塞栓症のリスク因子と徴候

VTE は深部静脈血栓症（deep vein thrombosis: DVT）と肺血栓塞栓症（pulmonary thromboembo-lism: PTE）の総称である．がんと凝固亢進状態の関連は古くから認識され，1856 年に Rudolf Virchow が提唱した Virchow の三主徴が有名で，①血流停滞，②血管内皮障害，③血液凝固能亢進，が VTE の要因として挙げられる[5]．特に，がん細胞は細胞表面に組織因子（tissue factor: TF）を大量に発現しているが，TF は血小板組織因子または凝固第III因子とも呼ばれ，これにより血液凝固能亢進から血栓形成傾向に傾くことが重要視されている[1]．TF は腫瘍局所で血液凝固能亢進を引き起こすだけでなく，血流により遠隔部位に運ばれて血小板，白血球，血管内皮細胞に作用して血栓を形成することが転移にも関連し，VTE が進行がんに多いこととも関連している．最近の研究ではポドプラニンが血小板凝集，腫瘍内血栓症，凝固亢進，VTE リスクの亢進に関与することが脳腫瘍を含め多くのがん種で報告されており[6]，

II章 ● がん・脳卒中医療の進歩と腫瘍脳卒中学

さらなる分子機序の解明が期待される.

CAT/VTEの早期診断と予測は重要な臨床課題である.しかし，がん患者における血栓症のリスクは不均一であり，患者関連因子，がん関連因子，治療関連因子に依存している **表1** ．従来の手術，放射線治療，抗がん剤治療のみならず，血管新生阻害薬や多標的分子標的薬，免疫チェックポイント阻害薬（immune-checkpoint inhibitor: ICI）などの登場により，血栓形成に関わる因子はさらに複雑化している．VTEは，実臨床では症状や徴候が特異的でない場合があり，特に脳腫瘍患者では神経症状で自覚症状が明らかでない場合が多いため診断は困難である．DVTでは下肢の腫脹・紅斑・疼痛が，PTEでは頻脈・胸部痛・息切れ・血痰が典型的な症状であるが，PTEが疑われていない，または偶発的に診断されたほとんどの患者において，疲労が主症状であることは留意すべきである．DVTやPTEを除外するために開発された代表的なVTEのスコア評価を以下に解説する．

2. Khorana スコアとその改良スコアの開発

VTEの高リスク患者を同定するための指標として最初に報告されたKhoranaスコアは，がん種と末梢血の全血球計算，そしてBMIに基づいてリスクをスコア化した．膵がん・胃がんは超高リスク（2点），肺がん・リンパ腫・婦人科がん・膀胱がん・精巣腫瘍は高リスク（1点），化学療法前血小板≧350,000/μL（1点），化学療法前白血球＞11,000/μL（1点），ヘモグロビン＜10 g/dL（1点），BMI≧35 kg/m^2（1点）と定義する．0点が低リスク，1～2点が中間リスク，3点以上がVTEの高リスクになる．しかし，がん治療の進歩に伴い，VTEのリスクも多岐にわたるようになり，臨床ガイドラインで推奨されているKhoranaスコアのVTEリスク識別能力の低さも指摘されるようになった．その後，多くのスコアリングが報告されているが，Khoranaスコアと比較すると，Vienna CATSスコアではD-dimerと血小板活性化因子の可溶性P-セレクチン，PRO-TECHTスコアでは「治療における白金製剤またはゲムシタビンの使用」が追加され，CONKOスコアではBMIを外す代わりにECOG（WHO）のperformance status 2以上を追加している[7]．その他，外科手術の周術期VTEリスクを検討したCapriniスコアや内科系患者のVTEリスクに注目したPaduaスコアがVTE予測に優れることが後ろ向きコホート研究にて報告された[8]．転

移性脳腫瘍に特化したスコアとしては，原発がん（thrombogenic **P**rimaryとして肺がん，腎臓がん，原発不明がん），長期臥床（**I**mmobilization），脳転移診断後の化学療法（**C**hemotherapy），肥満（**O**besity），ステロイド使用（**S**teroid）の頭文字を使用したPICOSスコアが報告された[9]．このようにスコア開発は種々の工夫がなされているが，問診・診察・検査結果で得られる個々の所見でのVTEの予測は依然困難なことや，スコアの煩雑さの問題がある．

3. 簡易 Wells スコアと簡易 Geneva スコア

VTEの臨床的確率を推定する評価方法として，汎

表1 がん関連静脈血栓塞栓症の危険因子

患者関連因子
- 高齢
- 女性
- 妊娠，産後
- 下肢静脈瘤
- 喫煙
- 併存疾患
    - 肥満
    - 心疾患，腎疾患
    - 感染症，脱水
    - 遺伝性血栓症
    - 静脈血栓症の既往
    - Performance status 悪化
    - 血管炎，膠原病など

がん関連因子
- 原発がんの癌腫
    - 血液がん
    - 肺がん
    - 消化器がん
    - 脳腫瘍
    - 腎がん
    - 膀胱がん
    - 婦人科がん
    - 骨髄増殖性疾患
    - など
- 進行がん
- 転移がん
- 病理型（腺癌）

治療関連因子
- 手術
- 全身麻酔
- 入院，長期臥床
- がん治療
    - 放射線治療
    - 化学療法（白金製剤，タキサン系など）
    - ホルモン療法
    - 免疫調節薬（サリドマイド，レナリドミドなど）
    - 血管新生阻害薬（ベバシズマブなど）
    - 免疫チェックポイント阻害薬
    - CDK4/6阻害薬
- 中心静脈カテーテル留置
- 輸血

用・検証されているのはWellsスコアとGenevaスコアだが，オリジナルでは項目の点数の重み付けが異なっていたため煩雑であった．簡易Wellsスコアでは，PTEを有する臨床的確立の評価方法として，「PTE以外の可能性が低い」「DVTの臨床的徴候」「心拍数＞100/分」「PTEあるいはDVTの既往」「長期臥床あるいは4週以内の手術」「活動性のがん」「血痰」を全て1点として，1点以下のPTEリスクは11%，2点以上だと36%，さらにこれにD-dimerを組み合わせて，1点以下でD-dimerが正常であればVTEリスクは0.5%と報告した[10]．

Genevaスコアも改訂版を経て簡易改訂版が報告された．簡易Genevaスコアでは，「心拍数≧95/分」を2点，「心拍数75～84/分」「下肢深部静脈の触診による痛みと片側性浮腫」「一側の下肢痛」「DVTまたはPTEの既往」「活動性のがん」「血痰」「4週以内の手術または骨折」「年齢＞65歳」を全て1点として，0～1点が低リスク（7.7%），2～4点が中間リスク（29.4%），5～7点が高リスク（64.3%）となった[11]．2段階に分けると，0～2点のunlikelyでは11.5%，3～7点のlikelyでは41.6%で，推定能力の高さを示した．さらに，unlikelyでD-dimerが正常であれば，3カ月以内のVTEの発生はなく，このスコアとD-dimerの組み合わせが臨床上有用であることを示した．この結果はVTEを疑った場合のD-dimer検査や，D-dimer上昇時に画像検査に進む方針の根拠となっている[12]．一方，がん患者ではD-dimerが非特異的に上昇する可能性があるため，NCCNのガイドラインなどではがん患者に対しては画像検査を行うことを推奨している[13]．D-dimer以外の期待される検査として，腫瘍が血液中に流出していることを示すcirculating tumor DNAをリキッドバイオプシーにて定量した場合，VTEのリスクを予測できる可能性が報告された[14]．VTE診断における確実性の高いバイオマーカーの確立が望まれる．

4. がん種による静脈血栓塞栓症のリスク相違

がん種ごとにVTEのリスクが異なることは，Khoranaスコアが発表された時から着目されていた．1999～2002年にVTEを発症した18～70歳の連続したがん患者3,220人と，対照参加者2,131人（患者のパートナー）を対象とした症例対照研究では，VTEのオッズ比が高い順に，血液がん26.2，肺がん24.8，消化器（腸，膵臓，胃，食道）がん18.9，脳腫瘍8.0，腎臓がん5.8，皮膚がん（悪性黒色腫，扁平上皮がん）3.6，

乳がん3.5，前立腺がん3.4，子宮頸部3.3，などと続いた[15]．NCCNのガイドラインでのVTEのリスクが高いがん患者として，活動性のがん，進行がん，転移がんを記し，がん種としては脳腫瘍，膵臓がん，胃がん，膀胱がん，婦人科がん，肺がん，悪性リンパ腫，骨髄増殖性疾患を挙げている[16]．特に脳腫瘍は入院中のVTEリスクが高い[17]．

5. 肺がんにおけるVTEリスク

肺がんでは腫瘍の存在とTNM病期，遠隔転移，化学療法がVTE発生に大きく影響するとされてきた．一方，肺がん患者の治療は分子標的薬と免疫チェックポイント阻害薬（immune checkpoint inhibitor: ICI）の登場により急速に発展し，VTEリスクも変化している．肺がんの分子標的は，*EGFR*遺伝子変異，*ALK*融合遺伝子，*ROS1*融合遺伝子，*BRAF*遺伝子変異，*MET*遺伝子変異，*RET*融合遺伝子，*NTRK*融合遺伝子，*KRAS*遺伝子変異，*HER2*遺伝子変異など多岐にわたり，特に*EGFR*遺伝子変異または*ALK*融合遺伝子を有する肺がんは脳転移の頻度が高く，脳神経外科医が遭遇する機会も多い．血栓のリスクに関して一定した見解は得られていないが，EGFR変異を有する非小細胞肺がんは，EGFR野生型よりもVTEリスクが低く，EGFR-TKIで治療をすることで抗がん剤治療よりVTEリスクを低減できる[18]．一方で，肺がん術後のVTEリスク上昇にEGFR変異が関連することが報告されている[19]．治療においては2006～2019年のSurveillance, Epidemiology, and End Results-Medicare（SEER）データベースを用いた進行非小細胞肺がんの高齢患者（65歳以上）を比較した後ろ向き研究において，第3世代EGFR阻害薬はVTEリスクが有意に高かった[20]．しかし，これは第3世代EGFR阻害薬が遅い治療ラインで使用されているバイアスを否定できない．*ALK*融合遺伝子陽性肺がんは非小細胞肺がんの中でもVTE高リスクとされるが[21]，ALK肺がんに対するALK阻害薬の治療では，化学療法，第2/3世代と比較して，第1世代のクリゾチニブはVTEリスクを有意に増加させる．ただし，この結果は第1世代ALK阻害薬の腫瘍のコントロール率が悪いバイアスの可能性がある．

一方，ICIは今や分子標的のない肺がんにおいて重要な地位を占めるようになった．PDL1の免疫染色での≧50%以上，1～50%，1%未満により推奨は異なるが，一次治療耐性または進行例，PS 0～2，免疫チェックポイント阻害薬未使用例に対するPD-1阻害薬またはPD-L1

阻害薬の単剤療法は有効性のエビデンスが確立している．本稿で肺がん以外の解説は省くが，PD-1阻害薬，PD-L1阻害薬は悪性黒色腫，腎細胞がん，頭頸部がん，胃がん，悪性胸膜中皮腫，悪性中皮腫，食道がん，尿路上皮がん，原発不明がん，乳がん，子宮体がん，子宮頸がん，ホジキンリンパ腫，胆道がんなど，多くのがん種で切除不能，進行がんや術後補助療法としての使用が認められているほか，マイクロサテライト不安定性またはtumor mutation burdenが高い場合に治療適応となる．一方，ICIは重要な凝固促進因子として報告されており[22]，がんがコントロールされた状態でもICI使用中は静脈血栓のリスクを念頭に置く必要がある．

そのほか，呼吸器外科による肺がんに対する手術後，特に左上葉，左下葉の切除後に，脳梗塞の発生リスクが高くなる原因として，切除断端の静脈から血栓が伸びることが報告され，VTEのリスクとして認識しておく必要がある[23]．

6. 乳がんにおけるVTEリスク

乳がんでは年齢および性別を一致させたがんのない対照群と比較して，VTEのリスクが4倍高く，VTE発症の主な危険因子として，高齢，肥満，病期，中心静脈カテーテル留置，手術，化学療法，ホルモン療法とされる．ホルモン療法のタモキシフェン投与治療中では，VTEのリスクは開始後6カ月以内に特に増加するが，このリスクは治療開始後2年間は持続する[24]．一方，アロマターゼ阻害薬のVTEリスクは低い．乳がんで最近開発された治療薬のうち，サイクリン依存性キナーゼ4/6阻害薬は血小板機能に影響を与えるため，VTEリスクの有意な増加に留意が必要である．

7. 脳腫瘍におけるVTEリスク

がん患者の中でも脳神経外科領域のVTEは特異的である．麻痺がVTEのリスク因子となるため，麻痺が発生した後のVTE合併のサーベイランスは重要である．VTEの危険因子を特定して的確に予防することは，アンメットニーズといえる．脳神経外科領域のうち，特に脳腫瘍では脳浮腫が原因となった麻痺に対しては，ステロイドが効果的であるため，積極的に投与されてきた歴史がある．一方で，ステロイドには静脈血栓塞栓症の合併症リスクがある[25]．そのほか，下肢の麻痺，長期臥床もVTEのリスク因子である．

脳腫瘍摘出手術はVTEの高リスク因子として知られ

表2 悪性神経膠腫の静脈血栓塞栓症の危険因子

患者関連因子
- 年齢＞75歳
- 血液型：A型，AB型
- 深部静脈血栓症または肺動脈血栓塞栓症の既往
- 下肢麻痺，長期間臥床
- 複数の投薬を要する併存疾患の存在
- 肥満

疾患関連因子
- 高いCNS WHOグレード
- *EGFR*遺伝子増幅，PTEN変異/欠失，VEGF高発現
- *IDH*遺伝子変異のない悪性グリオーマ
- 手術摘出表本における血管腔内血栓
- 再発病変
- 大きな腫瘍塊（＞5 cm）
- 術後の残存腫瘍の存在（生検＞部分摘出＞全摘出）

治療関連因子
- 開頭手術
- 化学療法
- 放射線治療
- ステロイド使用
- ベバシズマブの使用
- 頻回の輸血
- 静脈カテーテル留置

血液データ
- 白血球上昇
- 血小板減少
- 貧血

（文献[12,17]より作成）

ているが，その頻度は明確にはされていない．術後の周術期を含めたVTEの発生率は，血栓予防薬の使用や検出方法にもよるが，最大で20%に発症する[17]．また，悪性神経膠腫の患者においては，疾患の全経過を通じてVTEリスクは高い[25]．しかし，脳神経外科領域における無症候性患者のスクリーニングの有用性は未確立で，スクリーニングで発見される術後DVTの大部分は，膝下の無症候性の臨床的に重要でない遠位静脈血栓であるため，VTEの発生頻度が過大評価されている可能性もある．膝下の深部静脈に限局したDVTは，近位静脈に進展がない限りPTEのリスクはないとされる[26]．

脳神経外科領域の最近のレビューでは，術後の機械的予防に加えた予防的抗凝固療法がVTEの発生低下に繋がる可能性を示唆している[27]．しかし，すでに機械的予防を受けている患者に対する予防的抗凝固療法は，大出血は増やさないものの，小出血を増やすリスクや費用対効果を考慮すると，慎重に症例を選択すべきである[28]．予防的な抗凝固療法の有益性を証明するためのPRODIGE試験は登録が進まず，不十分な症例数だが出血が増えるだけの結果であった[29]．証明には前向きのランダム化試験が必要だが，十分な検出力を有する試験を

がん関連の静脈血栓塞栓症

実施するために必要なサンプルサイズは非常に大きくなり，現実的ではない[28]．そのため，現時点では血栓予防薬のリスク・ベネフィット比はケースバイケースで評価すべきである[24,30]．

脳腫瘍の中でも膠芽腫は特にCAT/VTEが高リスクで，22～30％以上に発生するとの報告もある[30,31]．アメリカ脳腫瘍学会と欧州脳腫瘍学会/欧州臨床腫瘍学会の報告から，悪性神経膠腫におけるVTEの危険因子をまとめた 表2 [12,17]．悪性神経膠腫の治療のうち，とくにベバシズマブはVEGFを標的として強力に脳浮腫と血管新生を抑制することで抗腫瘍効果を発揮するが，ベバシズマブ自体は動脈血栓性イベントと出血性イベントのリスクを上昇させる[32,33]．一方，ベバシズマブによるVTEイベントに関してはリスクを相反する報告が混在し，明確な結論は出ていない[32,34]．悪性神経膠腫の脳浮腫はベバシズマブ投与により消退して麻痺などの神経症状が改善することで，VTEのリスク低減にも関連している可能性があり，前向き臨床試験ではリスクとしては報告されていない[35-37]．また，抗凝固療法中の患者は臨床試験で除外されるため，VTEに対して抗凝固療法の治療中の悪性神経膠腫へのベバシズマブの使用が安全かどうかについてのエビデンスはない．少なくとも血栓の存在を理由にベバシズマブ投与を禁忌とする必要はなく，適切な抗凝固薬の併用により治療は可能だが，出血性イベントのリスクは上昇する．ここで問題となるのは臨床的に重要でないとされる無症候性の遠位静脈血栓で，一般的には自然治癒するが，約6分の1の症例で進行が観察される[26]．そのため，VEGF阻害薬を投与する場合には血栓の悪化は留意する必要がある．

8. 脳静脈洞血栓症

脳静脈洞血栓症はVTEの中でも脳に特異的に影響する病態である．脳静脈洞血栓症のリスクとして，眼窩，乳様突起，顔面の感染症，COVID-19などの感染症，経口避妊薬の内服，膠原病，妊娠および産褥などが報告されているが，がんもリスクとなる．多くのがん種で脳静脈洞血栓症の報告があり，凝固亢進が原因となっていると予想されるが，原発性または転移性の頭蓋腫瘍による直接の脳静脈還流阻害も原因となる[38]．がん種としては，血液がんが最も多く，固形がんでは肺がん，乳がん，消化器がんが多く，がんの診断から1年以内の発症が多い[39]．病因不明の脳静脈洞血栓症の患者では，潜伏がんの可能性を考慮し，CA125，CEAを含めたがんのスクリーニングも検討する必要がある[40]．

9. がん患者の静脈血栓症の治療と予防

他のVTEイベントと同様に，CAT治療の基本は抗凝固療法である．VTE/CATの診断が確定したら，ただちに抗凝固療法を開始すべきである．しかし，がんそのもの，およびその治療に関連する他の多くの因子が複雑に絡み合う可能性を考慮すると，CATを併発した患者に対して適切な抗凝固療法を選択することは難しい．例えば抗がん剤治療により汎血球減少が惹起されるが，抗凝固療法は血小板数に合わせて管理・調整すべきである．海外のガイドラインでは脳腫瘍を含む活動性のがん患者のVTEの治療および二次予防に対して，非経口抗凝固薬の低分子ヘパリン（low-molecular-weight heparin: LMWH）を3～6カ月間使用することを推奨している[41-43]．LMWHは，大出血のリスクを増加させることなく，ワルファリンよりもVTE再発リスクを低下させる効果が高いが[42]，本邦ではVTE/CATに対する保険適用がないため未分画ヘパリン（unfractionated heparin: UFH）が使用される．LMWHはアンチトロンビンとは結合できるがトロンビンとは結合できず，抗凝固活性は主にXaの阻害によるが，UFHはトロンビンとも結合するため，出血リスクが上昇する問題がある．なお，抗凝固療法の治療を受けた患者における頭蓋内出血の発生率は，脳腫瘍の種類によるとされ，転移性脳腫瘍においては増加しないが，神経膠腫患者においては増加する可能性が示された[44]．ただ，転移性脳腫瘍は原発巣によって出血率が異なり，悪性黒色腫，肝細胞がん，甲状腺乳頭がん，絨毛がんなどの出血リスクが高いことが報告されている．

がん患者におけるVTEに対する直接経口抗凝固薬（direct oral anticogulant: DOAC）とLMWHの有効性および安全性は，HOKUSAI-VTE-Cancer試験（エドキサバン vs. ダルテパリン）およびSELECT-D試験（リバーロキサバン vs. ダルテパリン）の2つのランダム化臨床試験でそれぞれ検討された[45,46]．エドキサバンとリバーロキサバンは，VTEの再発リスクを低下させたが出血リスクが上昇するため効果と副作用は相殺されるという共通の結果となり，LMWHと比較して生存には差が認められなかった．SELECT-Dでは406人中3人，HOKUSAI-VTE-Cancer試験では1,046人中74人が脳腫瘍と割合が低いため，脳腫瘍患者におけるDOACの有効性と安全性を明らかにするためには，さらなる研究が必要であるが，経口薬という意味ではDOACの方が好まれやすい．一方，脳腫瘍に注目して6つの研究をまとめた最近のメタ解析を参考にすると，DOACと

LMWH を比較した場合，特に原発性脳腫瘍に伴う静脈血栓塞栓症の致死的な出血には差がなかったものの，大出血と無症候性出血の頻度は DOAC で有意に低いことが示された[47]．これらの結果や本邦の保険適用の状況を考慮すると，原発性脳腫瘍が原因となった CAT/VTE に対しては，DOAC が選択される可能性が高い．一方，エビデンスの乏しい領域ではあるが，European Stroke Organization（ESO）のガイドラインでは，頭蓋内静脈洞の血栓塞栓症に対しては LMWH を推奨している[48]．

続いての臨床疑問は，CAT に対して必要な抗凝固療法の継続する期間である．CAT に対して適切に抗凝固療法を継続せずに治療中断することは，CAT 再発の高リスクとされる[31]．治療期間について，6 カ月を超えた場合のエビデンスは乏しい[49]．6 カ月を超えたら，完全寛解状態にある患者では抗凝固療法を中止可能だが，活動性のがんが残存している場合やがん治療継続中の場合は抗凝固療法を継続する．

もう一点の臨床疑問として，抗血小板薬との併用の安全性についてだが，明確なエビデンスはない．転移性脳腫瘍（多くが肺がん）に対する後ろ向き研究において，抗血小板薬（86％がアスピリン）を投与した患者のうち，23％が抗凝固薬（多くが LMWH）を併用した状態で，脳内大出血を増やすことなく，全生存期間は有意差を持って延長した[50]．今後のさらなるエビデンスの積み重ねが期待される．

●おわりに

がん関連の静脈血栓塞栓症について概説した．原発性脳腫瘍，転移性脳腫瘍ともがん種ごとの特徴を理解し，機械的予防のみならず抗凝固療法を使いこなすことは，患者の QOL 維持に重要である．実臨床において，常に VTE の発症リスクを考慮した診療を行うことで CAT/VTE に対して早期に適切な対処が行われるようになることを祈念して本稿を結ぶ．

● 参考文献

1) Varki A. Trousseau's syndrome: multiple definitions and multiple mechanisms. Blood. 2007; 110: 1723-9.
2) Eichinger S. Cancer associated thrombosis: risk factors and outcomes. Thromb Res. 2016; 140 Suppl 1: S12-7.
3) Khorana AA, Francis CW, Culakova E, et al. Thromboembolism is a leading cause of death in cancer patients receiving outpatient chemotherapy. J Thromb Haemost. 2007; 5: 632-4.
4) Mulder FI, Horvath-Puho E, van Es N, et al. Venous thromboembolism in cancer patients: a population-based cohort study. Blood. 2021; 137: 1959-69.
5) Blann AD, Lip GY. Virchow's triad revisited: the importance of soluble coagulation factors, the endothelium, and platelets. Thromb Res. 2001; 101: 321-7.
6) Riedl J, Preusser M, Nazari PM, et al. Podoplanin expression in primary brain tumors induces platelet aggregation and increases risk of venous thromboembolism. Blood. 2017; 129: 1831-39.
7) Gervaso L, Dave H, Khorana AA. Venous and Arterial thromboembolism in patients with cancer: JACC: CardioOncology State-of-the-Art Review. JACC CardioOncol. 2021; 3: 173-90.
8) Zhang J, Xie Y, Yang L, et al. Validation of risk assessment scores in predicting venous thromboembolism in patients with lung cancer receiving immune checkpoint inhibitors. BMC Pulm Med. 2024; 24: 507.
9) Wolpert F, Berghoff AS, Grossenbacher B, et al. Venous thromboembolic events in patients with brain metastases: the PICOS score. Eur J Cancer. 2020; 134: 75-85.
10) Gibson NS, Sohne M, Kruip MJ, et al. Further validation and simplification of the Wells clinical decision rule in pulmonary embolism. Thromb Haemost. 2008; 99: 229-34.
11) Klok FA, Mos IC, Nijkeuter M, et al. Simplification of the revised Geneva score for assessing clinical probability of pulmonary embolism. Arch Intern Med. 2008; 168: 2131-6.
12) Roth P, Pace A, Le Rhun E, et al. Neurological and vascular complications of primary and secondary brain tumours: EANO-ESMO Clinical Practice Guidelines for prophylaxis, diagnosis, treatment and follow-up. Ann Oncol. 2021; 32: 171-82.
13) Streiff MB, Holmstrom B, Angelini D, et al. Cancer-associated venous thromboembolic disease, version 2.2024, NCCN Clinical Practice Guidelines in oncology. J Natl Compr Canc Netw. 2024; 22: 483-506.
14) Jee J, Brannon AR, Singh R, et al. DNA liquid biopsy-based prediction of cancer-associated venous thromboembolism. Nat Med. 2024; 30: 2499-507.
15) Blom JW, Doggen CJ, Osanto S, et al. Malignancies, prothrombotic mutations, and the risk of venous thrombosis. JAMA. 2005; 293: 715-22.
16) Streiff MB, Holmstrom B, Angelini D, et al. Cancer-associated venous thromboembolic disease, version 2.2021, NCCN Clinical Practice Guidelines in oncology. J Natl Compr Canc Netw. 2021; 19: 1181-201.
17) Perry JR. Thromboembolic disease in patients with high-grade glioma. Neuro Oncol. 2012; 14 Suppl 4: iv73-80.
18) Davidsson E, Murgia N, Ortiz-Villalon C, et al. Mutational status predicts the risk of thromboembolic events in lung adenocarcinoma. Multidiscip Respir Med. 2017; 12: 16.
19) Wang J, Hu B, Li T, et al. The EGFR-rearranged adenocarcinoma is associated with a high rate of venous thromboembolism. Ann Transl Med. 2019; 7: 724.
20) Byun JY, Aiyeolemi A, Qdaisat A, et al. Association between epidermal growth factor receptor-tyrosine kinase inhibitors and venous thromboembolism among older patients with advanced non-small cell

lung cancer. Cancer. 2024; 130: 3412-25.

21) Zhu VW, Zhao JJ, Gao Y, et al. Thromboembolism in ALK＋and ROS1＋NSCLC patients: A systematic review and meta-analysis. Lung Cancer. 2021; 157: 147-55.

22) Freitas-Dias C, Goncalves F, Martins F, et al. Interaction between NSCLC Cells, CD8（＋）T-Cells and immune checkpoint inhibitors potentiates coagulation and promotes metabolic remodeling-new Cues on CAT-VTE. cells. 2024; 13: 305.

23) Kimura D, Yamamoto H, Endo S, et al. Postoperative cerebral infarction and arrhythmia after pulmonary lobectomy in Japan: a retrospective analysis of 77,060 cases in a national clinical database. Surg Today. 2023; 53: 1388-95.

24) Crichi B, Moati E, Cacciatore C, et al.[Venous thromboembolism and breast cancer]. Bull Cancer. 2023; 110: 1051-62.

25) Riedl J, Ay C. Venous thromboembolism in brain tumors: risk factors, Molecular mechanisms, and clinical challenges. Semin Thromb Hemost. 2019; 45: 334-41.

26) Kearon C. Natural history of venous thromboembolism. Circulation. 2003; 107: I22-30.

27) Liu D, Song D, Ning W, et al. Efficacy and safety of prophylaxis for venous thromboembolism in brain neoplasm patients undergoing neurosurgery: a systematic review and Bayesian network meta-analysis. J Thromb Thrombolysis. 2023; 55: 710-20.

28) Rinaldo L, Brown DA, Bhargav AG, et al. Venous thromboembolic events in patients undergoing craniotomy for tumor resection: incidence, predictors, and review of literature. J Neurosurg. 2020; 132: 10-21.

29) Perry JR, Julian JA, Laperriere NJ, et al. PRODIGE: a randomized placebo-controlled trial of dalteparin low-molecular-weight heparin thromboprophylaxis in patients with newly diagnosed malignant glioma. J Thromb Haemost. 2010; 8: 1959-65.

30) Yust-Katz S, Mandel JJ, Wu J, et al. Venous thromboembolism (VTE) and glioblastoma. J Neurooncol. 2015; 124: 87-94.

31) Edwin NC, Khoury MN, Sohal D, et al. Recurrent venous thromboembolism in glioblastoma. Thromb Res. 2016; 137: 184-8.

32) Scappaticci FA, Skillings JR, Holden SN, et al. Arterial thromboembolic events in patients with metastatic carcinoma treated with chemotherapy and bevacizumab. J Natl Cancer Inst. 2007; 99: 1232-9.

33) Totzeck M, Mincu RI, Rassaf T. Cardiovascular adverse events in patients with cancer treated with bevacizumab: A meta-analysis of more than 20 000 patients. J Am Heart Assoc. 2017; 6: e006278.

34) Nalluri SR, Chu D, Keresztes R, et al. Risk of venous thromboembolism with the angiogenesis inhibitor bevacizumab in cancer patients: a meta-analysis. JAMA. 2008; 300: 2277-85.

35) Chinot OL, Wick W, Mason W, et al. Bevacizumab plus radiotherapy-temozolomide for newly diagnosed glioblastoma. N Engl J Med. 2014; 370: 709-22.

36) Gilbert MR, Dignam JJ, Armstrong TS, et al. A randomized trial of bevacizumab for newly diagnosed glio-

blastoma. N Engl J Med. 2014; 370: 699-708.

37) Wick W, Gorlia T, Bendszus M, et al. Lomustine and bevacizumab in progressive glioblastoma. N Engl J Med. 2017; 377: 1954-63.

38) Lopez-Pelaez MF, Millan JM, de Vergas J. Fatal cerebral venous sinus thrombosis as major complication of metastatic cervical mass: computed tomography and magnetic resonance findings. J Laryngol Otol. 2000; 114: 798-801.

39) Silvis SM, Hiltunen S, Lindgren E, et al. Cancer and risk of cerebral venous thrombosis: a case-control study. J Thromb Haemost. 2018; 16: 90-5.

40) Shao B, Wahrenbrock MG, Yao L, et al. Carcinoma mucins trigger reciprocal activation of platelets and neutrophils in a murine model of Trousseau syndrome. Blood. 2011; 118: 4015-23.

41) Ay C, Kamphuisen PW, Agnelli G. Antithrombotic therapy for prophylaxis and treatment of venous thromboembolism in patients with cancer: review of the literature on current practice and emerging options. ESMO Open. 2017; 2: e000188.

42) Lee AY, Levine MN, Baker RI, et al. Low-molecular-weight heparin versus a coumarin for the prevention of recurrent venous thromboembolism in patients with cancer. N Engl J Med. 2003; 349: 146-53.

43) Lee AYY, Kamphuisen PW, Meyer G, et al. Tinzaparin vs warfarin for treatment of acute venous thromboembolism in patients with active cancer: A randomized clinical trial. JAMA. 2015; 314: 677-86.

44) Zwicker JI, Karp Leaf R, Carrier M. A meta-analysis of intracranial hemorrhage in patients with brain tumors receiving therapeutic anticoagulation. J Thromb Haemost. 2016; 14: 1736-40.

45) Raskob GE, van Es N, Verhamme P, et al. Edoxaban for the treatment of cancer-associated venous thromboembolism. N Engl J Med. 2018; 378: 615-24.

46) Young AM, Marshall A, Thirlwall J, et al. Comparison of an oral factor Xa inhibitor with low molecular weight heparin in patients with cancer with venous thromboembolism: results of a randomized trial (SELECT-D). J Clin Oncol. 2018; 36: 2017-23.

47) Yang J, He Z, Li M, et al. Risk of intracranial hemorrhage with direct oral anticoagulation versus low molecular weight heparin in the treatment of brain tumor-associated venous thromboembolism: A meta-analysis. J Stroke Cerebrovasc Dis. 2023; 32: 107243.

48) Ferro JM, Bousser MG, Canhao P, et al. European Stroke Organization guideline for the diagnosis and treatment of cerebral venous thrombosis- endorsed by the European Academy of Neurology. Eur J Neurol. 2017; 24: 1203-13.

49) Jara-Palomares L, Solier-Lopez A, Elias-Hernandez T, et al. Tinzaparin in cancer associated thrombosis beyond 6 months: TiCAT study. Thromb Res. 2017; 157: 90-6.

50) Miller EJ, Patell R, Uhlmann EJ, et al. Antiplatelet medications and risk of intracranial hemorrhage in patients with metastatic brain tumors. Blood Adv. 2022; 6: 1559-65.

II章　がん・脳卒中医療の進歩と腫瘍脳卒中学

5 → がん関連脳内出血

川崎医科大学脳神経外科　**菱川朋人**

> **本項のポイント**
>
> A. 発症様式は脳内出血が最多で，機序は腫瘍内出血と凝固異常がある.
> B. 診断は単純 CT が第一選択で多発出血と強い浮腫が特徴である.
> C. 血液がん，凝固異常で特に予後不良である.

●はじめに

　がん関連脳内出血はがんを基盤とするためがんに関連しない脳内出血と異なり病態が多様かつ複雑で治療指針も存在しないため個々の症例で検討が必要となる. 本項ではがん関連脳内出血の基本的な病態，診断，治療，予後について概説し，がん関連脳内出血における抗血栓療法の影響とがん関連脳内出血の浮腫の特徴について解説する. 最後に症例を 3 例呈示する.

1. がん関連脳内出血の病態

①頻度

　がん関連脳内出血は担がん患者の脳血管障害の約 50%を占める[1].

②発症様式

　脳内出血が最も多く，硬膜下血腫，くも膜下出血，硬膜外血腫と続く.

③機序と原因

　脳内出血をきたす機序は腫瘍内出血と凝固異常の 2 つが中心となり，高血圧性脳出血，出血性梗塞，静脈血栓症，外傷性脳出血が少ないことが特徴である[1]. 固形がんでは肺がん，悪性黒色腫，乳がん，血液がんでは白血病，原発性脳腫瘍では膠芽腫が多い[1]. 208 名のがん関連脳内出血の検討によると原因となるがんは固形がん 68%，血液がん 16%，原発性脳腫瘍 16%であった[2]. 脳内出血発症時に 93%が活動性がんを保有し，71%に全身転移を認め，44%に原発性もしくは転移性脳腫瘍を認めた[2].

2. がん関連脳内出血の診断

　単純 CT で脳内出血を診断することが第一段階となる. 同時に血液検査を行い，凝固異常や腎機能の確認を行う. 腎機能に問題がなければ造影 CT を行い腫瘍性病変や血管病変の精査を行う. 時間的な余裕があれば MRI で精査を行うことが望ましい. がん関連脳内出血の画像所見の特徴として多発出血，周囲の強い浮腫，血腫周囲の強い増強効果，皮髄境界に存在する血腫が挙げられる. 凝固異常の評価もがん関連脳内出血を診断する上で重要である. 血小板数 <10 万$/mm^3$，PT-INR>1.5，APTT>45 sec，fibrinogen<200 mg/dL や D-dimer>290 ng/dL の播種性血管内凝固症候群の所見を凝固異常とする報告がある[2].

3. がん関連脳内出血の治療

　血腫ならびに周囲の浮腫，凝固異常，頭蓋内圧亢進が主な治療対象となる. 血腫に対しては開頭血腫除去術，周囲の浮腫に対してはステロイドやグリセロールなどの抗浮腫剤投与を行う. 血小板輸血，新鮮凍結血漿，ビタミン K 投与により凝固異常の是正を行う. また急性水頭症による頭蓋内圧亢進に対しては緊急で脳室ドレナージを行う.

4. がん関連脳内出血の予後

　上述の 208 名のがん関連脳内出血の検討では治療の内訳としてステロイド投与 75%，凝固異常是正のための血小板輸血 29%，新鮮凍結血漿投与 21%，ビタミン K 投与 19%，開頭血腫除去術 26%，頭蓋内圧亢進に対

する緊急治療13%であった[2]．退院時生活自立度は完全自立15%，部分介助33%，完全介助30%，死亡22%であった[2]．生存中央値は3カ月でがん別にみるとそれぞれ原発性脳腫瘍5.9カ月，固形がん2.1カ月，血液がん1.5カ月であり，機序別にみると腫瘍内出血3.7カ月，凝固異常0.3カ月であった[2]．30日後死亡率は31%でこれはがんに関連しない脳内出血と同じであり，1年後死亡率は78%にのぼる[2]．短期の機能予後は比較的良好であるが，長期はがんの影響で高い死亡率となる．30日死亡のリスク因子としては原因となるがんが原発性脳腫瘍ではない，意識障害，多発出血，水頭症，脳室ドレナージなし，頭蓋内圧亢進に対する治療があげられている[2]．血液がん関連脳内出血の予後を検証したシステマティックレビューでは12論文634名を対象とし生存中央値は20日から1.5カ月であった[3]．白血球増加と血小板減少が脳内出血発症のリスクであり，予後不良因子として脳内出血，多発出血，輸血抵抗性の血小板減少，白血球増加，発症時低Glasgow Coma Scale Scoreが報告されている[3]．

5. がん関連脳内出血における抗血栓療法の影響

　心房細動を有する膠芽腫または転移性脳腫瘍患者に対する抗凝固療法が脳内出血のリスクを高めるかどうかを検討するため，propensity matchingで3カ月以上フォローを行った心房細動を有するもしくは有さない膠芽腫患者49例ずつ，心房細動を有するもしくは有さない転移性脳腫瘍患者37例ずつを対象に比較検討が行われている[4]．心房細動を有する膠芽腫患者は37%に抗凝固療法が行われており10.2%に脳内出血を認め，心房細動を有さない膠芽腫患者12.2%，抗凝固療法を行っている心房細動による脳梗塞患者8%と比較し脳内出血の頻度に差を認めなかった[4]．心房細動を有する転移性脳腫瘍患者は46%に抗凝固療法が行われており13.5%に脳内出血を認め，心房細動を有さない転移性脳腫瘍患者16.2%，抗凝固療法を行っている心房細動による脳梗塞患者8%と比較し脳出血の頻度に差を認めなかった[4]．以上より9カ月以上のフォローで膠芽腫または転移性脳腫瘍患者への抗凝固療法は脳内出血のリスクを高めないと結論づけられている[4]．抗血小板療法については転移性脳腫瘍における抗血小板薬内服の脳内出血のリスクについて検討が行われている[5]．転移性脳腫瘍患者392名を対象に抗血小板薬を内服している134名（抗血小板薬内服群）と内服していない258名（コントロール群）を検討した結果，1年間の脳内出血の発生率は抗血小板薬内服群22.5%，コントロール群19.3%で両群に差を認めず（p=0.22），さらに1年間の症候性または10 cm³以上の脳内出血の発生率は抗血小板薬内服群5.4%，コントロール群5.5%で両群に差を認めなかった（p=0.80）[5]．抗血小板療法は転移性脳腫瘍において脳内出血の頻度，大きさ，重症度に影響しないと結論づけている[5]．

6. 固形がんと血液がんによる脳内出血の浮腫の特徴

　固形がんと血液がんによる脳内出血80例（固形がん42例，血液がん38例，48%に血小板輸血を施行）とがんに関連しない脳内出血136例を対象に浮腫の特徴を検討した結果，浮腫の体積はがん関連脳内出血23.67 mL vs. がんに関連しない脳内出血8.61 mL，血腫に対する浮腫の割合ははがん関連脳内出血2.26 vs. がんに関連しない脳内出血0.99でいずれも有意にがん関連脳内出血で高値であった[6]．さらにがん関連脳内出血の浮腫増大のリスク因子として血腫の体積と血小板輸血，がん関連脳内出血患者の30日以内の死亡のリスク因子として血腫の体積，浮腫の体積，浮腫の増大，血小板輸血が報告されている[6]．がん関連脳内出血が強い浮腫をきたす機序として，がんを有する全身の免疫機能が脳内出血に対して過剰な炎症を惹起し血小板輸血がその炎症をさらに促進することが推定されている[6]．血小板数低下に対し血小板輸血を行うことが一般的であるが，がん関連脳内出血に対する血小板輸血は慎重を期す必要があると思われる．

7. 症例提示

A 症例1

　60歳代の女性．6年前に乳がんに対し切除術，化学療法を行いホルモン療法が継続されていた．4年前に胃がんに対し切除術を行い，3年前に胸椎に骨転移を認めた．この度嘔吐をきたし当科を受診した．意識レベルは3/Japan Coma Scale（JCS）．単純CTで両側小脳半球，右前頭葉に多発出血を認めた　図1．血小板数68,000/mm³と血小板低下を認めたため血小板輸血を行い経過をみたところ受診から6時間後意識レベルが30/JCSに悪化し，単純CTを施行したところ血腫の拡大，浮腫の増強ならびに急性水頭症を認めたため　図2，緊急で開頭血腫除去術を施行した．術直後の単純CTでは血腫は

II章 ● がん・脳卒中医療の進歩と腫瘍脳卒中学

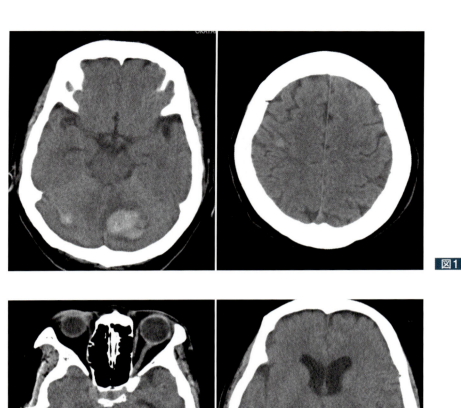

図1 症例1 単純CT 受診時

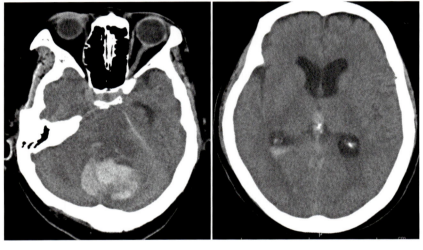

図2 症例1 単純CT 受診6時間後

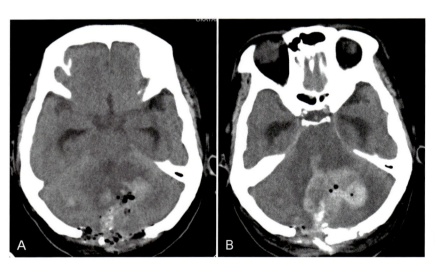

図3 症例1 単純CT
A: 術直後, B: 術6時間後

ほぼ摘出されていたが, 術6時間後には再度血腫の増大を認め 図3 , 術8日後にはさらに血腫の拡大ならびに浮腫の増強と左後頭葉に新たに脳出血を認め 図4 , 脳圧コントロールが不能となり術14日後には全脳虚血を呈し 図5 , 発症から21日後に死亡した. 血腫の病理組織では明らかながんの転移巣は認めなかった.

B 症例2

60歳代の男性. 2年前に貧血の精査で骨髄異形成症候群と診断されシクロスポリンを投与されていた. 激しい頭痛を主訴に受診した. 明らかな頭部外傷の既往はなかった. 頭痛以外に明らかな神経症状を認めなかった.

5 ……▶ がん関連脳内出血

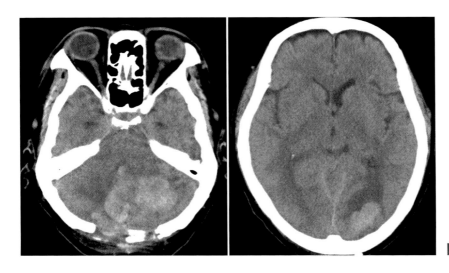

図4 症例1　単純CT　術8日後

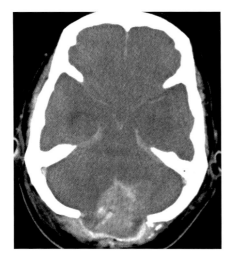

図5 症例1　単純CT　術14日後

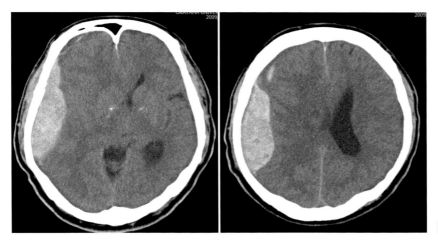

図6 症例2　単純CT　受診時

単純CTで右急性硬膜下血種と正中偏移を認めた 図6 ．血液検査は血小板数 148,000/mm³，PT-INR 1.03，APTT 32.3 sec，Fibrinogen 525 mg/dL，D-dimer 9.1 μg/mL でいずれも正常であったがコラーゲンによる血小板凝集能の著明な低下を認めた．受診から5時間後に意識状態の悪化を認め単純CTで正中偏移の悪化を認めた 図7 ．緊急で開頭血腫除去術を施行した．術直後の単純CTでは血腫はほぼ摘出されていたが，術翌日には再度血腫の貯留を認め 図8 ，全身けいれんをきたしたため再度開頭血腫除去術を施行した．再手術翌日の単純CTでは血腫はほぼ全て摘出されており，慢性期に頭蓋形成術を施行した 図9 ．発症から2カ月後に modified Rankin Scale スコア0で自宅退院したがその後，白血球および芽球の増加を認め白血化と診断され

II章 ● がん・脳卒中医療の進歩と腫瘍脳卒中学

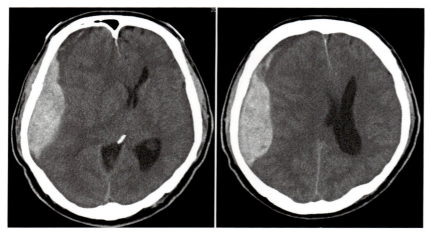

図7 症例2 単純CT 受診5時間後

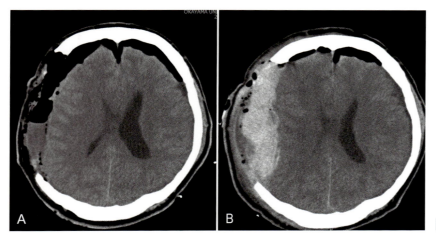

図8 単純CT A: 術直後, B: 術翌日

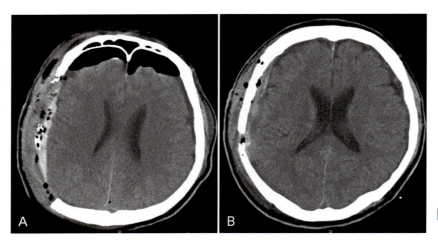

図9 症例2 単純CT A: 再手術翌日, B: 慢性期

た．化学療法を行うも強い骨髄抑制を認め急性硬膜下血腫発症から4カ月で死亡した．

C 症例3

60歳代の女性．突然の意識障害を認め近医を受診した．神経学的には意識障害 200/JCS, 瞳孔不同, 左片麻痺を認めた．単純CTで右前頭頭頂葉に強い浮腫を伴う脳内出血と脳室内穿破を認め，造影CTで血腫周囲に造影される異常血管の集簇を認めた 図10 ．緊急で開頭血腫除去術を施行し病理組織を提出した．Hematoxylin Eosin 染色では核異型を示す腫瘍細胞が密に増殖し，微小血管増殖，壊死周囲の偽柵状配列を認め，GFAP陽性，MIB-1陽性率40～50％で膠芽腫と診断された 図11 ．術14日後の造影MRIではリング状の造影病変を認め腫瘍の残存と考えられた 図12 ．左片麻痺を認めるも意識清明となりテモゾロマイド，アバスチンで加療を行ったが，術15カ月後の造影MRIでは腫瘍の著明な増大を認めた 図12 ．

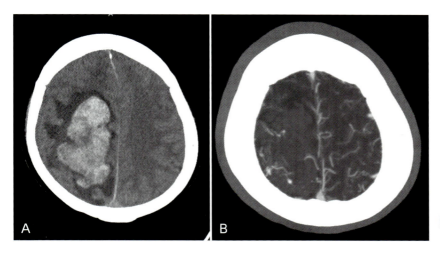

図10 症例3 受診時 A: 単純CT, B: 造影CT

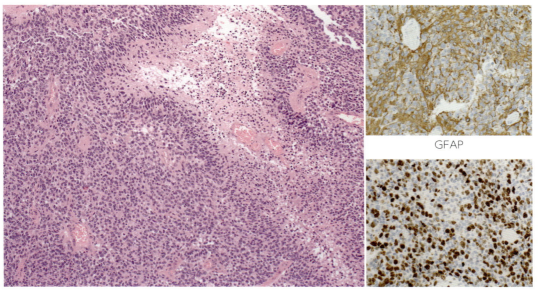

HE 染色　　　　　　　　　　　　　　MIB-1

GFAP

図11 症例3 病理組織

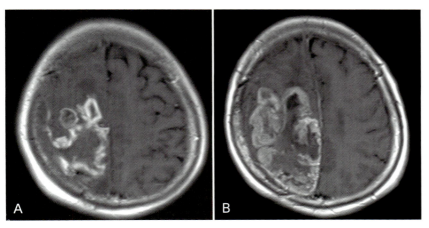

図12 症例3 造影MRI A: 術14日後, B: 術15カ月後

●おわりに

　がん関連脳内出血の病態，診断，治療，予後について解説した．病態が複雑であり治療方針や予後を考える上でがんを担当する診療科との連携が非常に重要となる．がん治療の成績向上に伴い今後がん関連脳内出血に遭遇する機会も増えることが予想される．本稿が読者の皆様の日常診療の一助になれば幸いである（本項は第40回 The Mt. Fuji Workshop on CVD 講演集（がんと脳卒中）の内容を一部改訂したものである）．

II章 ● がん・脳卒中医療の進歩と腫瘍脳卒中学

◉ 参考文献

1) Valender AJ, DeAngelis LM, Navi BB. Intracranial Hemorrhage in Patients with Cancer. Curr Atheroscler Rep. 2012; 14: 373-81.

2) Navi BB, Reichman JS, Berlin D, et al. Intracerebral and subarachnoid hemorrhage in patients with cancer. Neurology. 2010; 74: 494-501.

3) Raghavan A, Wright CH, Wright JM, et al. Outcomes and clinical characteristics of intracranial hemorrhage in patients with hematologic malignancies: A systematic literature review. World Neurosurg. 2020; 144: e15-e24.

4) Burth S, Ohmann M, Kronsteiner D, et al. Prophylactic anticoagulation in patients with glioblastoma or brain metastases and atrial fibrillation: an increased risk for intracranial hemorrhage? J Neurooncol. 2021; 152: 483-90.

5) Miller EJ, Patell R, Uhlmann EJ, et al. Antiplatelet medications and risk of intracranial hemorrhage in patients with metastatic brain tumor. Blood Adv. 2022; 6: 1559-65.

6) Gusdon AM, Nyquist PA, Torres-Lopez VM, et al. Perihematomal edema after intracerebral hemorrhage in patients with active malignancy. Stroke. 2020; 51: 129-36.

II 章　がん・脳卒中医療の進歩と腫瘍脳卒中学

6 ⋯→ がん患者における生活習慣病管理 （高血圧・糖尿病・脂質異常症）

公益社団法人大阪府保健医療財団大阪がん循環器病予防センター　**向井幹夫**

> **本項の ポイント**
>
> A. 発がんに関連する生活習慣リスク因子は脳血管疾患を含む循環器疾患発症に関連するリスク因子と共通点が多く，生活習慣病を予防し改善することでがんと共に循環器疾患の増悪や発症を予防する．
> B. がん治療開始後も修正可能な生活習慣リスク因子を改善し生活習慣病をコントロールすることで急性期心血管毒性の発症予防や軽減が可能である．
> C. がん治療終了後がんサバイバーに出現する晩期合併症に対し，健康な食事・運動・生活を送る事で二次性がんの発症や晩期心血管毒性出現を予防し生命予後を改善する．

●はじめに

　がんは遺伝性変異と不規則な生活習慣や病的環境要因により誘発される後天的な突然変異によって引き起こされる疾患であり，加齢と共に生活習慣病が増悪することで発症リスクが増加する[1-3]．その一方で，遺伝的リスクが高い症例でも健康的な生活習慣を通じてがんの発症を予防できる可能性が示唆されており，がん診療における継続した生活習慣リスクの改善と生活習慣病のコントロールの重要性が注目されている[4]．さらに，発がんに関連する生活習慣リスク因子は心筋梗塞や脳梗塞などの循環器疾患発症に関連するリスク因子と共通点が多く，生活習慣病を予防しコントロールすることによりがんと共に循環器疾患の増悪や発症予防ができると考えられている．また，がん治療により出現する急性期心血管毒性への対応や，小児・AYAがん症例がんサバイバーが多く経験する晩期心血管毒性に対しても生活習慣病のコントロールする事の重要性が指摘されている[5]．本稿では，がん患者における生活習慣病の管理の重要性について腫瘍循環器的見地から概説する．

1. がんと循環器疾患に共通する 生活習慣病

　がんの発症に大きく影響する生活習慣リスク因子[6]は，本邦の検討では **表1** に示すように喫煙，飲酒，肥満，

表1 本邦における発がんと生活習慣リスク因子

生活習慣リスク因子	関連付けられるがん
喫煙	口腔と咽頭，食道，胃，結腸直腸，肝臓，すい臓，喉頭，肺，子宮頸部，卵巣，膀胱，腎臓，骨髄性白血病
受動喫煙	肺（非喫煙者）
飲酒	口腔と咽頭，食道，結腸直腸，肝臓，女性の乳房
過体重と肥満	結腸，すい臓，閉経後乳がん，閉経後乳がん，子宮内膜，腎臓
運動不足	結腸，乳房，子宮内膜
野菜不足	食道，胃
果物不足	食道，胃，肺
塩分摂取	胃

(Inoue M, et al. Ann Oncol. 2012; 23: 1362-9[7]より改変)

運動不足，野菜不足，塩分摂取があげられており，それぞれのリスク因子に関連付けられるがんの発症が明らかとなっている．ここでは男性のがん発症のおよそ55％は予防可能な生活習慣リスク因子によるものであり，女性でも30％近くを占めている．なかでも，喫煙が20％前後を占めており飲酒が続いている[7]．さらに，これらのリスク因子が原因となり発症する糖尿病，高血圧・脂質異常症，腎臓病などの生活習慣病はがん発症に係るリスクの5分の1以上，がんによる死亡リスクの3分の1以上を占めていた[8]．そして，1,926,987人の追跡期間中にがんを発症した15,240件を対象とした検討では，生活習慣の改善によりがん発症リスクの低下を示した

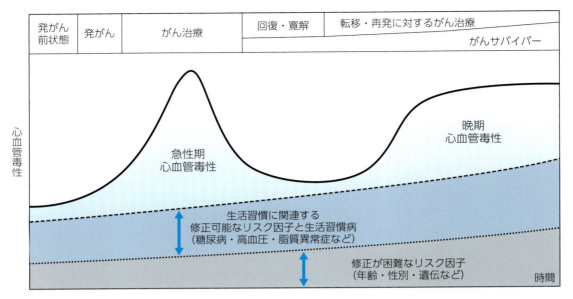

図1 がんの臨床経過と心血管毒性の変化
がん医療におけるリスクは3つに分類できる．底辺には，加齢や性別や遺伝的要因による介入できないリスクがある．その上に，喫煙，飲酒，糖尿病などの，生活習慣に起因する介入できるリスクが乗っている．がんとがん治療に伴う心血管病のリスクは，これらに底上げされている．がんによるリスクは発症，治療，軽快の一峰性を示すこともあれば，再燃のために，二峰性を示すこともある．末期がんの場合，上昇が続く．介入可能なところはどこか？　多職種でリスクを評価する．
(Okura Y, et al. Cir J. 2019; 83: 2191-202[12])．向井幹夫．成人がんサバイバーにおける晩期心毒性への対応．医学のあゆみ．2020: 273; 483-8[13]を参考に作成)

〔標準偏差増加あたりのハザード比（95% CI）＝0.89（0.87, 0.90）〕．特に大腸がん，乳がん，膵臓がん，肺がん，膀胱がんのリスク低下が著明であり，生活習慣異常とがん発症リスクとの関係は遺伝的リスクが高い人において有意な関連を認めた（すべてP＜0.0003）[9]．

一方，近年の高齢化や生活習慣の変化に伴う疾病構造の変化により循環器疾患を合併するがん患者が増加しており，がんと循環器疾患を診療する腫瘍循環器学の必要性が注目されている[10,11]．**図1**にがん診療の各ステージにおいて腫瘍循環器外来で対応すべき循環器合併症（心血管毒性）の発症リスクの変化を示す．がん患者がもともと有する年齢・性別・遺伝性などの修正が困難なリスク因子と，がんの治療経過と共に変化する修正可能な生活習慣異常に関連した生活習慣病に伴うリスクをベースとして，がんならびにがん治療により急性期心血管毒性が出現する．さらに，がん治療が終了し数年から10年以上経過した後に心血管毒性の発症リスクは再度増加し晩期心血管毒性が出現する．晩期合併症は小児・AYA期に発症したがんサバイバーに多く認めておりこれらの心血管毒性をコントロールするためにはがん治療により生じた医学的問題に加え社会的な課題へ対応することが重要である[5]．そこでは，がん治療前から存在する修正可能なリスク因子への対応や高血圧・糖尿病・脂質異常症などの生活習慣病をコントロールすることでがん治療により出現する急性期から晩期における心血管毒性発症の低減を図る[12-14]．

そして，がんの発症や増悪の原因となる生活習慣リスク因子や生活習慣病は循環器疾患と共通性を有している[14-16]．がんと循環器疾患が発症増悪するメカニズムには近年の研究で多くの共通性が明らかとなった．両者に共通する発症メカニズムを**図2**に示す．生殖細胞遺伝子変異や体細胞突然変異によるDNA配列の異常を原因とする遺伝的要因に加え，DNAメチル化・ヒストン修飾・miRNA・クロマチンリモデリングなどによるエピジェネティック因子による修飾，大気ならびに水質汚染・環境化学物質・産業廃棄物などの病的環境因子そして食事・喫煙・運動などの生活習慣因子とこれら複数の因子がかかわる事で病的状態が惹起される．そこでは，酸化ストレスの異常，炎症状態の増悪，細胞増殖亢進，アポトーシス異常の惹起，血管新生亢進状態などの病的機序を介してがんや動脈硬化・心不全などの循環器疾患を発症する[17,18]．さらに，がんにおいて正常細胞が上皮間葉転換をきたしがん細胞と変化する際に血管新生因子などの成長因子やがん遺伝子そしてサイトカイン炎症反応モジュレーターなどが作用するが，一方で動脈硬化が発症する際にも同様のメディエーターが関与し血管内皮細胞が血管内皮間葉移行を示し動脈硬化細胞へと変化する．がん細胞が血管壁を破り他臓器へ浸潤と転移を起こ

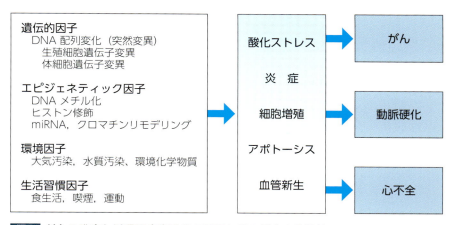

図2 がんの発症と循環器疾患発症の原因とその機序の共通性
(Tapia-Vieyra JV, et al. Arch Med Res. 2017; 48: 12-26[17])を参考に作成)

表2 がんサバイバーにおける心血管疾患のリスク評価と生活習慣チェック（ABCDEs）

A	● Awareness: 心血管リスクの認識 ● Assessment: 循環器疾患とリスクの評価 ● Aspirin: 必要に応じたアスピリンの使用: 二次予防 　（一次予防は医師とサバイバーが利益とリスクを慎重に検討）
B	● Blood pressure: 血圧のモニタリングと管理 　（高血圧治療と血圧値に関して医師とサバイバーが検討）
C	● Cholesterol: コレステロールの評価と管理 　（一次予防として脂質改善のためのスタチン療法について医師とサバイバーが検討） ● Cigarette: 禁煙
D	● Diet: 食事と体重の管理 ● Dose: 化学療法（アントラサイクリン）および/または放射性の心臓領域累積投与量 ● Diabetes: 糖尿病の予防および治療
E	● Exrcise: 運動 ● Echocardiogram: 心エコー図および/または心電図

(Denlinger CS, et al. J Natl Compr Canc Netw. 2020; 18: 1016-23[20])を参考に作成)

す際は，血管内プラーク破裂により血管閉塞を起こす際と同様の血管内皮障害がマトリックスメタロプロテアーゼが関与している[19]．

がん治療後数年から10年以上経過してがんサバイバーにおいて出現する晩期心血管毒性の発症メカニズムには未だ不明な点が多いが，生活習慣病との関連が指摘されている[18]．何らかの代償機転により抑制されていた心血管ストレスが，加齢やがん治療後の生活習慣の乱れからインスリン抵抗性，肥満，脂質異常などのリスク因子が増悪することで脳血管疾患や心血管疾患などの重篤な循環器疾患を発症する可能性が示唆されている．そこで，がん治療終了後もがんサバイバーに対し 表2 に示す項目で心血管疾患のリスク評価[20]を定期的に行い生活習慣病に対する管理を行うことで晩期心血管毒性の発症を予防する[21,22]．

2. メタボリック症候群と肥満

メタボリック症候群は中心性肥満をベースとして糖尿病，高血圧，脂質異常症などの生活習慣病の合併による一連の症候群であり年齢と共に心筋梗塞や脳梗塞などの重篤な循環器疾患発症の原因となる．そして，メタボリック症候群の各要素は循環器疾患のみならずがん発症リスクを高める[23]．従来からがんは廃用性機能障害や栄養障害など痩せのイメージが強い疾患であったが，近年肥満を合併するがん患者が増加している．そして，肥満は担がん患者やサバイバーにおけるがん発症や再発リスクを増加させ生存率を低下させる[24]．特に，結腸がん，乳がん，子宮内膜がん，食道がん，肝臓がん，胆のうがん，胃噴門がん，腎臓がんの発症において肥満と相関関係にあることが報告されている[25,26]．メタボリック症候群の主たる病態は「炎症」と考えられており，その機序には未だ不明な点も多いが脂肪組織から分泌されるアディポサイトカインの存在や，がん微小環境や動脈硬化

性プラークに認めるマクロファージの病的な活性化など
さまざまな機序が報告されている．そしてこれらの状況
はがん発症前，がん治療中の急性期心血管毒性，そして
がん治療終了後の晩期心血管毒性に対し影響を及ぼ
す[27-30]．

がん治療薬により生じるメタボリック症候群として，
男性のがんで最も頻度の高い前立腺がんに対するホルモ
ン療法であるゴナドトロピン製剤（GnRH）を用いたア
ンドロゲン除去療法（ADT）があげられる．一次ホルモ
ン治療として GnRH 製剤が長期間投与されることで男
性性腺機能低下をきたしメタボリック症候群が出現する．
そして，近年開発された新規アンドロゲン受容体シグナ
ル阻害薬の併用で強力にテストステロンが抑制されるこ
とでその作用は増強する．また，前立腺がん患者はがん
治療開始前より生活習慣リスク因子や生活習慣病を既往
に有する症例が多く，心血管合併症の頻度が増加し重症
化することが報告されている[31,32]．

メタボリック症候群が，がん治療終了後にがんサバイ
バーに認める晩期心血管毒性との関連では全体の 40％
に影響を及ぼしていた[33]．しかし，がん治療が終了した
後の禁煙，健康運動，体重減少，健康的な食事による生
活習慣の改善によりメタボリック症候群をコントロール
することで，新たな心血管疾患の発生の改善のみならず
二次性がんの発生率を低下させることが報告されてい
る[14,16]．

3. 糖尿病

糖尿病は遺伝的因子に加え加齢，肥満，食事，運動不
足などの生活習慣リスク因子の増悪により発症する多因
子疾患であり循環器領域の合併症を発症する．そして，
従来は不明瞭であったがんと糖尿病の関係は，40 万人
以上の糖尿病患者に対するレジストリ研究[34]において
10 年間の追跡期間中のがん発生率比が 1.22（95％CI
1.15-1.29）と有意な関係にあり，がんは糖尿病と診断
されてから 2 年後に出現していた．また，肝臓，膵臓，
子宮内膜，結腸および直腸，乳房，膀胱などのがん発症
リスク増加と有意に関連していた．本邦の糖尿病患者を
対象とした JDCP（Japan Diabetes Complication and
its Prevention prospective study）前向き観察研究[35]
でがん症例 5,944 名について検討した結果においても，
男性で胃がん，大腸がん，肺がん，前立腺がんで，女性
では，大腸がん，乳がん，肺がんで有意な関連性が示さ
れた．ここでも，肥満，運動不足，ストレスなどの生活
習慣リスク因子が大きく関与しており，心筋梗塞などの

循環器疾患の既往ががん発症のリスク増加に有意な関係
があることが示された．

がん治療関連糖尿病の発症に関与するがん治療として，
メタボリック症候群を認める ADT 以外では，PI3K（ホ
スホイノシチド 3 キナーゼ）を標的とする分子標的薬の
報告がなされている[36]．その一方で，血管新生因子およ
び血小板由来成長因子シグナル伝達経路を標的とするス
ニチニブやソラフェニブなどの分子標的薬では血糖値の
改善を示す症例が報告されている[37]．また，慢性骨髄性
白血病で投与される Bcr-Abl チロシンキナーゼ阻害薬
の第一世代薬であるイマチニブは血糖値を改善するが，
第二世代薬のニロチニブやダサチニブは血糖を悪化させ
るなど同じがんに対する薬剤でも標的となる部位により
異なる反応を示している[38-40]．

糖尿病治療薬と発がんの関係は外因性インスリンとの
関係が以前より指摘されており，インスリン様成長因子
（insulin-like growth factor: IGF）は，大腸がん，前立
腺がん，閉経前乳がんの発症リスクを高める[41-43]．一方
で糖尿病治療の第一選択薬でもあるメトホルミンは制御
性 T 細胞の抑制効果から免疫系に作用することでがん
治療に対し有効と考えられており[44]，近年腎臓ならびに
循環器領域に対する新たな機序が明らかとなり糖尿病以
外でも心不全や腎機能障害などで適応が拡大している
SGLT2 阻害薬は，AMPK（AMP-activated protein
kinase）の活性化などによりがん細胞の代謝に影響を及
ぼし抗がん作用があることが明らかとなっている[45]．ま
た，がんサバイバーにおける糖尿病の発症リスクは，一
般集団に比べて 2〜3 倍と高い[46]．がん自体がインスリ
ン抵抗性を誘発しインスリンの効果的な利用が困難とな
ることや，がん治療中からがん治療後も認める運動不足
や活動性の低下は食生活の増悪と肥満などリスク因子を
増加させると共に糖尿病に対する感受性が高まってい
る[23,47,48]．これらのことから，がんを有さない通常の糖
尿病患者に治療施行する際にも注意すべき合併症として
腎症，血管障害，網膜症，神経症状に加え，がんの発生
リスクが高くなることを考慮した治療を行う必要があ
る[49]．

4. 高血圧

高血圧は担がん患者において最も多い合併症の一つで
あり，がん治療に関連し出現する急性期心血管毒性の中
で心不全，血栓症と並び高い頻度で出現する[5,15,50]．高
血圧とがんの発症において加齢，喫煙，運動不足，肥満，
糖尿病など共通のリスク因子を認めており，両者は血管

内皮障害，酸化ストレス，炎症状態など同様の発症原因を有している[51-53]．さらに，がん特有の精神的不安定，不眠，そして疼痛などにも影響されることが多い．また，高血圧そのものが腎細胞がんや大腸がんなどのがん発症のリスク要因となっており両者には双方向性を認めている[54,55]．がん治療時に出現するがん治療関連高血圧は，がん治療薬による血管内皮障害をベースとしており通常の高血圧と比較して臓器障害の出現が顕著であり高血圧発症早期より降圧治療を開始する．特に血管新生阻害薬投与時には血管内皮障害，微小血管障害，動脈硬化性変化，腎毒性を伴うことからや，投与開始直後から血圧上昇をきたしその後蛋白尿を認める症例が多い．さらに，長期間の投与により心筋梗塞，脳梗塞，末梢動脈閉塞症などの重篤な合併症を呈する症例が少なくないことから，薬剤投与中は厳密な血圧コントロールを施行することで心血管毒性発症を予防する[56]．血圧上昇は，その他BTK阻害薬，プロテアソーム阻害薬，プラチナ製剤，アルキル化薬，CNI阻害薬，BRAF/MEK阻害薬，RET阻害薬，PARP阻害薬，mTOR阻害薬，ホルモン療法，放射線治療など多くの治療により報告されているが，高血圧発症の原因はモザイク様で薬剤の作用機序により異なっていると考えられている[52,54,57]．

がん治療後は抗がん剤中止後に血圧変動を認める他に，長期フォローアップされるがんサバイバーにおける高血圧症の有病率は30％から60％に認める上に晩期心血管合併症の発症にも関連している[46]．がん治療前の高血圧症既往歴やがん治療関連高血圧の影響は大きく[58]，血圧上昇のメカニズムとして放射線療法や化学療法などによる慢性的な血管障害などが高血圧を引き起こす可能性などが考えられている．

5. 脂質異常症

担がん患者は食欲や味覚の変調や果物，野菜，全粒穀物の摂取が減少し加工食品の摂取割合が増加するような食生活の変化を認めることが多い．さらに，疲労や治療の副作用による身体活動の低下に伴い全身の代謝低下をきたすなど，多くの理由で脂質異常症を発症する[59]．さらに，コレステロールはエストロゲン受容体陽性乳がん発症のリスク因子の一つであり[60]，その他のがんにおいても食事性コレステロール摂取量の増加は，胃がん，結腸がん，膵臓がん，肺がん，閉経後乳がん，腎臓がん，膀胱がん，非ホジキンリンパ腫など多くのがん種と有意な関係が示されており，発がんを予防する見地から低コレステロール食が勧められている[61]．がん治療薬により出現する脂質異常症として，乳がんで投与されるコルチコステロイド，アロマターゼ阻害薬，前立腺がん患者に対するADTなどのがん治療薬が脂質代謝を阻害し有害なコレステロールの蓄積を促進する．さらにmTOR（mammalian target of rapamycin）を標的とするエベロリムスなどのmTOR阻害薬は脂質に対して悪影響が出現する[62]．コレステロールと循環器疾患そしてがん発症の関係からスタチンなどのコレステロールを低下させる薬剤は，抗炎症作用も相まって乳がん発症やがんサバイバーにおける二次性がん発症や心血管毒性の予防として有効である可能性が示されている．さらに，がんサバイバーは約40％から80％にLDLコレステロールと中性脂肪の上昇，そしてHDLコレステロールの減少を特徴とする脂質プロファイルの異常が認められる症例もあり，がん治療後も長期間にわたる食生活を中心とした脂質異常に対する生活習慣指導を行う[46,47,63]．

●おわりに

担がん患者において生活習慣病の存在は，合併する循環器疾患，脳血管疾患とその発症増悪に関して共通性と双方性を有しており，がん治療薬との関係も含めがん診療における重要なリスク因子の一つであった．また，がん治療が終了しがんサバイバーに出現する晩期合併症である二次性発生がん，心血管疾患，内分泌障害，神経機能異常などに生活習慣病は大きく影響していることが明らかとなっている[64]．治療が困難ながんや循環器疾患例においても，適切な食生活や健康運動をすることで修正可能な生活習慣リスクを低減させ生活習慣病の発症を予防することが，がんの再発を低下させ生命予後を改善させる[65]．そのためには，急性期のみならず医療機関でのフォローアップが終了した後，がんサバイバーを対象とした健康指導や健診や人間ドックなどを積極的に継続していく予防的体制の構築が望まれている．

● 参考文献

1) Song M, Giovannucci E. Preventable incidence and mortality of carcinoma associated with lifestyle factors among white adults in the United States. JAMA Oncol. 2016; 2: 1154-61.
2) van Dam RM, Li T, Spiegelman D, et al. Combined impact of lifestyle factors on mortality: prospective cohort study in US women. BMJ. 2008; 337: a1440.
3) Islami F, Sauer AG, Miller KD, et al. Proportion and number of cancer cases and deaths attributable to potentially modifiable risk factors in the United States. CA Cancer J Clin. 2018; 68: 31-54.
4) Zhang Y, Lindström S, Kraft P, et al. Genetic risk, health-associated lifestyle, and risk of early-onset

total cancer and breast cancer. J Natl Cancer Inst. 2024: djae208.

5) Lyon AR, López-Fernández T, Couch LS, et al. 2022 ESC Guidelines on cardio-oncology developed in collaboration with the European Hematology Association (EHA), the European Society for Therapeutic Radiology and Oncology (ESTRO) and the International Cardio-Oncology Society (IC-OS). Eur Heart J. 2022; 43: 4229-361.

6) Akinyemiju T, Wiener H, Pisu M. Cancer-related risk factors and incidence of major cancers by race, gender and region; analysis of the NIH-AARP diet and health study. BMC Cancer. 2017; 17: 597.

7) Inoue M, Sawada N, Matsuda T, et al. Attributable causes of cancer in Japan in 2005--systematic assessment to estimate current burden of cancer attributable to known preventable risk factors in Japan. Ann Oncol. 2012; 23: 1362-9.

8) Tu H, Wen CP, Tsai SP, et al. Cancer risk associated with chronic diseases and disease markers: prospective cohort study. BMJ. 2018; 360: k134.

9) Byrne S, Boyle T, Ahmed W, et al. Lifestyle, genetic risk and incidence of cancer: a prospective cohort study of 13 cancer types. Int J Epidemiol. 2023; 52: 817-26.

10) Ogle KS, Swanson GM, Woods N, et al. Cancer and comorbidity: redefining chronic diseases. Cancer. 2000; 88: 653-63.

11) Okura Y, Takayama T, Ozaki K, et al. Future projection of cancer patients with cardiovascular disease in Japan by the year 2039: a pilot study. Int J Clin Oncol. 2019; 24: 983-94.

12) Okura Y, Ozaki K, Tanaka H, et al. The impending epidemic of cardiovascular diseases in patients with cancer in Japan. Cir J. 2019: 83: 2191-202.

13) 向井幹夫. 成人がんサバイバーにおける晩期心毒性への対応. 医学のあゆみ. 2020: 273; 483-8.

14) Rasmussen-Torvik LJ, Shay CM, Abramson JG, et al. Ideal cardiovascular health is inversely associated with incident cancer: the Atherosclerosis Risk In Communities study. Circulation. 2013; 127: 1270-5.

15) Moslehi JJ. Cardiovascular toxic effects of targeted cancer therapies. N Engl J Med. 2016; 375: 1457-67.

16) De Boer RA, Meijers WC, van der Meer P, et al. Cancer and heart disease: associations and relations. Eur J Heart Fail. 2019; 21: 1515-25.

17) Tapia-Vieyra JV, Delgado-Coello B, Mas-Oliva J. Atherosclerosis and cancer; a resemblance with far-reaching implications. Arch Med Res. 2017; 48: 12-26.

18) Meijers WC, de Boer RA. Common risk factors for heart failure and cancer. Cardiovasc Res. 2019; 115: 844-53.

19) Libby P, Kobold S. Inflammation: a common contributor to cancer, aging, and cardiovascular diseases-expanding the concept of cardio-oncology. Cardiovasc Res. 2019; 115: 824-9.

20) Denlinger CS, Sanft T, Moslehi JJ, et al. NCCN Guidelines Insights: Survivorship, Version 2.2020. J Natl Compr Canc Netw. 2020; 18: 1016-23.

21) Van Wass M, Neggers SJ, van der Lelij AJ, et al. The metabolic syndrome in adult survivors of childhood cancer, a review. J Pediatr Hematol Oncol. 2010; 32: 171-9.

22) Suter TM, Ewer MS. Cancer drugs and the heart: importance and management. Eur Heart J. 2013; 34: 1102-11.

23) Pati S, Irfan W, Jameel A, et al. Obesity and cancer: a current overview of epidemiology, pathogenesis, outcomes, and management. Cancers (Basel). 2023; 15: 485.

24) Meyerhardt JA, Niedzwiecki D, Holliset D, et al. Impact of body mass index and weight change after treatment on cancer recurrence and survival in patients with stage III colon cancer: Findings from Cancer and Leukemia Group B 89803. J Clin Oncol. 2008; 26: 4109-15.

25) Cowey S, Hardy RW. The metabolic syndrome. a high-risk state for cancer? Am J Pathol. 2006; 169: 1505-22.

26) Gérard C, Brown KA. Obesity and breast cancer- role of estrogens and the molecular underpinnings of aromatase regulation in breast adipose tissue. Mol Cell Endocrinol. 2018; 466: 15-30.

27) Ridker PM. Inflammation, cardiovascular disease and cancer: moving toward predictive medicine. CMAJ l2017; 189: E382-E383.

28) Wolin KY, Carson K, Colditz GAl. Obesity and cancer. Oncologist. 2010; 15: 556-65.

29) Gallagher EJ, LeRoith D. Obesity and diabetes: The Increased risk of cancer and cancer-related mortality. Physiol Rev. 2015; 95: 727-48.

30) Bäck M, Hansson GK. Anti-inflammatory therapies for atherosclerosis. Nat Rev Cardiol. 2015; 12: 199-211.

31) Nguyen PL, Jarolim P, Basaria S, et al. Androgen deprivation therapy reversibly increases endothelium-dependent vasodilation in men with prostate cancer. J Am Heart Assoc. 2015; 4: e001914.

32) Okuwasa TM, Morgans A, Rhee JW, et al. Impact of hormonal therapies for treatment of hormone-dependent cancers (breast and prostate) on the cardiovascular system: effects and modifications: a scientific statement from the American Heart Association. Circ Genom Precis Med. 2021; 14: e000082.

33) De Haas EC, Oosting S, Lefrandt JD, et al. The metabolic syndrome in cancer survivors. Lancet Oncol. 2010; 11: 193-203.

34) Ballotari P, Vicentini M, Manicardi V, et al. Diabetes and risk of cancer incidence: results from a population-based cohort study in northern Italy. BMC Cancer. 2017; 17: 703.

35) Yashiro K, Takahashi H, Hayashino Y, et al. A large-scale, observational study to investigate the current status of diabetes complication and their prevention in Japan: incidence/risk factors for malignancies during follow-up-JDCP study 11 (English version). Diabetol Int. 2024: 15: 315-26.

36) Doi T, Fuse N, Yosshino T, et al. A phase I study of intravenous PI3K inhibitor Copanlisib in Japanese patients with advanced or refractory solid tumors.

Cancer Chemother Pharmacol. 2017; 79: 89-98.

37) Agostino NM, Chinchill VM, Lynch CJ, et al. Effect of the tyrosine kinase inhibitors (sunitinib, sorafenib, dasatinib, and imatinib) on blood glucose levels in diabetic and nondiabetic patients in general clinical practice. J Oncol Pharm Pract. 2011; 17: 197-202.

38) Breccia M, Muscaritoli M, Gentiline F, et al. Impaired fasting glucose level as metabolic side effect of nilotinib in non-diabetic chronic myeloid leukemia patients resistant to imatinib. Leuk Res. 2007; 31: 1770-2.

39) Racil Z, Razga F, Darapalova J, et al. Mechanism of impaired glucose metabolism during nilotinib therapy in patients with chronic myelogenous leukemia. Haematologica. 2013; 98: e124-e126.

40) Marignac VLM, Smith S, Toban N, et al. Resistance to Dasatinib in primary chronic lymphocytic leukemia lymphocytes involves AMPK-mediated energetic reprogramming. Oncotarget. 2013; 4: 2550-66.

41) Konduracka E, Gackowski A, Rostoff P, et al. Diabetes-specific cardiomyopathy in type 1 diabetes mellitus: no evidence for its occurrence in the era of intensive insulin therapy. Eur Heart J. 2007; 28: 2465-71.

42) Renehan AG, Frystyk J, Flyvbjerg A. Obesity and cancer risk: the role of the insulin-IGF axis. Trends Endocrinol Metab. 2006; 17: 328-36.

43) Basen-Engquist K, Chang M. Obesity and cancer risk: recent review and evidence. Curr Oncol Rep. 2011; 13: 71-6.

44) Kunisada Y, Eikawa S, Tomonobu N, et al. Attenuation of CD4+CD25+regulatory T cells in the tumor microenvironment by metformin, a type 2 diabetes drug. EBioMedicine. 2017; 25: 154-64.

45) Dutka M, Bobiński R, Francuz T, et al. SGLT-2 inhibitors in cancer treatment- mechanisms of action and emerging new perspectives. Cancers (Basel). 2022; 14: 5811.

46) Chow EJ, Chen Y, Armstrong GT, et al. Underdiagnosis and undertreatment of modifiable cardiovascular risk factors among survivors of childhood cancer. J Am Heart Assoc. 2022; 11: e024735.

47) Armenian SH, Xu L, Ky B, et al. Cardiovascular disease among survivors of adult-onset cancer: a community-based retrospective cohort study. J Clin Oncol. 2016; 34: 1122-30.

48) Chiefari E, Mirabelli M, La Vignera S, et al. Insulin resistance and cancer: In search for a causal link Int J Mol Sci. 2021; 22: 11137.

49) Giovannucci E, Harlan DM, Archer MC, et al. Diabetes and cancer; a consensus report. CA Cancer J Clin. 2010; 60: 207-21.

50) Kidoguchi S, Sugano N, Tokudome G, et al. New concept of Onco-hypertension and future perspectives. Hypertension. 2021; 77: 16-27.

51) Pandey S, Kalaria A, Jhaveri KD, et al. Management of hypertension in patients with cancer: challenges and considerations. Clin Kidey J. 2023; 16: 2336-48.

52) Mancia G, Kreutz R, Brunström M, et al. 2023 ESH guidelines for the management of arterial hypertension the Task Force for the management of arterial hypertension of the European Society of Hypertension: Endorsed by the International Society of Hypertension (ISH) and the European Renal Association (ERA). J Hypertens. 2023; 41: 1874-2071.

53) Cohen JB, Brown NJ, Brown SA, et al. Cancer therapy-related hypertension: a scientific statement from the American Heart Association. Hypertension. 2023; 80: e46-57.

54) Attieh RM, Nunez B, Copeland-Halperin BS, et al. Cardiorenal impact of anti-cancer agents: The intersection of Onco-Nephrology and Cardio-Oncology. Cardiorenal Med. 2024; 14: 281-93.

55) Kaneko H, Yano Y, Lee HH, et al. Medication-naïve blood pressure and incident cancers: analysis of 2 nationwide population-based databases. Am J Hypertens. 2022; 35: 731-9.

56) Mukai M, Komori K, Oka T. Mechanism and management of cancer chemotherapy-induced atherosclerosis. J Atheroscler Thromb. 2018; 25: 994-1002.

57) van Dorst DCH, Dobbin SFH, Never KB, et al. Hypertension and prohypertensive antineoplastic therapies in cancer patients. Circ Res. 2021: 128: 1040-1.

58) Cohen JB, Geara AS, Hogan JJ, et al. Hypertension in cancer patients and survivors: epidemiology, diagnosis, and management. JACC Cardio Oncol. 2019; 1: 238-51.

59) Custódio IDD, deCosta Marinho E, Gontijo CA, et al. Impact of chemotherapy on diet and nutritional status of women with breast cancer: A Prospective Study. PLoS ONE. 2016; 11: e0157113.

60) Danilo C, Frank PG. Cholesterol and breast cancer development. Curr Opin Pharmacol. 2012; 12: 677-82.

61) Hu J, La Vecchia C, de Groh M, et al. Canadian cancer registries epidemiology research group. dietary cholesterol intake and cancer. Ann Oncol. 2012; 23: 491-500.

62) Bhatnagar R, Dixit NM, Yang EH, et al. Cancer therapy's impact on lipid metabolism: Mechanisms and future avenues. Front Cardiovasc Med. 2022; 9: 925816.

63) Strongman H, Gadd S, Matthews A, et al. Medium and long-term risks of specific cardiovascular diseases in survivors of 20 adult cancers: a population-based cohort study using multiple linked UK electronic health records databases. Lancet. 2019; 394: 1041-54.

64) Sturgeon KM, Deng L, Bluethmann SM, et al. A population-based study of cardiovascular disease mortality risk in US cancer patients. Eur Heart J. 2019; 40: 3889-97.

65) Dixon SB, Liu Q, Chow EJ, et al. Specific causes of excess late mortality and association with modifiable risk factors among survivors of childhood cancer: a report from the Childhood Cancer Survivor Study cohort. Lancet. 2023; 401: 1447-57.

III章 がん脳卒中医療における領域横断的視点

1 → 抗がん剤治療に関連した脳卒中

虎の門病院臨床腫瘍科 **竹村弘司**

> **本項の**
> **ポイント**
>
> A. がん患者は複合的な血管リスクを有する．抗がん剤治療はその一因子となりうる．ただし，日常診療で抗がん剤と脳卒中の因果関係を判断することは容易ではない．
> B. 抗がん剤の種類によって，脳卒中リスクが高いものが存在する．特に VEGF 阻害作用のある薬剤を使用する際は注意が必要である．
> C. 高血圧症や心房細動といった脳卒中のリスクとなる有害事象を起こしうる薬剤に注意が必要である．

◉はじめに

Trousseau 症候群による脳梗塞がよく知られているように，がん患者は一般的に脳卒中のリスクが高いとされる．がん自体による凝固能亢進が機序の一つと考えられているが，がん患者はほかにも脳血管リスクを複数有していることが多い．例えば，がん薬物治療（以下，抗がん剤治療）による直接的なリスク（薬剤自体が血栓塞栓症や出血，虚血性疾患の原因となる）や間接的なリスク（有害事象である高血圧や，食思不振や下痢による脱水が，血管イベントの誘因となる）がある．脳血管疾患は患者の performance status（PS）を低下させ，がん治療の選択肢を狭める原因となりうる．そのため，脳血管疾患の予防，発症時の適切な治療管理を行うことは，最善のがん治療を行うために必要である．近年，がんに対する様々な作用機序を有する薬剤が開発されたが，それぞれの薬剤によって注意するべき有害事象は異なり，その中には脳血管疾患のリスクとなりうるものも存在する．

本項では，抗がん剤治療に伴う脳血管リスクについて，臨床医が知っておくべき事項について概説する．

1. 基礎的知識

がん関連脳卒中の成因はがん自体による直接的な因子のほかに，がんに関連する合併症やがんに対する検査や治療などによる間接的な因子が影響しており，脳卒中の根本的な原因を特定することは通常困難である．例えば，

腫瘍自体の直接的な影響には，腫瘍の動静脈への直接浸潤や腫瘍塞栓，腫瘍内出血などが挙げられる．がんによる凝固障害は播種性血管内凝固症候群（disseminated intravascular coagulation: DIC）や非細菌性血栓性心内膜炎（non-bacterial thrombotic endocarditis: NBTE）が知られている．化学療法や放射線治療，外科的処置も脳卒中の誘因になりうる．これらの誘因は脳卒中の発症に複合的に関与することも多く，単一因子として原因を同定することは容易ではない．そのため，日常臨床では脳卒中の原因が抗がん剤治療によるものか判断がつかないことが多い．非がん患者の脳卒中と比較すると，がん患者の脳卒中では，一般的に脳卒中のリスクとされる高血圧症や脂質異常症，慢性腎臓病といった合併症を有する割合が低いとする報告もある[1]が，がん患者が脳卒中リスク因子を有するケースは多く存在するため，すべての脳卒中をがんやがん治療と関連づけるべきではない．大阪大学からの報告では，がん患者のうち抗がん剤治療を実施したコホート，実施していないコホートにおいて，それぞれ 0.75％，0.39％で脳卒中を発症したが，がんのステージを考慮し補正した上での解析では発症リスクに統計学的な差はみられなかった[2]．そのため，抗がん剤治療のみが脳卒中のリスクに必ずしもならないということに注意した上で，抗がん剤と脳卒中との関連について考察を行うことが重要である．

2. 脳血管イベントのリスクがあると 考えられている代表的な抗がん剤

抗がん剤と血管リスクとの関連について，歴史的にはメトトレキセート，フルオロウラシル，シスプラチン，Lアスパラギナーゼなどの薬剤が血栓塞栓症や虚血性疾患のリスク因子として知られている[3]．殺細胞性抗がん剤による血栓塞栓症は，主に血管内皮障害や凝固因子異常をメカニズムとして発症すると考えられている[4]．近年は血管新生阻害作用を有する薬剤の開発が進んでおり，血栓塞栓症や虚血性・出血性疾患のリスクとなることが知られている．薬剤によっては，静脈血栓塞栓症のリスクになることはよく知られているが，動脈血栓塞栓症（心血管疾患，脳血管疾患，末梢動脈塞栓症など）のリスクに関するデータは少ないものもある．また，動脈血栓塞栓症のリスクは，臨床試験では複合エンドポイントであるMACE（major adverse cardiovascular events: 全死因死亡，心筋梗塞，冠動脈再建，脳血管障害，心不全による入院）で評価されているものが多く，脳卒中のみを対象とした研究は必ずしも多くない．血管リスクと一言で言っても，静脈血栓塞栓症（主に深部静脈血栓症と肺塞栓症）や動脈血栓塞栓症（主に心筋梗塞または脳梗塞や脳出血といった脳卒中）のリスクは必ずしも一致しないことに注意しながら，主に脳血管リスクがある可能性がある代表的な抗がん剤について触れる．

A シスプラチン

シスプラチンを含む抗がん剤治療中の患者が動脈血栓塞栓症を発症することは日常臨床において時に経験する．詳細なメカニズムは不明な点も多いが，直接的な血管内皮損傷や組織因子（tissue factor: TF）やvon Willebland因子を介した凝固能亢進が血栓形成に関与する報告[5]や，シスプラチンにより誘発された血管内皮細胞由来または血小板由来マイクロパーティクルが凝固系の活性化を通して血栓形成に関与する可能性についての報告[6]がある．白金製剤による脳卒中リスクについての報告は複数あるが，例えば，卵巣がん患者でシスプラチンまたはカルボプラチンベースの抗がん剤治療を受けている患者では，非白金製剤ベースの抗がん剤治療を受けている患者に比較して，脳卒中の発症リスクが約1.4倍高いと言われている[7]．また，非小細胞肺がん患者に対するシスプラチン＋ゲムシタビン療法が脳卒中や下肢動脈塞栓症などを含む血管イベントのリスクとなることが示唆されている[8]．殺細胞性抗がん剤治療が主流であった時代のデータであるが，台湾で実施された後方視的研究

では，抗がん剤治療後に発症した虚血性脳梗塞で，最も頻度の高い薬剤はシスプラチンであると報告されている[9]．この研究では全体の62.5％が抗がん剤治療の初回サイクル後に脳梗塞を発症しており，治療早期であっても脳卒中と薬剤の関連が疑われるべきであることが示唆される．

また，シスプラチンは静脈血栓塞栓症（venous thromboembolic events: VTEs）の高リスク薬剤としても知られており，固形がんを対象とした臨床試験のメタアナリシスにおいて，非シスプラチン含有レジメンと比較してVTEsの発症リスクが有意に高い（ハザード比1.67，p＝0.01）であると報告されている[10]．また，シスプラチン治療中にVTEsと診断された患者の88％は治療開始100日以内に発症しているとする後方視的研究がある[11]．

これらの知見から，シスプラチンベースの化学療法を受けている患者が血管イベントを発症した場合は，他の原因を十分に検索した上で，薬剤との因果関係を疑うことが必要であると考える．

B フルオロウラシル

フルオロウラシルも虚血性脳卒中の潜在的なリスクになりうると報告されている薬剤である[12]．ただし，フルオロウラシル自体と脳卒中との関連がどの程度あるかについてのデータは乏しく，脳卒中を発症した際の因果関係の判断は難しいと思われる．通常，筆者はフルオロウラシルを投与するにあたり，脳血管リスクで適応の有無を判断することはしない．

フルオロウラシルによるVTEsの発症率は報告によってまばらであり，ランダム化比較の臨床試験の結果からは1％程度のリスクとする報告[13]もある．フルオロウラシルはほかにも，血管内皮に依存しない機序での血管平滑筋収縮により，狭心症発作を起こすリスクがあることが知られている[14]．フルオロウラシルの代謝産物であるαフルオロβアラニン（FBAL）が心毒性の原因の一つと考えられている[15]．また，薬剤性白質脳症は脳卒中のmimickerとなり得る．抗がん剤治療中のがん患者が脳梗塞を疑うような神経症状を呈した場合に，鑑別が必要な病態として，薬剤性白質脳症があげられる．白質脳症の初期症状としては歩行時のふらつき，口のもつれ，物忘れなどの頻度が高く，重症例では意識障害がみられることもある．頻度は稀であるが，メトトレキセートや，フルオロウラシルおよびその誘導体であるカペシタビンでの報告例が多い[16]．MRIで白質脳症を疑う所見を認めた場合は，被疑薬の中止と共に速やかに神経専門医へ

のコンサルトが重要である．これらの報告から，フルオロウラシルによる治療を行う場合は脳卒中よりむしろ血管攣縮による狭心症や白質脳症に注意が必要なのかもしれないと思われる．

シスプラチン，フルオロウラシルにそれぞれ代表される白金製剤，フッ化ピリミジン系抗がん剤は，多くのがん種の薬物治療にとってキードラッグであることが多く，投与を中止した場合は抗腫瘍効果が減弱してしまうリスクが高い．がん患者がこれらの薬剤による治療中に脳卒中を発症した場合は，脳卒中の重症度や治療といった脳卒中治療医の意見と，がんの病状・予後や抗がん剤治療の必要性や優先度といった腫瘍治療医の意見をよく擦り合わせた上で，治療方針を決定することが必須である．

また，シスプラチン，フルオロウラシルともに，潜在的に血管リスクのある薬剤であるが，現時点で予防的な抗血栓薬の使用を支持するデータは乏しく，イベント発症時は一般的な循環器や神経領域の血管性疾患のガイドラインに沿って対応する[17]．

C ホルモン遮断療法

ホルモン受容体陽性乳がんや前立腺がんはホルモン依存性に進行することが知られており，これらのがん種に対してはホルモン分泌を抑える，またはホルモン受容体への結合を阻害したり下流の遺伝子転写を阻害したりするようなホルモン遮断療法を行う．

タモキシフェンはVTEsのリスク因子として知られている代表的な薬剤であり，複数のランダム化比較試験においてVTEsとの関連が報告されている[18,19]．VTEsと比較すると，タモキシフェンと動脈血栓塞栓症との関連についての報告は少ない．NSABP P-1試験では統計学的な有意差はないがタモキシフェンと脳卒中に一定の関連がある（リスク比1.59，95%CI 0.93-2.77）可能性について示唆されたが，IBIS-I試験ではそのような傾向はみられなかった．術後治療としてのタモキシフェンに関連する20の臨床試験のメタアナリシスで，タモキシフェンは脳卒中リスク（リスク比1.37，p=0.27），VTEsリスク（リスク比2.3，p=0.25），心臓血管リスク（リスク比0.89，p=0.43）といずれもコントロールと比較して統計学的に有意なリスク上昇はみられなかった[20]．また，米国で実施された症例対照研究では，タモキシフェンと脳卒中発症に明らかな関連はみられなかった[21]．

乳がん術後のタモキシフェン治療を5年または10年実施する治療を検証したランダム化比較試験であるATLAS試験では，タモキシフェンの10年治療群で

VTEsのリスクは上昇したが，脳卒中の発症リスクは2群間で有意な差はみられなかった（10年治療群が5年治療群に対してリスク比1.06，p=0.62）と報告されている[22]．また，タモキシフェンとアロマターゼ阻害薬を比較した観察研究では，タモキシフェンで脳卒中リスクが低い傾向であるとする報告もあるが，乳がんの術後長期ホルモン治療による血管イベントのリスクを検証したメタアナリシスでは明らかな薬剤間の差があるとは言えない結果であった[23]．

これらの結果より，脳卒中リスクを主体に乳がん術後ホルモン治療の内容や期間を検討するエビデンスは現時点では十分に確立されていないと考える．

前立腺がんに対しても，リスクやステージに応じてアンドロゲン遮断療法（androgen deprivation therapy: ADT）が行われる．ADTに使用されるゴナドトロピン放出ホルモン（GnRH）アゴニストは脳卒中のリスク因子となり得ることが報告されている[24]．GnRHアゴニストとアンタゴニストの主要心血管イベント（MACE）のリスクを比較したPRONOUNCE試験では，サンプル数が少なかった点に解釈上の注意が必要であるが，両治療に明らかなリスクの差はみられなかった[25]．ADTと脳卒中との関連に否定的な報告もある[26]が，複数の研究をまとめたレビューではADTと脳卒中を含めた心血管イベントのリスクには関連があると報告されている[27]．

D 血管新生阻害薬

現在，血管内皮細胞増殖因子（vascular endothelial growth factor: VEGF）を標的とする，抗体薬やチロシンキナーゼ阻害薬（tyrosine kinase inhibitor: TKI）などの分子標的薬が様々ながん種で使用されている．

ベバシズマブはVEGF-Aに対するモノクローナル抗体であり，大腸がんや卵巣がん，肺がん，乳がん，肝細胞がんなど複数のがん種で保険承認されている薬剤である．VEGFは血管内皮細胞の増殖や血管の機能維持に関わり，この機能が阻害されることにより，血栓形成や血管内皮障害が引き起こされるとされる[28]．ベバシズマブは脳卒中を含めた心血管リスクや血栓塞栓症リスクを上昇させるとするメタアナリシスの報告がある[29]．

また，ベバシズマブは高血圧症の原因となる代表的な薬剤であり，これはVEGF経路の遮断により一酸化窒素やプロスタサイクリンの合成低下が引き起こされ，血管収縮作用や血管抵抗が増加することが機序の一つとして考えられている[30]．高血圧症自体が血管リスクとなりうるため，血管新生阻害薬による治療時は血圧の適切な管

理が求められる.

また，脳転移を有する症例の場合は慎重な対応が求められる．ベバシズマブは開発早期に脳転移を有する症例で重篤な脳出血が発生した経緯から，脳転移を有する患者では注意が必要であることが示唆されていた．13のランダム化比較試験の安全性解析対象症例の中で，脳転移を有する症例のうち，ベバシズマブ投与例の3.3％，ベバシズマブ非投与例の1.0％で脳出血がみられた[31]．その後，ベバシズマブは脳転移を有する症例においても脳出血の発現頻度を必ずしも上昇させないとする研究が報告されるようになった[32]．脳転移を有する固形がんの症例で，ベバシズマブの使用による脳内出血のリスクは統計学的に有意な上昇はみられない（オッズ比1.20；95％CI 0.69-2.09，P＝0.53）とするメタアナリシスの報告が存在する[33]．ただし，ベバシズマブの有効性を検討した臨床試験の多くは脳転移を有する症例は除外されている，もしくは脳転移症例を許容していたとしても局所治療後安定していることが必要条件になっていることが多い．前述のメタアナリシスに含まれた臨床試験も脳転移による局所治療後の症例が多く含まれている．そのため，脳転移を有する症例に対するベバシズマブの使用は禁忌ではないが，脳出血の潜在的なリスクがあることから，専門医が慎重に適応を判断し，必要に応じて治療前に局所治療による脳転移の制御を検討することが重要である.

TKIは薬剤によってVEGF受容体のほか，血小板由来増殖因子（platelet-derived vascular growth factor: PDGF）受容体や，BCR-ABL（breakpoint cluster region-abelson）などの複数の分子をターゲットに作用する．一部のTKIは血小板凝集への作用，動脈プラークの進行，血栓・凝固カスケードの活性化などの機序で，動脈血栓塞栓症のリスクとなることが知られており，特にBCR-ABLに対するTKIは心筋梗塞や脳卒中といった動脈血栓症のリスクが高いとされる[34]．ベバシズマブ同様，VEGF経路を遮断するTKIにおいても高血圧症や血栓塞栓症に注意が必要である．例えば，転移再発腎がんに対する薬物治療において，インターフェロンやインターロイキン2などのサイトカイン療法が主に行われていた時代より，VEGF-TKIやmTOR阻害薬といった分子標的薬が登場した以降の時代の方が，薬物治療に関連すると思われる主要心血管イベントの発症率が上昇している[35]．65歳以上の高齢の進行腎がん患者で，スニチニブまたはソラフェニブによる治療を受けたコホートでは，これらのTKIによる治療を受けなかったコホートと比較すると，心血管イベントを発症するリスクが有意

に高く，特に脳卒中のリスクが高い（ハザード比2.84，95％ CI 1.52-5.31）とする報告がある[36]．アキシチニブ，カボザンチニブ，レンバチニブなど，VEGF経路に関与するTKIはほかにも複数存在する．これらの薬剤と脳卒中との関連について評価した研究は少ないが，ほかのTKI同様，頻度は高くないが脳出血の報告があるため注意が必要である.

若年者であっても，血管新生阻害薬による治療を実施する場合は血管イベントに注意が必要である．例えば，腎がん術後化学療法としてのスニチニブ，ソラフェニブの有効性を検証したプラセボ対照第Ⅲ相試験であるASSURE試験の追加解析で，AYA世代と非AYA世代における左室機能不全や高血圧症の発症リスクが比較された．AYA世代は非AYA世代に比較して左室機能不全や高血圧症の発症割合が有意に低かった（リスク比0.48）．ただし，AYA世代であってもスニチニブ群で29％，ソラフェニブ群の54％で高血圧症がみられた[37]．若年者の場合は抗がん剤治療自体が唯一の血管リスク因子となることも多く，それゆえ治療関連の高血圧症や心毒性のマネージメントを継続的に行うことが重要であると思われる.

高血圧症のリスク薬剤は数多く存在するが，主なものを **表1** にまとめる.

E　心房細動のリスクとなる薬剤

心房細動は心原性脳塞栓症の主なリスク因子である．がん患者と心房細動との関連については複数の報告があり，胸部外科手術や化学療法による影響やがん自体の炎症性サイトカインなどの影響が考えられている[39]．心房細動をきたしうる抗がん剤は複数存在するが，注意が必要な主な薬剤について **表2** にまとめる．主にアルキル化薬，アンスラサイクリン系抗がん剤，分子標的薬などでリスクが高いとされている．こちらに記載された薬剤以外でも，心房細動を新規に発症した症例においては薬剤との関連を検討することが望ましい[40]．

F　免疫チェックポイント阻害薬

免疫チェックポイント阻害薬（immune checkpoint inhibitor: ICI）と脳卒中にどの程度の関連がみられるかは詳細なデータが少ない．CTLA-4，PD-1，PD-L1，LAG-3といった免疫チェックポイント分子は動脈硬化の抑制因子として機能している可能性があることが基礎医学レベルで報告されており，これらを阻害する薬剤であるICIが動脈硬化リスクに繋がる可能性が示唆されている[42]．単施設からの報告では，ICIは心血管リスクを

III 章 ● がん脳卒中医療における領域横断的視点

表1 高血圧の高リスク薬剤

薬剤分類	薬剤例	高血圧の頻度
VEGF 阻害薬	ベバシズマブ, ソラフェニブ, スニチニブ, パゾパニブ, レゴラフェニブ, カボザンチニブ, レンバチニブ, ダサチニブ, ポナチニブ, バンデタニブ, ラムシルマブ	20〜90%
BTK 阻害薬	イブルチニブ	71%
プロテアソーム阻害薬	ボルテゾミブ, カルフィルゾミブ	10〜32%
BRAF/MEK 阻害薬	ダブラフェニブ, トラメチニブ, エンコラフェニブ, ビニメチニブ	19.5%
RET 阻害薬	セルペルカチニブ	43%
PARP 阻害薬	ニラパリブ	19%
アンドロゲン受容体シグナル阻害薬	エンザルタミド, アビラテロン	5〜7%
アロマターゼ阻害薬	レトロゾール, アナストロゾール	8〜13%
mTOR 阻害薬	エベロリムス	13%

(Cohen JB, et al. Hypertension. 2023; 80: e46-e57[38])を参考に作成)

表2 心房細動のリスク薬剤

薬剤	心房細動の発症率
シスプラチン	15.2〜32%
メルファラン	6.5〜16.7%
シクロホスファミド	2.2%
ドキソルビシン	10.3%
トラスツズマブ	5.4%
ソラフェニブ	5.1%

(Cheng WL, et al. Int J Cardiol. 2016; 219: 186-94[41])を参考に作成)

約3倍に上昇させ, また画像的評価において大動脈プラークの悪化に関連するとされている[43]. また, ICIによる治療を受けた患者の2.6%が治療開始6カ月以内に心血管イベントを発症したとの報告もある[44]. 2020年に報告されたシステマティックレビューではICI治療中のがん患者が脳卒中を発症する確率は1.1%であった. また, VTEsの発症リスクはICIによる治療の有無で変わらないとしている[45]. がん自体による血管リスクの影響を排除することは難しく, これらの研究結果からICIに潜在的な血管リスクがあることは否定できないが, ICI自体が脳卒中に明らかに関連するとまでは現時点では言えないと考える.

3. 抗がん剤治療中のがん患者が脳卒中を発症した場合のアプローチ

　特に確立された方法はないと思われるため, 日常診療で筆者が腫瘍内科医の立場として気をつけていることを記す.

・院内発症, あるいは院外発症であっても, 脳卒中を疑う症例に遭遇した場合は, できるだけ速やかに診察, CTやMRIによる画像評価を行い, 神経内科医/脳外科医 (脳卒中治療医) にコンサルトする. 特に一般内科医の立場からみても脳卒中の可能性が高いと思われる場合は, 検査結果を待ってからコンサルトするのではなく, 事前に状況を脳卒中治療医に共有する. 緊急性が高いと思われる場合は最初から脳卒中治療医に対応を依頼することもある.

・脳卒中の診断がついた際に, がん治療医としてがんの状況 (推定予後がどの程度期待されるか, 血管リスクのある薬剤を含めて現在どのような治療を行っているのか, がん治療の中断が可能な状況か, など) を脳卒中治療医に共有する.

・脳卒中に対する治療選択肢を脳卒中治療医に確認する. 特に予後が短いと思われる場合は, 脳卒中に対するそれぞれの治療の侵襲性やリスクなどを踏まえて, がん治療医としてリスクベネフィットのバランスが問題ないかを判断する.

・脳卒中発症急性期は, 基本的にがんの治療を中断し, まずは脳卒中の治療を優先し神経機能の回復に努めるべきである.

・脳卒中の原因に, 抗がん剤治療を含むがん治療が影響していないかを評価する. 抗がん剤治療の影響が疑われる場合は, 脳卒中の重症度やがん治療の必要性をがん治療医・脳卒中治療医で協議した上で, 抗がん剤治療をいつどのように再開するかを検討する. 被疑薬がある場合は, 別の治療選択肢があるか (ほかの薬剤へ変更可能か, ほかの治療法に変更可能か, など) を再検討する.

・急性期治療が落ち着いた段階で, 退院経路を検討する. リハビリ転院を行う場合は, その間, がんに対

78

する治療やフォローアップは難しくなる．がん治療をどの程度の期間休止することが許容されるか，リハビリ転院による ADL 回復がどの程度期待できるか，優先順位を協議し，患者の希望を踏まえて方針を決定する．

・二次予防としてできること（高血圧症や脂質異常症の管理目標など）を検討する．

●まとめ

現在知られている抗がん剤治療による脳卒中リスクに関して概説した．十分なデータが蓄積されているとは言えず，日常診療では抗がん剤治療と脳卒中の因果関係について確定的な判断が可能なケースは多くない．がんの病勢，治療内容，その他の合併症や生活習慣など，がん患者を総合的に評価し，適切な治療戦略を検討することが重要である．そのために，がん治療医と脳卒中治療医の適切な連携が必須である．

◉ 参考文献

1) Murthy SB, Karanth S, Shah S, et al. Thrombolysis for acute ischemic stroke in patients with cancer: a population study. Stroke. 2013; 44: 3573-6.

2) Kitano T, Sasaki T, Gon Y, et al. The effect of chemotherapy on stroke risk in cancer patients. Thromb Haemost. 2020; 120: 714-23.

3) Dardiotis E, Aloizou AM, Markoula S, et al. Cancer-associated stroke: Pathophysiology, detection and management (Review). Int J Oncol. 2019; 54: 779-96.

4) Saynak M, Cosar-Alas R, Yurut-Caloglu V, et al. Chemotherapy and cerebrovascular disease. J BUON. 2008; 13: 31-6.

5) Oppelt P, Betbadal A, Nayak L. Approach to chemotherapy-associated thrombosis. Vasc Med. 2015; 20: 153-61.

6) Periard D, Boulanger CM, Eyer S, et al. Are circulating endothelial-derived and platelet-derived microparticles a pathogenic factor in the cisplatin-induced stroke? Stroke. 2007; 38: 1636-8.

7) Kuan AS, Teng CJ, Wu HH, et al. Risk of ischemic stroke in patients with ovarian cancer: a nationwide population-based study. BMC Med. 2014; 12: 53.

8) Numico G, Garrone O, Dongiovanni V, et al. Prospective evaluation of major vascular events in patients with nonsmall cell lung carcinoma treated with cisplatin and gemcitabine. Cancer. 2005; 103: 994-9.

9) Li SH, Chen WH, Tang Y, et al. Incidence of ischemic stroke post-chemotherapy: a retrospective review of 10,963 patients. Clin Neurol Neurosurg. 2006; 108: 150-6.

10) Seng S, Liu Z, Chiu SK, et al. Risk of venous thromboembolism in patients with cancer treated with Cisplatin: a systematic review and meta-analysis. J Clin Oncol. 2012; 30: 4416-26.

11) Zahir MN, Shaikh Q, Shabbir-Moosajee M, et al. Incidence of venous thromboembolism in cancer patients treated with cisplatin based chemotherapy - a cohort study. BMC Cancer. 2017; 17: 57.

12) El Amrani M, Heinzlef O, Debrouker T, et al. Brain infarction following 5-fluorouracil and cisplatin therapy. Neurology. 1998; 51: 899-901.

13) Tournigand C, André T, Achille E, et al. FOLFIRI followed by FOLFOX6 or the reverse sequence in advanced colorectal cancer: a randomized GERCOR study. J Clin Oncol. 2004; 22: 229-37.

14) Polk A, Vistisen K, Vaage-Nilsen M, et al. A systematic review of the pathophysiology of 5-fluorouracil-induced cardiotoxicity. BMC Pharmacol Toxicol. 2014; 15: 47.

15) Muneoka K, Shirai Y, Yokoyama N, et al. 5-Fluorouracil cardiotoxicity induced by alpha-fluoro-beta-alanine. Int J Clin Oncol. 2005; 10: 441-3.

16) Baehring JM, Fulbright RK. Delayed leukoencephalopathy with stroke-like presentation in chemotherapy recipients. J Neurol Neurosurg Psychiatry. 2008; 79: 535-9.

17) Debbie Jiang MD, Alfred Ian Lee MD. Thrombotic risk from chemotherapy and other cancer therapies. Cancer Treat Res. 2019; 179: 87-101.

18) Fisher B, Costantino JP, Wickerham DL, et al. Tamoxifen for prevention of breast cancer: report of the National Surgical Adjuvant Breast and Bowel Project P-1 Study. J Natl Cancer Inst. 1998; 90: 1371-88.

19) Cuzick J, Forbes J, Edwards R, et al. First results from the International Breast Cancer Intervention Study (IBIS-I): a randomised prevention trial. Lancet. 2002; 360: 817-24.

20) Early Breast Cancer Trialists' Collaborative Group (EBCTCG); Davies C, Godwin J, Gray R, et al. Relevance of breast cancer hormone receptors and other factors to the efficacy of adjuvant tamoxifen: patient-level meta-analysis of randomised trials. Lancet. 2011; 378: 771-84.

21) Geiger AM, Fischberg GM, Chen W, et al. Stroke risk and tamoxifen therapy for breast cancer. J Natl Cancer Inst. 2004; 96: 1528-36.

22) Davies C, Pan H, Godwin J, et al. Long-term effects of continuing adjuvant tamoxifen to 10 years versus stopping at 5 years after diagnosis of oestrogen receptor-positive breast cancer: ATLAS, a randomised trial. Lancet. 2013; 381: 805-16.

23) Matthews A, Stanway S, Farmer RE, et al. Long term adjuvant endocrine therapy and risk of cardiovascular disease in female breast cancer survivors: systematic review. BMJ. 2018; 363: k3845.

24) Azoulay L, Yin H, Benayoun S, et al. Androgen-deprivation therapy and the risk of stroke in patients with prostate cancer. Eur Urol. 2011; 60: 1244-50.

25) Lopes RD, Higano CS, Slovin SF, et al. Cardiovascular Safety of Degarelix Versus Leuprolide in Patients With Prostate Cancer: The Primary Results of the PRONOUNCE Randomized Trial. Circulation. 2021; 144: 1295-307.

26) Chung SD, Chen YK, Wu FJ, et al. Hormone therapy for

III章 ● がん脳卒中医療における領域横断的視点

prostate cancer and the risk of stroke: a 5-year follow-up study. BJU Int. 2012; 109: 1001-5.

27) Hu JR, Duncan MS, Morgans AK, et al. Cardiovascular effects of androgen deprivation therapy in prostate cancer: Contemporary meta-analyses. Arterioscler Thromb Vasc Biol. 2020; 40: e55-e64.

28) Kamba T, McDonald DM. Mechanisms of adverse effects of anti-VEGF therapy for cancer. Br J Cancer. 2007; 96: 1788-95.

29) Totzeck M, Mincu RI, Rassaf T. Cardiovascular adverse events in patients with cancer treated with bevacizumab: A meta-analysis of more than 20 000 patients. J Am Heart Assoc. 2017; 6: e006278.

30) DeLoughery TG, Beer TM. Bevicizumab and thrombosis: some answers but questions remain. Cancer. 2015; 121: 975-7.

31) 厚生労働省. ベバシズマブ（遺伝子組換え）の安全性に係る調査結果について. https://www.mhlw.go.jp/stf/shingi/2r9852000002gyjo-att/2r9852000002gyu8.pdf

32) Besse B, Lasserre SF, Compton P, et al. Bevacizumab safety in patients with central nervous system metastases. Clin Cancer Res. 2010; 16: 269-78.

33) Yang L, Chen CJ, Guo XL, et al. Bevacizumab and risk of intracranial hemorrhage in patients with brain metastases: a meta-analysis. J Neurooncol. 2018; 137: 49-56.

34) Wu MD, Moslehi JJ, Lindner JR. Arterial thrombotic complications of tyrosine kinase inhibitors. Arterioscler Thromb Vasc Biol. 2021; 41: 3-10.

35) Chen DY, Liu JR, Tseng CN, et al. Major adverse cardiovascular events in patients with renal cell carcinoma treated with targeted therapies. JACC CardioOncol. 2022; 4: 223-34.

36) Jang S, Zheng C, Tsai HT, et al. Cardiovascular toxicity after antiangiogenic therapy in persons older than 65 years with advanced renal cell carcinoma. Cancer. 2016; 122: 124-30.

37) Bottinor WJ, Flamand Y, Haas NB, et al. Cardiovascular implications of vascular endothelial growth factor inhibition among adolescents/young adults in ECOG-ACRIN E2805. J Natl Compr Canc Netw. 2023; 21: 725-731.e1.

38) Cohen JB, Brown NJ, Brown SA, et al. Cancer Therapy-Related Hypertension: A Scientific Statement From the American Heart Association. Hypertension. 2023; 80: e46-e57.

39) Fitzpatrick T, Carrier M, Le Gal G. Cancer, atrial fibrillation, and stroke. Thromb Res. 2017; 155: 101-5.

40) Font J, Milliez P, Ouazar AB, et al. Atrial fibrillation, cancer and anticancer drugs. Arch Cardiovasc Dis. 2023; 116: 219-26.

41) Cheng WL, Kao YH, Chen SA, et al. Pathophysiology of cancer therapy-provoked atrial fibrillation. Int J Cardiol. 2016; 219: 186-94.

42) Jo W, Won T, Daoud A, et al. Immune checkpoint inhibitors associated cardiovascular immune-related adverse events. Front Immunol. 2024; 15: 1340373.

43) Drobni ZD, Alvi RM, Taron J, et al. Association between immune checkpoint inhibitors with cardiovascular events and atherosclerotic plaque. Circulation. 2020; 142: 2299-311.

44) Bar J, Markel G, Gottfried T, et al. Acute vascular events as a possibly related adverse event of immunotherapy: a single-institute retrospective study. Eur J Cancer. 2019; 120: 122-31.

45) Solinas C, Saba L, Sganzerla P, et al. Venous and arterial thromboembolic events with immune checkpoint inhibitors: A systematic review. Thromb Res. 2020; 196: 444-53.

III章 がん・脳卒中医療における領域横断的視点

2 → がん放射線療法に関連した脳卒中

滋賀医科大学脳神経外科 **吉田和道**

> **本項の ポイント**
>
> A. 放射線誘発性頸動脈狭窄症（RICS）は，今後増加が見込まれる．
> B. RICS は血行再建のハイリスク病変である．
> C. 頭頸部がんに対する放射線治療前には頸動脈超音波を行う．
> D. 老化細胞除去薬による RICS の予防治療の実現が期待される．

●はじめに

がん放射線療法に関連した脳卒中として，頭頸部がん患者における放射線誘発性頸動脈狭窄症（radiation induced carotid stenosis: RICS）は古くから知られた疾患の一つである．がんに対する集学的治療が進歩したことで長期生存者が増加傾向にあること[1]，また，がん患者の半数が何らかの放射線治療を受けていること[2]，わが国の急速な高齢化に伴って担がん患者自体も増加していることなど，複数の要因により，RICS 患者も増加するものと推測される．近年のわが国におけるこれらの医療環境を鑑みると，RICS に対する適切な診断・治療法の確立は，脳卒中診療において重要な課題の一つと言える．

本稿では，RICS に対する血行再建の現状について紹介した上で，その自然歴と病態機序，および予防治療法の可能性について概説する．

1. RICS に対する血行再建

RICS に対する頸動脈内膜剝離術（carotid endarterectomy: CEA）においては，放射線治療の影響による軟部組織の硬化や癒着を伴うため，頸動脈の剝離操作が通常の CEA よりも難しい．実際，舌下神経や迷走神経など脳神経損傷リスクが高いとの報告があり[3]，ハイリスク CEA と言える．2000 年代に入って急速に発展・普及した頸動脈ステント留置術（carotid artery stenting: CAS）は，ハイリスク CEA に対する代替療法として，RICS に対する血行再建に広く用いられるようになった．しかし，MRI を中心とする種々の画像診断を用いたプ

ラーク性状評価や分子メカニズムも含めた動脈硬化の病態解明の進歩により，RICS のプラークは，不安定性が高いことや long lesion が多いなど，CAS にとってもハイリスクであることが明らかとなっている **図1**[4]．

現状においては，RICS に対する血行再建法としての CEA と CAS の優劣について，コンセンサスは得られていない．2012 年に Fokkema らは RICS に対する CEA と CAS の成績を比較したシステマティックレビューで，CEA においては脳神経麻痺の発生率が高く，CAS では周術期の虚血性合併症率が高いと報告している[3]．2020 年の Zhang らの報告でも，短期・長期成績共に CAS の脳梗塞発生率が高いこと，CEA では脳神経麻痺の出現率が高いと報告している．その上で，CEA の周術期成績も手術解剖の理解が進んだことや安全な手技を目指した手術法の向上が進んでいることから，術後脳神経麻痺の発生率も経年的に低下している現状を踏まえ，RICS に対する血行再建法として CEA が望ましいのではないかと結論づけている[5]．

CAS は，CEA に比べてデバイスの改良による進歩が目覚ましく，アクセスルートに起因する周術期脳梗塞低減が期待できる頸動脈アプローチによる CAS（transcarotid artery revascularization: TCAR）も実用化されており[6]，RICS に対する安全な血行再建法についての継続的な検証が必要である．現時点においては，RICS は CEA と CAS の両者にとってハイリスク病変であるという認識のもとに，積極的な多面的内科治療を十分に行った上で，血行再建自体の適応判断や，血行再建法の選択は，症例ごとに慎重に検討すべきである．

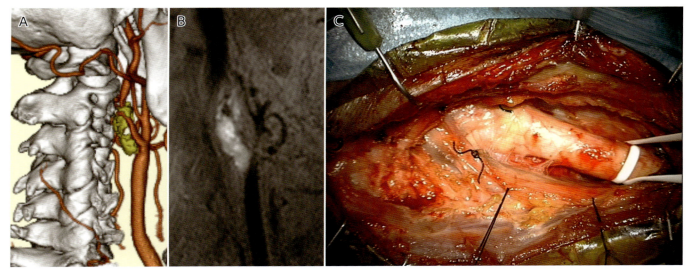

図1 頸部放射炎治療後 7 年目の症候性右 RICS に対して CEA を行った 60 歳代男性
A: 術前 CT アンギオ: 石灰化（黄色部分）を伴うプラークを認める．
B: 術前 MRI プラーク画像（T1 強調像）: 外周性石灰化の内部にプラーク内出血（高信号部分）を認める．
　A と B の所見から CAS では塞栓性合併症のハイリスクと判断し CEA を選択した．
C: CEA の術中写真: 軟部組織は硬化とともに高度の癒着を認める．

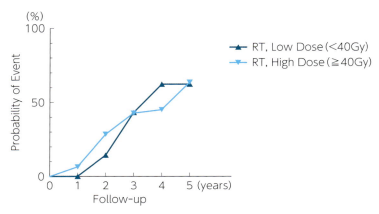

図2 照射量の違いと動脈硬化の進行
（Yamamoto Y, et al. Cerebrovasc Dis. 2023; 52: 543-51[11]）
40 Gy を基準に高線量群（▼）と低線量群（▲）に分類し，観察開始から 0.25 mm 以上の IMT（内膜中膜複合体厚）増加をイベントと定義しその発生率をみたところ，両群に差はなかった．

2. 動脈硬化進行における放射線治療の影響

　放射線治療後の動脈硬化進行は，重要な長期的合併症の一つであり，頭頸部がんに対する放射線治療では RICS による脳梗塞が問題となるが[7,8]，RICS 自体の病態に関する臨床研究は，これまで複数の横断研究に限られていた[9,10]．山本らが 2023 年に報告した頭頸部がん患者を対象とする前向き観察研究では，放射線治療（RT）群と非放射線治療（コントロール）群を頸動脈超音波検査により 5 年間比較した[11]．内膜中膜複合体厚（intima-media thickness: IMT）は，照射直後から漸増し，RT 群の増加速度はコントロール群の 7.8 倍であった．さらに，40 Gy を基準に高線量群と低線量群に分類して RT 群を詳細に検討すると，線量が高いと IMT の増加も早い傾向はあったが有意差は認められなかった．即ち低線量であれば安全という訳ではないことが明らかになった 図2．また，RICS に対する既存の動脈硬化の影響をみるために，RT 群とコントロール群のそれぞれについて，放射線治療前または観察開始前の IMT が 1.0 mm 以上と未満の群に分けて比較したところ，コントロール群では 5 年間の観察期間中に明らかな差はなかったが，RT 群では放射線治療開始前に IMT が 1.0 mm 以上の動脈硬化初期病変を有すると，照射による動脈硬化の促進が顕著であった 図3．観察開始前に IMT が 1.0 mm 以上あった RT 群の 28 頸動脈とコント

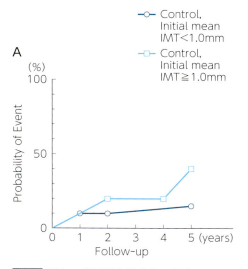
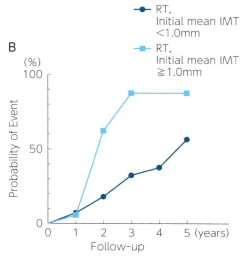

図3 既存の動脈硬化性変化に対する放射線照射の影響
(Yamamoto Y, et al. Cerebrovasc Dis. 2023; 52: 543-51[11])より改変)
A: 観察開始時のIMTが1.0 mm以上の場合に動脈硬化性変化ありと定義した場合, コントロール群では, 既存動脈硬化の有無とイベント発生率に有意な差は無い.
B: 放射線治療群では, 動脈硬化性変化があると, 照射後のイベント発生率が高い.

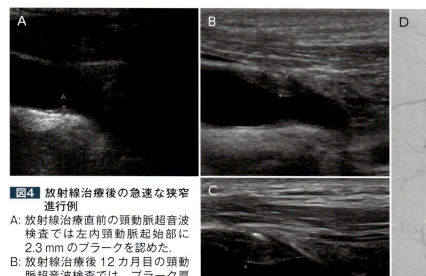
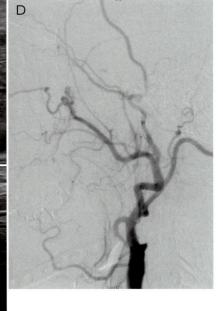

図4 放射線治療後の急速な狭窄進行例
A: 放射線治療直前の頸動脈超音波検査では左内頸動脈起始部に2.3 mmのプラークを認めた.
B: 放射線治療後12カ月目の頸動脈超音波検査では, プラーク厚が3.2 mmに上昇.
C: 24カ月目には4.5 mmに上昇.
D: 27カ月後に脳梗塞で搬送された際の血管撮影では急性閉塞を認めた.

ロール群の19頸動脈において, 5年以内に急激な狭窄進行を認めたのはRT群で3血管ありコントロール群では0であった **図4**. これらの結果から, 頸部放射線治療前には超音波検査によるスクリーニングが有用であり, 照射前にプラークを有する症例では, 特に厳重な画像経過観察が勧められる. 照射前に動脈硬化を認めない場合も, 5年以上の長期生存例においては定期的な超音波検査による観察を継続すべきである.

3. 放射線誘発性動脈硬化促進機序に基づく予防治療の可能性

A 放射線による動脈硬化促進における細胞老化の重要性

RICSの病態機序を解明するために, これまでにも複数のモデル動物作成を試みた研究が報告されているが[12,13], 実臨床のモデルとして必要なプラークの増大(狭窄の進行)は再現できていなかった. これは, 正常血

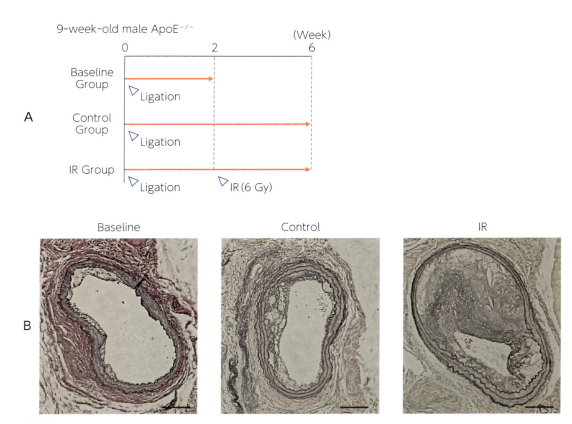

図5 マウスモデルを用いた放射線誘発性頸動脈狭窄症の基礎研究
(Yamamoto Y, et al. J Am Heart Assoc. 2021; 10: e020712[14]より改変)
A: 実験スケジュール．Baseline group は部分結紮処理後2週間後に，Control group は部分結紮後6週目に，IR group は部分結紮後2週目に6 Gy の全身照射を行いそこから4週目に，それぞれ総頸動脈組織標本を作製した．
B: 総頸動脈切片の modified Elastica van Gieson 染色．IR group では著明なプラーク形成を認める．

管への放射線照射で動脈硬化が誘発され，プラーク形成からさらに増生に至るまでにはかなりの時間を要することが原因の一つと推測される．われわれは，前述の頭頸部がん患者を対象とする前向き観察研究の結果，既存のプラークに放射線照射した場合において，特に動脈硬化の進行が加速し狭窄率が急上昇するリスクが高いことを踏まえ，それを忠実に再現した動物モデルの作成を計画した．すなわち，初期のプラーク形成を誘発した上で，放射線を照射し，その影響を確認するものである．具体的には，ApoE ノックアウトマウスに高脂肪食を与えた上で，外科処置（上甲状腺動脈のみ温存し，内頸動脈と外頸動脈を結紮する部分結紮法により，総頸動脈に low share stress を負荷）により動脈硬化の初期病変を誘発した上で，放射線を照射するという RICS マウスモデルを作成した[14]．照射群（R群）とコントロール群（C群）に部分結紮処置を行い，2週間後にR群に対して6 Gy のガンマ線を全身照射し，照射後2時間から最長4週間までの期間にR群とC群の総頸動脈を免疫組織化学的に比較した **図5**．R群のプラークでは，照射後2時間で DNA 障害のマーカーである 53BP1 および gamma H2AX 陽性細胞が内皮と中膜で確認され，それらの陽性細胞は照射後4週後においても残存していた．次に，DNA 障害により生じた老化細胞から炎症を促進する因子が分泌される現象として知られる SASP（senescence-associated secretary phenotype）が，RICS 発症において中心的な役割を果たしているのではないかという仮説のもと，老化細胞のマーカーである p16INK4a や p21 陽性細胞数を比較したところ，R群における有意な老化細胞の増加を認めた **図6**．さらに，monocyte chemotactic protein-1, keratinocyte-derived chemokine, macrophage inflammatory protein-2 など種々の炎症性マーカーもR群で有意に上昇しており，RICS 発症機序として SASP の重要性が示された．

B 老化細胞除去薬による RICS 予防の可能性

老化細胞は，がんや種々の慢性炎症性疾患の進行機序に重要な役割を果たす要因のひとつとして注目されており，以前より治療ターゲットとしての可能性が期待されてきた．一方で，細胞の老化は障害を受けた細胞の無秩序な増殖を防ぐ（がん化を防ぐ）機序でもあるため，細

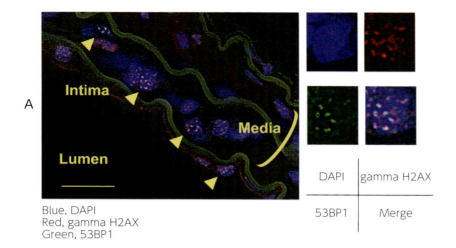
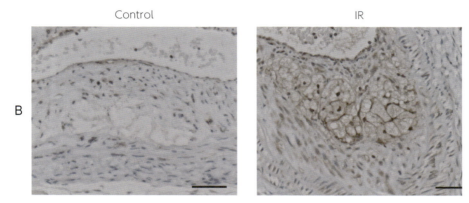

図6 放射線誘発性頸動脈狭窄の病態機序
(Yamamoto Y, et al. J Am Heart Assoc. 2021; 10: e020712[14]より改変)
A: 放射線照射により，内膜および中膜にDNA障害のマーカーである53BP1（緑）および gamma H2AX（赤）陽性細胞が確認できる．
B: 放射線照射群では老化細胞マーカーであるp16INK4a陽性細胞がコントロール群より有意に増加した．

胞老化自体の抑制はがん化を促進する危険性がある諸刃の剣であり，臨床応用は進んでいなかった．近年，細胞老化の抑制ではなく，出現した老化細胞の選択的除去という新たなアプローチ（senolysis）による薬剤の有用性が様々な疾患に対する基礎研究で示されている．海外では，既に，肺線維症，糖尿病性腎症，関節リウマチなどの疾患に対する種々のsenolytic drugを用いたランダム化比較試験が進行中である[15]．Senolysisに基づくRICSの予防薬は，理論的には照射後に老化細胞が出現した時点で一時的に薬剤を投与することでRICSを回避可能である．さらに，対象は頭頸部がん患者のRICSに留まらず，放射線照射の副作用に関わる全身の動脈硬化性疾患が適応となり得るため，広く臨床応用できる可能性を秘めている．

最後に，われわれのsenolytic drugを用いたRICS予防治療を目指した基礎研究を紹介する．細胞老化における解糖系代謝の役割の解明を目指した研究の中で，特に解糖系酵素ホスホグリセリン酸ムターゼ（PGAM）に注目し，PGAM依存性炎症の機序を解明した[16]．がん細胞でよく観察される発がん性Ras変異によりPGAM-Chk1キナーゼ結合が誘導され，解糖系代謝亢進（ワールブルグ効果）を維持する[17]．逆に，PGAM-Chk1結合阻害薬や変異は，解糖系代謝低下しがん抑制に働く．よって当初は，PGAM-Chk1結合阻害薬は新規抗がん治療と考えられた．一方，通常細胞では発がん性Ras変異により早期細胞老化が誘導される[18]．その際，PGAM-Chk1結合が亢進し，解糖系代謝mRNAも亢進することを発見した．つまり，老化細胞とがん細胞の代謝上の共通点として，PGAM-Chk1結合依存性の解糖系代謝亢進があり，その結合阻害は，両者において解糖系代謝低下および細胞死を誘導する．興味深い事に，若い通常細胞では，PGAM-Chk1は結合せず，結合阻害薬での解糖系代謝低下も観察されない．すなわち，PGAM-Chk1結合阻害薬は，若い細胞には毒性を示さない一方で，老化培養細胞に選択的なアポトーシス（senolysis）を誘導することが判明した．さらに，安全性評価が確定

している既存薬ライブラリーを対象に PGAM-Chk1 結合阻害スクリーニングを行い，senolysis 活性を有する複数の候補薬剤を見出した．現在，RICS モデルへの候補薬投与による予防効果を検証中である．

●おわりに

脳卒中診療において，RICS 患者は増加する可能性が高く，適切な診断・治療法の確立が求められる．RICS は，CEA と CAS の両者にとってハイリスク病変であるため，まずは積極的な多面的内科治療を行った上で，血行再建の適応判断と再建法の選択は，症例ごとに慎重に検討する．頭頸部がんに対する放射線治療前には，頸動脈超音波検査によるスクリーニングを行い，プラークを認める症例には，厳重な画像経過観察を行う．将来的には，老化細胞除去薬による放射線誘発性動脈硬化の予防治療の実現が期待される．

● 参考文献

1) Siegel RL, Miller KD, Jemal A. Cancer statistics, 2019. CA Cancer J Clin. 2019; 69: 7-34.
2) Borghini A, Gianicolo EA, Picano E, et al. Ionizing radiation and atherosclerosis: current knowledge and future challenges. Atherosclerosis. 2013; 230: 40-7.
3) Fokkema M, den Hartog AG, Bots ML, et al. Stenting versus surgery in patients with carotid stenosis after previous cervical radiation therapy: systematic review and meta-analysis. Stroke. 2012; 43: 793-801.
4) Bianchini Massoni C, Gargiulo M, Pini R, et al. Radiation-induced carotid stenosis: perioperative and late complications of surgical and endovascular treatment. J Cardiovasc Surg. 2017; 58: 680-8.
5) Zhang X, Yu Y, Yang K, et al. Clinical outcomes of radiation-induced carotid stenosis: A systematic review and meta-analysis. J Stroke Cerebrovasc Dis. 2020; 29: 104929.
6) Batarseh P, Parides M, Carnevale M, et al. Perioperative outcomes of carotid endarterectomy and trans-femoral and transcervical carotid artery stenting in radiation-induced carotid lesions. J Vasc Surg. 2022; 75: 915-20.
7) Dorresteijn LD, Kappelle AC, Boogerd W, et al. Increased risk of ischemic stroke after radiotherapy on the neck in patients younger than 60 years. J Clin Oncol. 2002; 20: 282-8.
8) Scott AS, Parr LA, Johnstone PA. Risk of cerebrovascular events after neck and supraclavicular radiotherapy: a systematic review. Radiother Oncol. 2009; 90: 163-5.
9) Brown PD, Foote RL, McLaughlin MP, et al. A historical prospective cohort study of carotid artery stenosis after radiotherapy for head and neck malignancies. Int J Radiat Oncol Biol Phys. 2005; 63: 1361-7.
10) Cheng SW, Wu LL, Ting AC, et al. Irradiation-induced extracranial carotid stenosis in patients with head and neck malignancies. Am J surg. 1999; 178: 323-8.
11) Yamamoto Y, Okawa M, Suzuki K, et al. Continuous and early progression of carotid intima-media thickness after radiotherapy for head and neck cancer: 5-year prospective observational study. Cerebrovasc Dis. 2023: 1-9.
12) Hoving S, Heeneman S, Gijbels MJ, et al. Single-dose and fractionated irradiation promote initiation and progression of atherosclerosis and induce an inflammatory plaque phenotype in ApoE (-/-) mice. Int J Radiat Oncol Biol Phys. 2008; 71: 848-57.
13) Stewart FA, Heeneman S, Te Poele J, et al. Ionizing radiation accelerates the development of atherosclerotic lesions in ApoE -/- mice and predisposes to an inflammatory plaque phenotype prone to hemorrhage. Am J Pathol. 2006; 168: 649-58.
14) Yamamoto Y, Minami M, Yoshida K, et al. Irradiation accelerates plaque formation and cellular senescence in flow-altered carotid arteries of apolipoprotein E knock-out mice. J Am Heart Assoc. 2021; 10: e020712.
15) Kirkland JL, Tchkonia T. Senolytic drugs: from discovery to translation. J Intern Med. 2020; 288: 518-36.
16) Kondoh H, Lleonart ME, Gil J, et al. Glycolytic enzymes can modulate cellular life span. Cancer Res. 2005; 65: 177-85.
17) Mikawa T, Shibata E, Shimada M, et al. Phosphoglycerate Mutase Cooperates with Chk1 Kinase to Regulate Glycolysis. iScience. 2020; 23: 101306.
18) Serrano M, Lin AW, McCurrach ME, et al. Oncogenic ras provokes premature cell senescence associated with accumulation of p53 and p16INK4a. Cell. 1997; 88: 593-602.

III章 がん・脳卒中医療における領域横断的視点

3 → 脳卒中による ADL 低下とがん治療

国立国際医療研究センター病院薬剤部 **島貫裕実子**
国立国際医療研究センター病院がん総合内科 **下村昭彦**

> **本項の
ポイント**
>
> A. がん患者が脳卒中を発症した後には，がん，脳卒中の各々の予後を考慮し，リスクベネフィットを判断したうえで，各々の治療方針を決定する必要がある．
> B. がん患者が脳卒中を発症した場合，身体活動量の低下のリスクが高く，患者の状態を適切に評価してがん治療・脳卒中治療両者の治療方針を検討していく必要がある．
> C. がん患者は，倦怠感や悪液質といったがん特有の身体活動の制限を受けるリスクがある．
> D. がん薬物療法では，高血圧など脳卒中のリスク因子を副作用にもつ薬剤を使用する機会もあり，注意が必要である．

●はじめに

脳卒中は，血栓もしくは粥状硬化により脳血管が塞栓する『脳梗塞（虚血性脳卒中）』，脳の血管が破綻して脳実質内や脳室内に出血する『脳出血』，くも膜下腔に出血する『くも膜下出血』の主に3つの病態に分類される．がん患者では，脳卒中のリスクが増加[1]することが報告されている．がん患者における脳血管障害は，無症候性のものも含めると15％程度[2]と高い．日本人の死亡原因は悪性腫瘍が1位，脳血管疾患が4位[3]であり，血栓症はがん患者の死因の2位[4]，また日本の静脈血栓塞栓症（VTE）患者の約30％でがんが原疾患であり，最多である[5]．なお，VTEの発症リスクはがん種により差がみられる．Khoranaスコアは，がん患者のVTE発症リスク評価のためのスコアであり，その中で，原発部位による層別化がされている．すなわち，膵臓がん・胃がんは最もリスクが高く，次いで，肺がん，リンパ腫，婦人科，膀胱，精巣がんを高リスクとしている[6]．がん患者では非がん患者と比較し，凝固能の亢進により，血栓症自体のリスクも高い[7]．がん患者の脳卒中発症には，従来の脳卒中で主要な要因とされている動脈硬化だけでなく，がん関連凝固障害による塞栓症が要因となりうる[8]．また，がんの進行度とVTEについても報告がある．遠隔転移のある進行期のがん患者のVTE合併率は健常人の17倍以上で，これは早期のがん患者と比較しても5倍も高い．また，VTEの再発にも注意を払う必要がある．活動性の

がんを持つ患者，すなわち，遠隔転移がある，末期状態，化学療法や放射線療法が施行中などの患者でのVTEの再発率は，非がん患者の約3倍も高い[9]．

血栓症を発症した後は，速やかに抗凝固療法を開始する．推奨投与期間は各種ガイドラインにより記載は異なるものの，複数のガイドラインにて，初期治療を3～6カ月施行した後，活動性がんがあれば期間を延長することが推奨されている[10-13]．

また，がん治療後数十年経過したがんサバイバーにおける検討で，非がん患者と比較して血栓症の発症リスクが高いことが報告されている．血栓症に対する長期間のモニタリングは治療終了後も継続することが望ましく[14,15]，がん患者においては推定予後を考慮したうえでの血栓症のモニタリング・治療を検討する必要がある．

がん治療中に発症する脳卒中の一因であるTrousseau症候群もその一例である．Trousseau症候群は，『悪性腫瘍に合併する凝固能亢進状態あるいは汎発性血管内血液凝固症候群（disseminated intravascular coagulation: DIC）とそれに伴う遊走性血栓性静脈炎』をさすが，脳梗塞の発症を契機としてがんが見つかることも少なくないため，狭義では「悪性腫瘍に伴う血液凝固亢進により脳卒中を生じた病態』とされている[16]．

発生機序はまだ明確でない部分もあるが，DICによる血栓症や，腺がんや造血器腫瘍のがん患者が合併しやすい非細菌性血栓性心内膜炎（nonbacterial thromboendocarditis: NBTE）による心原性塞栓症が中心的な機序

III章 ● がん・脳卒中医療における領域横断的視点

表1 がん関連脳卒中関連因子

腫瘍による直接的な影響	動脈・静脈浸潤，静脈血栓症，腫瘍塞栓，血管圧迫，腫瘍内出血，血管内リンパ腫など
感染症	
薬物治療	メソトレキセート，フルオロウラシル，シスプラチン，L-アスパラギナーゼ，ラロキシフェン/抗エストロゲン療法薬，アンドロゲン遮断療法，骨髄移植，モルヒネ
凝固異常症	播種性脳血管内凝固症候群，非細菌性血栓性心内膜炎，血小板減少症，血液凝固能亢進状態，ムチン分泌
放射線療法	頭蓋内および頭蓋外血管への放射線照射
がんの支持療法	造血幹細胞移植，造血増殖因子
侵襲的処置	ルンバール穿刺，髄腔内化学療法，開頭手術，外科的切除，気管支鏡

(Dardiotis E, et al. Int J Oncol. 2019; 54: 779-96[17]より改変)

と考えられている．脳は血流が豊富なため，心原性脳塞栓症の標的となりやすく，また組織トロンボプラスチンや組織因子も多いため，凝固能亢進状態では血栓症を生じやすいという背景もある．また，脱水・過粘調症候群による低灌流状態や免疫力低下による細菌性塞栓，腫瘍塞栓，血管炎，動脈硬化など様々な要因が相まって発症すると考えられている[19]．最近では，CA125やCA19-9など腫瘍マーカーとして知られている高分子ムチンが，塞栓形成物質として注目されており，実際，Trousseau症候群の原因となる悪性腫瘍は，肺がん，膵がん，胃がん，卵巣がんなどの腺がんでの発症が多い．

近年は，がん治療の進歩によりがん患者の長期生存が可能となっており，予後の改善に伴う長期的な有害事象管理が重要となっている．成人期ではがんよりも心血管疾患が予後因子となりうることも報告されている[20]．こうした背景から，がん治療を考えるうえで，脳・心血管疾患は予後を左右しうる有害事象であり，脳血管障害の管理ならびに予防ががん治療の成否を左右しうる．がん関連の脳卒中の関連因子を **表1** に示す[21]．がん患者では，抗がん剤治療や放射線治療など，侵襲的処置の有無や腫瘍による影響だけではなく，凝固異常など多数の関連因子をもつ．また，がん関連の脳卒中を起こした場合，予後不良とされ[22]，神経障害の重症度はがんの病期と関連している[23-26]．さらに，がん患者では退院時の神経状態が非がん患者として低下し，脳卒中集中治療室での入院期間も長くなることが報告されている[27]．

このように，がん患者で脳卒中を発症した場合，非がん患者と比較して身体活動量の低下のリスクが高く，患者の状態を適切に評価してがん治療・脳卒中治療両者の治療方針を検討していく必要がある．

1. がん患者の身体能力の評価方法のその意義

脳卒中を発症したがん患者での身体機能の評価は治療

表2 PS

0	まったく問題なく活動できる．発症前と同じ日常生活が制限なく行える．
1	肉体的に激しい活動は制限されるが，歩行可能で，軽作業や座っての作業は行うことができる．
2	歩行可能で，自分の身のまわりのことはすべて可能だが，作業はできない．日中の50%以上はベッド外で過ごす．
3	限られた自分の身のまわりのことしかできない．日中の50%以上をベッドか椅子で過ごす．
4	まったく動けない．自分の身のまわりのことはまったくできない．完全にベッドか椅子で過ごす

(Oken MM, et al. Am J Clin Oncol. 1982; 5: 649-55[18])

方針を考えるにあたり重要である．がん患者の実際の身体機能の状態やセルフケア能力を評価する尺度として，世界的にはEastern Cooperative Oncology Group (ECOG) performance status (PS) **表2**，Karnofsky performance status (KPS) 等が用いられ[28]，がん患者に対する治療の適応基準の判断，治療効果指標，予後予測因子として使用されている．これらは採点が容易で短時間で測定可能であるという点が長所だが，一方，感度が低く，また病的骨折や運動麻痺などの機能障害のために活動量が低下している場合には，全身状態が良好であっても低いグレードに評価されうるため注意が必要である．高齢者は生理学的変化による臓器・身体機能の低下や併存疾患の増加などの個体差が大きいため，従来のPSでの評価では適切な評価が行いにくいことから，近年は高齢がん患者に特化した高齢者機能評価 (geriatric assessment: GA) での評価が推奨されている[29]．日常生活動作 (activities of daily living: ADL) および手段的ADLについてはがんに特化した尺度はなく，疾患問わず使用できる標準的なADLの評価尺度であるBarthel指数や機能的自立度評価法 (functional independence measure: FIM) が用いられる．

脳卒中の評価では，機能障害の総合評価尺度としてFMA (Fugl-Meyer Assessment)，NIHSS (National

Institutes of Health Stroke Scale）など，片麻痺の尺度として BRS（Brunnstrome Recovery Stage），ADLの尺度として FIM（functional independence measure）や BI（barthel index）などが使用される．脳卒中後のリハビリテーションプログラムは，脳卒中の病態，個別の機能障害，ADL の障害などから検討される．

がん治療を進めるにあたっては，信頼性や妥当性に優れる適切な評価尺度で身体機能をアセスメントするツールが必要であり，それをもって患者の状態を評価することが重要である．例えば，多くのがん薬物療法の予後因子として全身状態があげられ，この評価に PS は用いられる．PS 3 以上の状態，すなわち，『限られた身の回りのことしかできない，日中の 50％以上を就床した状態で過ごす患者』は一般的にはがん薬物療法の適応にあたらない．肺がんのように，PS により治療方針が異なるがん腫もある[30]．

侵襲性の大きい外科治療は全身状態不良患者では適応とならないことが多く，がんのリハビリテーションプログラムを作成し，実施するうえでも，身体状態の評価は必須である．

このように，がん治療・脳卒中治療のいずれの視点からも，治療導入前や治療中の身体状態の評価を行うことは，安全かつ有効的な治療を進めるにあたって不可欠な要素である．

2. がん患者の脳卒中後の身体状態

脳卒中の症状として，片麻痺，感覚障害，失語症をはじめとした高次脳機能障害，意識障害，神経障害などがあげられる．脳卒中患者の約 2 割は，発症後 2 週間で完全に身体機能が回復される[31]と報告がある一方，2 割の患者で重度の機能障害が生じ，ADL に介助が必要となる可能性がある．実際，日本の要介護の原因として，脳血管疾患は第 2 位（20％弱）を占め，特に重度の要介護を示す要介護 4〜5 では第 1 位となっている[32]ADL の維持には，リハビリテーションが重要となる．片麻痺や感覚障害，高次機能障害といった主症状はリハビリテーションの対象として広く認知されているが，脳卒中後の患者ではそれだけではなく，痙縮や疼痛，摂食嚥下障害や低栄養，排尿障害，体力低下，精神症状など様々な身体症状が起こりうる[33]ため，複合的に検討する必要がある．

がん患者では，がんに伴う倦怠感，がん悪液質など，がんによる身体症状の変化が報告されている．がんに伴う倦怠感は，『がんやがん治療に伴う永続的，主観的な疲れであり，肉体的，精神的，感情的な側面を持っている感覚で，エネルギーが少なくなっている状態』と定義される．

倦怠感は細胞障害性化学療法，放射線療，骨髄移植などさまざまな治療において多くの患者で体験する症状で，化学療法もしくは放射線療法中の患者では 80％もの患者で症状を認めている[34,35]．転移・再発期の患者では，倦怠感の罹患率が 75％を超え[36-39]，乳がん・前立腺がん・大腸がん・肺がんでの治療終了後の患者の 29％でも認めたと報告がある[40]．このように，倦怠感はがん治療中・がん治療後患者の多くに認められる症状である一方で，明確な機序は不明である．この倦怠感は，健常人が経験するものより重度かつ休養しても緩和されることが少ない[41]．強い倦怠感は，活動量の制限だけでなく，生活の質への影響も大きい．また，がんの進行により，身体活動の低下，栄養障害が進行しうる．がん悪液質は，『通常の栄養サポートでは完全に回復することができず，進行性の機能障害に至る，骨格筋量の持続的な減少（脂肪量減少の有無を問わない）を特徴とする多因子性の症候群』[42]と定義され，体重減少と食欲不振といった典型的な症状に加え，骨格筋の多大な喪失を呈する．腫瘍産生因子や炎症性サイトカインが筋破壊を生じさせ，筋萎縮や筋力低下を呈する結果，身体活動の制限に繋がりうる．また高齢者は，加齢に伴う併存疾患の増加，尿失禁，転倒，体重減少，視力低下など高齢者特有のさまざまな病態を呈する．これらの病態が 1 つ以上あると ADL 低下リスクは増加し，複数あるとさらにそのリスクが増加することも報告されている[43]．

このように，がん患者では担がん状態というだけでも身体活動の制限を受けている可能性があり，脳卒中を引き起こしたあとはさらにそれが相まって活動量の低下を起こすリスクがある．

3. 脳卒中後の身体状態の評価時期

脳卒中を起こし，ADL が低下したがん患者でも，適切なリハビリテーション等で ADL が向上しうる．また，脳卒中発症後 1 年以上が経過した慢性期の患者であっても，リハビリテーションを行うことでの歩行機能の改善，身体活動性の増加を認めたという報告もある[44]．このように ADL および PS が改善したあとは，脳卒中急性期では検討できなかったがん治療も検討しうる．そのため，がん治療の方針を検討するにあたっては，亜急性期以降の評価が望ましいと考えられ，またリハビリテーションを継続中の患者では，身体活動性が変化しうることも念

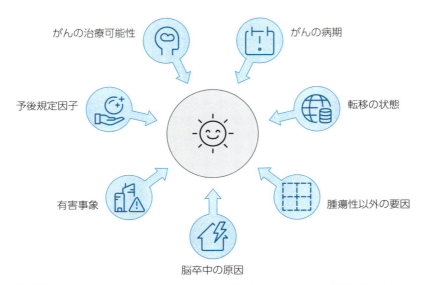

図1 がん患者が脳卒中を発症したあとに検討するべきこと（執筆者自作）

頭に置く必要がある.

4. 脳卒中後のがん治療

脳卒中を一度発症した患者は再発しやすく，再発率は発症後1年で3.2%，2年で5.8%と報告されている[45]. がん患者が脳卒中を発症した後には，がん，脳卒中の各々の予後を考慮し，リスクベネフィットを判断したうえで，各々の治療方針を決定する必要がある 図1. 具体的には，がんの病期と治療方針，脳卒中の原因，予後規定因子，治療を進めるにあたってのリスク，機能改善の可能性等である. 例えば，がんの薬物療法では，脳卒中のリスクとなりうる薬剤を使用する場合がある. 高血圧，糖尿病，脂質異常症は脳卒中の主要な危険因子であり，これらの管理は再発予防において重要である一方，がん薬物療法では分子標的薬の抗血管内皮細胞増殖因子（VEGF）抗体およびマルチキナーゼ阻害薬に代表されるような高血圧の副作用が報告されている薬剤を使用する機会が非常に増えている. これらは，投与開始直後と一定期間後の二相性の発症・増悪が報告されており，薬物療法開始後，常に高血圧のリスクを持つ[46]. 抗VEGF抗体阻害薬は，副作用として高血圧だけでなく，血栓塞栓症などそのほかの脳卒中の危険因子も報告されているため注意が必要である. がん薬物療法に影響されて血栓が形成されるがん治療関連血栓症も，これらの薬剤だけでなく，プラチナ製剤，タキサン系抗がん剤，サリドマイド系薬剤，多数の薬剤で報告があり，薬物治療方針を検討する際には意識する必要がある.

●おわりに

がんと脳卒中はともに頻度の高い病気であり，これまでも，そしてこれからも両者を併存する患者に遭遇する機会は増えるだろう. これまでは，腫瘍医，脳神経医が個々の臨床経験をもとに治療を行ってきたが，今後は両者に関係するすべての医療者が領域の枠を超えて関わる必要があると考えられる.

● 参考文献

1) Navi BB, Reiner AS, Kamel H, et al. Risk of arterial thromboembolism in patients with cancer. J Am Coll Cardiol. 2017; 70: 926-38.
2) Graus F, Rogers LR, Posner JB. Cerebrovascular complications in patients with cancer. Medicine (Baltimore). 1985; 64: 16-35.
3) 厚生労働省. 令和4年（2022）人口動態統計（確定数）の概況. https://www.mhlw.go.jp/toukei/saikin/hw/jinkou/kakutei22/（20240820 確認）
4) Khorana AA. Venous thromboembolism and prognosis in cancer. Thromb Res. 2010; 125: 490-3.
5) Nakamura M, Miyata T, Ozeki Y, et al. Current venous thromboembolism management and outcomes in Japan. Circ J. 2014; 78: 708-17.
6) Khorana AA, Kuderer NM, Culakova E, et al. Development and validation of a predictive model for chemotherapy-associated thrombosis. Blood. 2008; 111: 4902-7.
7) Varki A. Trousseau's syndrome: multiple definitions and multiple mechanisms. Blood. 2007; 110: 1723-9.
8) Bang OY, Seok JM, Kim SG, et al. Ischemic stroke and cancer: stroke severely impacts cancer patients, while cancer increases the number of strokes. J Clin Neurol. 2011; 7: 53-9.

9) 日本腫瘍循環器学会編集委員会，編．腫瘍循環器診療ハンドブック．東京: メジカルビュー社; 2020. p.45.

10) Key NS, Khorana AA, Kuderer NM, et al. Venous thromboembolism prophylaxis and treatment in patients with cancer: ASCO clinical practice guideline update. J Clin Oncol. 2020; 38: 496-520.

11) Kearon C, Akl EA, Ornelas J, et al. Antithrombotic therapy for vte disease: CHEST guideline and expert panel report. Chest. 2016; 149: 315-52.

12) Farge D, Frere C, Connors JM, et al. 2019 international clinical practice guidelines for the treatment and prophylaxis of venous thromboembolism in patients with cancer. Lancet Oncol. 2019; 20: e566-e581.

13) Khorana AA, Noble S, Lee AYY, Role of direct oral anti-coagulants in the treatment of cancer-associated venous thromboembolism: guidance from the SSC of the ISTH. J Thromb Haemost. 2018; 16: 1891-4.

14) Madenci AL, Weil BR, Liu Q, et al. Long-term risk of venous thromboembolism in survivors of childhood cancer: A report from the childhood cancer survivor Study. J Clin Oncol. 2018.(Epub ahead of print)

15) Strongman H, Gadd S, Matthews A, et al. Medium and long-term risks of specific cardiovascular diseases in survivors of 20 adult cancers: a population-based cohort study using multiple linked UK electronic health records databases. Lancet. 2019; 394: 1041-54.

16) 内山真一郎．トルーソー症候群．日内会誌．2008; 97: 45-8.

17) Dardiotis E, Aloizou AM, Markoula S, et al. Cancer-associated stroke: Pathophysiology, detection and management (Review). Int J Oncol. 2019; 54: 779-96.

18) Oken MM, Creech RH, Tormey DC, et al. Toxicity and response criteria of the Eastern Cooperative Oncology Group. Am J Clin Oncol. 1982; 5: 649-55.

19) Graus F, Rogers LR, Posner JB. Cerebrovascular complications in patients with cancer. Medicine (Baltimore). 1985; 64: 16-35.

20) Armenian SH, Xu L, Ky B, et al. Cardiovascular disease among survivors of adult-onset cancer: A community-based retrospective cohort study. J Clin Oncol. 2016; 34: 1122-30.

21) Dardiotis E, Aloizou AM, Markoula S, et al. Cancer-associated stroke: Pathophysiology, detection and management (Review). Int J Oncol. 2019; 54: 779-96.

22) Seystahl K, Hug A, Weber SJ, et al. Cancer is associated with inferior outcome in patients with ischemic stroke. J Neurol. 2021; 268: 4190-202.

23) Kneihsl M, Enzinger C, Wünsch G, et al. Poor short-term outcome in patients with ischaemic stroke and active cancer. J Neurol. 2016; 263: 150-6.

24) Zhang YY, Chan DK, Cordato D, et al. Stroke risk factor, pattern and outcome in patients with cancer. Acta Neurol Scand. 2006; 114: 378-83.

25) Aarnio K, Joensuu H, Haapaniemi E, et al. Cancer in young adults with ischemic stroke. Stroke. 2015; 46: 1601-6.

26) Wall JG, Weiss RB, Norton L, et al. Arterial thrombosis associated with adjuvant chemotherapy for breast carcinoma: a Cancer and Leukemia Group B Study. Am J Med. 1989; 87. 501-4.

27) Stefan O, Vera N, Otto B, et al. Stroke in cancer patients: A risk factor analysis. J Neurooncol. 2009; 94: 221-6.

28) Conill C, Verger E, Salamero M. Performance status assessment in cancer patients. Cancer. 1990; 65: 1864-6.

29) Mohile SG, Dale W, Somerfield MR, et al. Practical assessment and management of vulnerabilities in older patients receiving chemotherapy: ASCO guideline for geriatric oncology. J Clin Oncol. 2018; 36: 2326-47.

30) 日本肺癌学会．肺癌診療ガイドライン―悪性胸膜中皮腫・胸腺腫瘍含む 2023 年版．https://www.haigan.gr.jp/publication/guideline/examination/2023/（20240820 確認）

31) Kelley-Hayes M, Wolf PA, Kannel WB, et al. Factors influencing survival and need for institutionalization following stroke. Arch Phys Med Rehabil. 1988; 69: 415-8.

32) 生命保険文化センター．リスクに備えるための生活設計 介護や支援が必要となった主な原因は？リスクに備えるための生活設計ひと目でわかる生活設計情報．公益財団法人　生命保険文化センター（20240821 確認）．

33) 日本脳卒中学会，脳卒中ガイドライン委員会，編．脳卒中治療ガイドライン 2021．東京: 協和企画; 2021. p.259-92.

34) Henry DH, Viswanathan HN, Elkin EP, et al. Symptoms and treatment burden associated with cancer treatment: results from a cross-sectional national survey in the U. S. Support Care Cancer. 2008; 16: 791-801.

35) Hofman M, Ryan JL, Figueroa-Moseley CD, et al. Cancer-related fatigue: the scale of the problem. Oncologist. 2007; 12: Suppl 1: 4-10.

36) Haghighat S, Akbari ME, Holakouei K, et al. Factors predicting fatigue in breast cancer patients. Support Care Cancer. 2003; 11: 533-8.

37) Ruffer JU, Flechtner H, Tralls P, et al. Fatigue in long-term survivors of Hodgkin's lymphoma; a report from the German Hodgkin Lymphoma Study Group (GHSG). Eur J Cancer. 2003; 39: 2179-86.

38) Servaes P, Verhagen S, Schreuder HW, et al. Fatigue after treatment for malignant and benign bone and soft tissue tumors. J Pain Sympt Manage. 2003; 26: 1113-22.

39) Jones JM, Olson K, Catton P, et al. Cancer-related fatigue and associated disability in post-treatment cancer survivors. J Cancer Surviv. 2016; 10: 51-61.

40) Wang XS, Zhao F, Fisch MJ, et al. Prevalence and characteristics of moderate to severe fatigue: a multicenter study in cancer patients and survivors. Cancer. 2014; 120: 425-32.

41) Glaus A, Crow R, Hammond S. A qualitative study to explore the concept of fatigue/tiredness in cancer patients and in healthy individuals. Support Care Cancer. 1996; 4: 82-96.

42) Fearon K, Strasser F, Anker SD, et al. Definition and classification of cancer cachexia: an international consensus. Lancet Oncol. 2011; 12: 489-95.

43) Cigolle CT, Langa KM, Kabeto MU, et al. Geriatric conditions and disability: the Health and Retirement Study. Ann Intern Med. 2007; 147: 156-64.

44) Rodriquez AA, Black PO, Kile KA, et al. Gait training efficacy using a home-based practice model in chronic hemiplegia. Arch Phys Med Rehabil. 1996; 77: 801-5.

45) Takashima N, Arima H, Kita Y, et al. Two-year recurrence after first-ever stroke in a general population of 1.4 million Japanese patients-the shiga stroke and heart attack registry study. Circ J. 2020; 84: 943-8.

46) 田村雄一. ベッドサイドで使える腫瘍循環器入門. ベッドサイドで使える腫瘍循環器入門 循環器医と腫瘍専門医が知っておくべき20の基本知識. 東京: 中外医学社; 2019. p.68-73.

III章　がん・脳卒中医療における領域横断的視点

4 → 脳卒中回復期リハビリテーション治療とがん治療

独立行政法人国立病院機構埼玉病院リハビリテーション科 **村岡香織**

> **本項の
> ポイント**
>
> A. がん関連脳卒中患者においては，生命予後・再発リスクを評価して，リハビリテーション計画をたてる.
> B. がん治療前に回復期リハビリテーション治療を行うことで，身体機能およびがん治療の耐容能改善が期待できる.
> C. 低心肺機能・低栄養・骨関節病変・精神心理的問題などは回復期リハビリテーションの阻害因子になる. 患者ごとに評価し，対応する必要がある.

●はじめに

　脳卒中回復期リハビリテーション治療とがん治療は，いずれも，①専門的な施設での治療が必要，②早期の加療開始が望ましい，③比較的長期間の加療を要する，という共通点をもつ. そのため，がん関連脳卒中患者において，脳卒中回復期リハビリテーション治療とがん治療を「両立」することは難しいとされてきた. 一方，それぞれの加療は他方の加療をサポートする役割を担うことがわかってきている. すなわち，脳卒中回復期リハビリテーション治療で身体機能(performance status: PS[1])を改善させることができれば，がん加療の選択肢を増やし，治療耐容能を高めることができる. 逆に，がん加療を行うことで生命予後の改善が得られ，リハビリテーション治療の阻害因子がコントロールできれば，リハビリテーションゴールは高く設定できる. 脳卒中回復期リハビリテーション治療とがん治療が互いに寄与し，患者にとって最大限のアウトカムを得るためには，がん診療医・脳卒中治療医・リハビリテーション科医・そして多職種で情報を共有しマネジメントしていくことが必要であると考えられる.

1. 脳卒中回復期リハビリテーション治療の概要

　回復期リハビリテーションとは，発症後1カ月を目処とした急性期治療後，疾患管理に留意しつつ，能動的で多彩な訓練を中心とするリハビリテーションのことをさす[2]. この回復期リハビリテーション治療を担う入院施設が，「回復期リハビリテーション病棟」であり，2000年4月の診療報酬改定に伴い創設され，現在全国に約9万病床となっている. 回復期リハビリテーション病棟の現状と課題に関する調査報告書（2024年3月報告)[2]によると，入棟患者のうち約3分の1が，脳卒中患者である. 「回復期機能をもつ病床(リハビリテーションや急性期を経過した患者への在宅復帰に向けた医療を提供している)」は，他にも，地域包括ケア病棟などがあるが，地域包括ケア病棟における脳卒中患者の割合は1%未満と少なく[3]，回復期リハビリテーション病棟が脳卒中患者の主な入院リハビリテーション治療の場となっている.

　回復期リハビリテーション病棟は，他の病床に比べ，個別リハビリテーション治療を毎日・長時間（最大1日3時間）・長い期間（脳卒中患者では150〜180日が上限）実施できるという特徴がある. さらに，病棟の設備・環境およびソフト面の対応（食事は食堂に移動するなど）が日常生活動作を遂行しやすいように設計され，実際に病棟での日常生活動作練習が（個別リハビリテーションの時間以外にも）積極的に行われているという利点がある. 例えば，車いすを本人が移乗しやすい位置に配置できるスペースがある・ベッド周囲やトイレに適切な手すりなどがあるといった設備・環境が整っている上で，日課として食事・トイレ・リハビリテーション室への移動などがあることにより，一人で（もしくは見守りや介助で）車いすやトイレに移乗する機会が増え，動作練習を

Ⅲ章 ● がん・脳卒中医療における領域横断的視点

繰り返す回数が増えることになるので，動作習得に有利になる．リハビリテーション治療に特化した病床であり，リハビリテーション料は出来高請求であるが，ほとんどの薬剤料・検査料は入院基本料に包括される．

前述の調査報告書の2023年度の実績[2]によると，脳卒中患者は発症から40日前後で急性期病院から転床・転院し，入棟時の日常生活動作（activities of daily living: ADL）機能的自立度評価法（functional independence measure: FIM）で約60点，毎日・1日平均2時間15分（6.77単位）の個別リハビリテーション治療を行い，80日前後入院し，退棟時のFIMが約80点，約60%が自宅に退院する，と報告されている．

このように，脳卒中の回復期リハビリテーション治療は，最大限のアウトカムを得ることを目指し数カ月にわたる入院治療を行うことが多く，基本的には十分な生命予後があり，再発などのリスクが高くないことを前提にしている．また，回復期リハビリテーション病棟の利点を生かすためには，全身状態が安定し，毎日・病棟での日常生活動作練習（実践）も含めて長時間のリハビリテーション治療ができる運動耐容能があることが必要とされる．

2. 脳卒中の回復期リハビリテーション治療とがん治療

A 脳卒中の回復期リハビリテーション治療と身体機能（performance status: PS）

がん関連脳卒中患者の回復期リハビリテーション治療が，がん治療に寄与する要因として大きいものに，PSの改善があげられる．臨床で頻用されているECOG performance status[1]では，0-4の5段階で身体機能の程度を評価し，PS2（歩行可能で自分の身の回りのことはすべて可能）より良い身体機能であることが，外科的治療や化学療法の適応の目安とされていることが多い．「高齢者がん診療ガイドライン」[4]でも，高齢悪性腫瘍患者の治療に際して，高齢者機能評価（geriatric assessment: 以下GA）[5]を用いた包括的なアセスメントを行うことを提案しているが，身体機能はGAの主要な構成因子となっており，治療選択やリスク評価に重要な位置を占めている．これらの機能評価は，基本的には，全身状態により身体活動が制限されているかどうかを評価するものである．例えば，脳卒中の片麻痺や脊髄損傷など明確な機能障害で「歩けない」ことでPSが2より悪くなっていても，臨床では必ずしもがん治療の適応から除

外してはいないと考えられる．しかし，実際に脳卒中患者で「歩けない」場合，車いすなどを用いた活動性も低くなることが多く，がん治療の耐容能は低下していると考えられ，PSをできる限り改善させてからのがん治療実施が望ましいと考えられる．

前述した回復期リハビリテーション病棟の実績[2]では，脳卒中患者は，平均的には，入棟中にFIM総得点が20点程度改善する．FIM総得点の改善には運動項目の寄与が大きい．　図1　のように，入棟時のADLの状況によりADLの伸びは異なるが，入棟時ADL全介助-半介助（FIM運動項目27〜52点）群は28.5点改善し，退棟時にセルフケア自立に近づく．入棟時ADL半介助より良い群（FIM運動項目53点以上）では，退棟時屋内歩行自立が得られることが多い．FIMとPSは評価の内容・観点が異なるので直接比較はできないものの，大まかには脳卒中によりPS3まで低下した患者が，回復期リハビリテーション治療によりPS2に近づき，がん治療が可能な身体機能の獲得が期待できるといえる．

B Prehabilitationとがん治療

がんのリハビリテーションガイドライン[7]では，特に消化器がん，肺がんにおいて，術前のリハビリテーション治療（prehabilitation）を推奨している．呼吸器合併症予防を目的とした呼吸リハビリテーションも行われているが，近年の報告では，心肺機能や身体機能を高めることを目的として，積極的な運動療法（有酸素運動や筋力増強訓練）を比較的長期間実施することを主としている報告が多い．がん治療前に心肺機能や身体機能を高めておくことで，治療の侵襲で一時的に身体機能が低下しても，早期にADL自立に達し，合併症を予防でき，その後の身体活動の拡大も容易になることが期待できるからである[8]．Prehabiliration は，当初外科手術前に行うリハビリテーション治療を指していたが，近年では，化学療法など外科手術以外のがん治療前のリハビリテーション治療の報告も増えてきている[9]．リハビリテーション治療には「練習量増加」の原則があり，その動作の繰り返し回数を増やすことが動作獲得に重要である．もっともADLが低下しやすいがん治療中（術後や化学療法中など）にもADLが修正自立以上で（てすりや歩行器などを用いてよいが，介助は不要），実際に生活上でその動作を繰り返し行っていると，練習量が自然に増え，その動作は維持・改善されやすい．一方，ADLに介助を要するようになるとその動作を行う機会が減少し，練習量が減り，動作能力がますます低下し，ADL自立を再獲得するための治療後・術後のリハビリテーション治療の

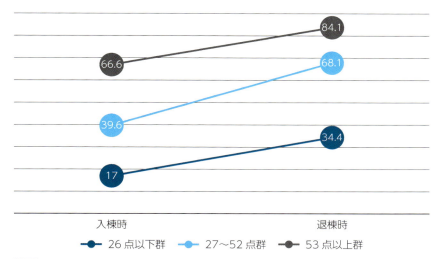

図1 入棟時FIM別にみたADL利得（運動FIM）
注1) FIMは運動項目13項目・認知項目5項目，各項目1（全介助）〜7（自立）点で採点される（総得点18〜126点，運動項目得点13〜91点）．
FIM運動項目26点未満は，すべての運動項目が1〜2点（全介助-最大介助），27〜52点は運動項目が2〜4点（最大介助-最小介助），53点以上はそれ以上，という目安になる．それぞれの運動項目は難易度が異なり，食事動作や排泄コントロールは早期に介助が減るが，歩行や階段などは自立しにくい[6]．難易度を考慮にいれると，50〜60点台では半介助群，70点台でセルフケア自立群，80点台前半で屋内歩行自立群，80点台後半で屋外歩行自立群と解釈される．

期間が長期に渡ってしまうことがある．このように，がん治療中や術後でもADLが修正自立を超えていることは，その後のADLを維持・拡大していく上で重要であり，そのためにがん治療「前」にリハビリテーション治療を積極的に行うことの必要性が高くなっている．

Prehabilitationは，治療前からADLに一部制限があるか，治療後にADLが低下し介助が必要になると予想される患者で特に必要性が高いと考えられる．脳卒中後遺症で麻痺があり歩行軽介助の食道がん患者に対し，術前に3週間の集中リハビリテーション（入院）を行い，歩行が修正自立となり術前PS2まで改善，術後合併症を回避したとの症例報告もある[10]．

C がん関連脳卒中患者の回復期リハビリテーション治療と，prehabilitation

がん関連脳卒中患者では，PSが低下している・もしくは容易に低下するリスクが高い場合が多く，がん治療を行う前に，まずprehabilitationとして回復期リハビリテーション治療を行い，PSやADLを高めておくことが，望ましいと考えられる．しかし，prehabilitationについては，「がん治療の開始が遅くなる」ことが大きな問題点として指摘されてきた．報告されているprehabilitationの期間は1〜4週間程度であり，がん治療中や治療後に行っている運動療法が一般に8週間以上であるのに比べると短い．治療開始を遅らせるマイナスと運動療法の効果が得られるプラスのバランスで期間を決めた・術前化学療法の期間に行った・手術待機の期間を利用した，などとしている報告が多く，何週間であれば適切である，との結論はでていない．2週間のprehabilitationを行った肺がんの報告では，術前4週間では長すぎ，患者の同意も得られないと考察している[11]．

がん関連脳卒中患者に対し，がん治療前の回復期リハビリテーション治療を計画すると，上記より更に長い「がん治療待機期間」が生じてしまう可能性がある．脳卒中患者におけるPSの改善は，2〜3カ月の期間をかけて達成されており，後述するような阻害因子があるとより長期化する可能性もある．一般的に回復期リハビリテーション病棟など回復期機能を中心とする病棟は，がん診療体制を作っていないので，例えば術前化学療法などを併行して行うことはできず，マイナス面が生じてくる患者も多いと考えられる．このため，急性期リハビリテーション治療を開始しながら，がん治療実施のために求められるPSに到達できるのか・どのくらい時間がかかるのか脳卒中の予後予測を行い，回復期リハビリテーション治療とがん治療計画をたてる必要がある．がん治療前に十分なリハビリテーション治療の期間を取ることが難しく，回復期リハビリテーション病棟に入棟（転院）できない場合には，急性期病床でできる限り個別のリハビリテーション治療や病棟での日常生活動作練習を行うことで求められるPSになるべく近づけると同時に，がん治療中もしくは術後には早期リハビリテーション治療もより意識的に行い，ADLの早期の拡大につなげる必要

III 章 ● がん・脳卒中医療における領域横断的視点

がある.

D がん関連脳卒中患者の生命予後・脳卒中再発リスクの予測

がんの治療前・治療後いずれの時期に行うにしても，がん関連脳卒中患者の回復期リハビリテーション治療計画にもっとも大きく影響する因子は，生命予後と脳卒中再発リスクであると考えられる.

脳卒中患者（くも膜下出血除く）における死亡率は，急性期（30 日以内）10%程度で，1 年後までに 20%，その後 1 年ごとに数%で 10 年生存率が約 50%と報告されている[12]. 再発リスクは発症後 30 日以内に 3%，その後回復期リハビリテーション期間中（発症後 2〜6 カ月くらい）で累積 10%程度（1 カ月あたり 1%程度）になるとされている[13,14]. これらより，回復期リハビリテーション治療の期間は，死亡や再発のリスクはあるが，基本的にはそれらが起こらないと仮定して退院準備をすることができる発症率であるといえる.

一方，がん関連脳卒中患者の死亡率については，急性期 20%程度，6 カ月後までに 60%程度，1 年後で 70%程度という報告[15]がある. 別の報告[16]で生存日数の中央値は 84 日であり，回復期リハビリテーション期間中に該当してしまうが，その四分位範囲は 24〜419 日と幅広く，長期の生存が得られる例もあることがわかる. 再発リスクは，発症後 30 日以内で 20%程度，回復期リハビリテーション期間中（発症後 6 カ月まで）で 40%程度となる[16]. このように，がん関連脳卒中患者の急性期−回復期リハビリテーション期間中の死亡率・再発率は高いがばらつきが大きく，回復期リハビリテーション治療を検討する上では，まずそれぞれの患者の死亡リスク・再発リスクを考慮する必要がある. 十分な回復期リハビリテーション治療の実施が困難であると考えられる症例では，早期に環境調整を行うなどのアプローチが必要になる. 一方，30%程度は 1 年以上の生存を得ており，そのような患者を適切に把握し，回復期リハビリテーション治療やがん治療の機会を保障することも重要になる.

E がん関連脳卒中患者における，回復期リハビリテーション治療のマネジメント

がん関連脳卒中患者で，PS が低下している場合には，がん治療前の回復期リハビリテーション治療が望ましいことをこれまで述べてきた. 一方，回復期リハビリテーション治療で高いアウトカムを得るためには，先にがん治療や全身管理を行い，回復期リハビリテーション治療

の阻害となる因子，すなわち低心肺機能・低栄養・骨関連事象のリスク・精神心理的問題をコントロールする必要がある. また，これらの阻害因子を考慮して予後予測することで，適切な回復期リハビリテーション計画とがん治療計画につなげることができる.

① 低心肺機能

脳卒中とがんはいずれも，身体活動の低下や心肺機能の低下をきたしやすく，脳卒中後倦怠感・がん関連倦怠感も生じやすい. 結腸がん患者に 6 分間歩行テストを行った報告では，治療を行う前でも，期待値の 70%程度の心肺機能であった[17]. 脳卒中患者では，期待値の 26〜87%の心肺機能であるとレビューされている[18]. 両者とも加齢や身体活動の低さがリスク因子になる疾患であるので発症前から心肺機能が低いことが多く，それに加え，脳卒中では身体機能障害（麻痺など）により，動作すること・運動すること自体が困難であるため容易に廃用を生じる. がん患者も，その診断時から身体活動性が低下するとされ，倦怠感や身体的な不快症状によりさらに活動性が低下しやすくなり廃用が生じる. 回復期リハビリテーション治療において動作の再獲得のためには，個別リハビリテーションや病棟での日常生活動作練習を繰り返し行うので，心肺機能・耐久性が低いと十分な練習量が確保できず，機能改善が得られにくくなる.

回復期リハビリテーション治療を遂行できるようにするためには，少なくとも急性期に廃用を生じさせないようにして，心肺機能を維持する必要がある. また，運動療法は，脳卒中患者でも，がん患者でも心肺機能を改善させることが多く報告されており[7,18]，急性期−回復期にかけて，意識的に，身体機能障害があってもできる有酸素運動（上肢エルゴメーターなど）を取り入れていくことが必要である.

② 低栄養

栄養障害も，脳卒中患者とがん患者両者で，回復期リハビリテーション治療の阻害因子として重要である. 低栄養の罹患率は，報告により判定基準などが異なるため数値のばらつきが大きいが，脳卒中でもがんでも低栄養が多く，その機能予後に負の影響を与えていることは共通して示されている. がん患者の 50〜75%にみられるとされるがん悪液質は，骨格筋量の持続的現象を特徴とし，身体機能の低下に直結する[19]. Global Leadership Initiative on Malnutrition（GLIM）基準での病因基準では，脳卒中では嚥下障害などによる食事摂取量低下や消化吸収障害が原因となっていることが多く，疾患・炎症の影響が考えられた例は 10%未満であったと報告されている[20]. がん患者では，消化管通過障害・消化吸収

障害も一部のがん種では影響するが，多くの進行がんで疾患・炎症が大きく影響して低栄養を呈する．

低栄養に対しては，合併する生活習慣病の栄養管理もしながら，身体活動性や疾患・炎症の程度を適切に・経時的に評価し，必要栄養量・栄養素を見積もる必要がある．脳卒中でもがんでも，栄養摂取の確保がまずは重要であり，嚥下障害の評価，薬剤で嘔気などが生じていないか，精神心理的影響での食欲低下はないかなどにも留意し，必要があれば補助栄養や代替栄養も用いて十分な栄養摂取下でリハビリテーション治療を行えるようにする．がん悪液質に対しては，栄養療法に加え，食欲増進・筋肉量の増加をサポートする薬物療法（アナモレリン），筋肉量の低下を防ぐ運動療法を適切に組み合わせることで身体機能の低下を緩やかにできることも期待される[19]．

③骨関連事象

高齢者の身体活動を制限する大きな要因が変形性関節症などの骨関節疾患やそれに関係する疼痛であり，歩行などのリハビリテーション治療に影響を与える．がん患者では，それに加えて，骨転移のリスクがある．骨転移により病的骨折や，脊髄圧迫による麻痺など神経障害を生じると，身体機能は著しく低下するため，回復期リハビリテーション治療を行うにあたり，骨転移の有無を診断することは重要である．一方，剖検例からの検討では，乳がん87.5%，子宮がん71.4%，前立腺がん66.7%，肺がん31.7%に骨転移巣があり，6割以上が潜在性（剖検で初めて見つかった骨転移）であったとされ[21]，骨転移があるだけで活動を制限すると，リハビリテーション治療は難しくなり，患者のADLも低下する．このため，Mirelsによる長管骨転移の病的リスク分類[22]や，SINSによる脊椎転移の脊椎不安定性評価[23]などを用いて骨関連事象のリスクを評価し，外固定や骨修飾薬の使用・放射線治療の適応評価を行うなどの対応を行ったうえで，患者にも十分に説明・同意を得て，リハビリテーション治療を拡大する．また，放射線治療後2～3カ月は照射部の安静を要し，荷重部位などでは3カ月程度経過してから部分荷重が許可されることが多い[24]．放射線治療後に回復期リハビリテーション治療を行う場合には，安静期間・荷重スケジュールを確認し，画像でのフォローも行いながら，慎重に行う必要がある．

④精神心理的問題

脳卒中患者では30%程度[25]，がん患者では40%程度[26]で，抑うつなど精神心理的問題を生じる．両者ともうつ病の既往や生活習慣病の併存がリスク因子となり，発症や診断時に大きな身体的・精神的ストレスをうけ，かつ障害や治療が長期にわたるので大きなストレスが持続しやすく，個人のストレス耐性を超えることが多いためとされる．脳卒中後うつでは，脳損傷の大きさや部位もリスク因子になる．抑うつがあると，治療に参加する意欲や自発性が低下し，食欲低下・睡眠障害・易疲労感などの身体症状も生じて，リハビリテーション治療が効果的に行えなくなる．

抑うつに対しては，心理教育や支持的精神療法，薬物療法が行われるが，脳卒中・がんでの抑うつでは，疼痛や睡眠障害といった身体的ストレスの影響が大きいので，これらの症状への対応をできる限り行い，軽減させることがまず重要である．うつ病と診断された患者に対しては，抗うつ薬による薬物療法も，うつ症状および運動機能予後や生命予後の改善に有効であるが[25]，副作用や併用薬に注意を要する．運動療法も，脳卒中・がんいずれの抑うつにも有効性が報告されている[25,26]．運動療法による抗炎症作用，セロトニンなどの血中濃度の上昇といった即時的・直接的な効果に加えて，自己効力感・心肺機能の改善・運動機能の改善・ADLの改善を介して抗うつ効果を示すと考えられており，積極的に実施することで心理状態の改善と，高い身体機能が得られる．

●おわりに

がん関連脳卒中において，がん治療前に必要なリハビリテーション期間や回復期リハビリテーション治療のアウトカムを予測すること，最終的にもっともよい機能予後を得るための治療計画の立て方，がん関連脳卒中ならではの阻害因子への対処方法など，まだ方法論が確立していない部分も多い．がんリハビリテーションの知見は集積しつつあり，今後も個人個人の病態に合わせた臨床実践を行いながら，がん関連脳卒中の集学的治療およびリハビリテーション治療についてのエビデンスも構築していくことが重要であると考えられる．

● 参考文献

1) Common Toxicity Criteria, Version2.0 Publish Date April 30, 1999.(online), available from<http://ctep.cancer.gov/protocolDevelopment/electronic_applications/docs/ctcv20_4-30-992.pdf>, Japan Clinical Oncology Group（JCOG）ウェブサイト<http://www.jcog.jp/>より
2) 回復期リハビリテーション病棟協議会．回復期リハビリテーション病棟の現状と課題に関する調査報告書; 2024.
3) 令和4年度入院・外来医療等における実態調査結果報告書．厚生労働省ウェブサイト<https://www.mhlw.go.jp/content/12404000/001154760.pdf>; 2023.
4) 高齢者がん診療ガイドライン作成委員会「高齢者がん診療ガイドライン策定とその普及のための研究」研究班，編．高齢

III 章 ● がん・脳卒中医療における領域横断的視点

者がん診療ガイドライン 2022 年度版. <http://www.chotsg.com/saekigroup/goggles_cpg_2022.pdf>; 2022.

5) Wildiers H, Heeren P, Puts M, et al. International Society of Geriatric Oncology consensus on reriatric assessment in older patients with cancer. J Clin Oncol. 2014; 32: 2595-603.

6) Tsuji T, Sonoda S, Domen K, et al. ADL structure for stroke patients in Japan based on the functional independence measure. Am J Phys Med Rehabil. 1995; 74: 432-8.

7) 日本リハビリテーション医学会がんのリハビリテーション診療ガイドライン改訂委員会, 編. がんのリハビリテーション診療ガイドライン第 2 版. 東京: 金原出版; 2013.

8) Tew GA, Ayyash R, Durrand J, et al. Clinical guideline and recommendations on preoperative exercise training in patients awaiting major non-cardiac surgery. Anaesthesia. 2018; 73: 750-68.

9) Coderre D, Brahmbhatt P, Hunter TL, et al. Cancer Prehabilitation in Practice: the Current Evidence. Curr Oncol Rep. 2022; 24: 1569-77.

10) Kinoshita T, Nishimura Y, Zaiki R, et al. Effect of Three Weeks of high-Intensity, Long-term preoperative rehabilitation for esophageal cancer patients with stroke sequelae who were considered unfit for surgery due to low activity: A case report. Healthcare (Basel). 2023; 11: 665-74.

11) Benzo R, Wigle D, Novotny P, et al. Preoperative pulmonary rehabilitation before lung cancer resection: results from two randomized studies. Lung Cancer. 2011; 74: 441-5.

12) 鈴木一夫. 脳卒中再発の疫学. 動脈硬化予防. 2010; 9: 5-10.

13) Mohan KM, Wolfe CD, Rudd AG, et al. Risk and cumulative risk of stroke recurrence: a systematic review and meta-analysis. Stroke. 2011; 42: 1489-94.

14) Langhorne P, Stott DJ, Robertson L, et al. Medical complications after stroke: a multicenter study. Stroke. 2000; 31: 1223-9.

15) Lee MJ, Chung JW, Ahn MJ, et al. Hypercoagulability and mortality of patients with stroke and active cancer: The OASIS-CANCER Study. J Stroke. 2017; 19: 77-87.

16) Navi BB, Singer S, Merkler AE, et. al. Recurrent thromboembolic events after ischemic stroke in patients with cancer. Neurology. 2014; 83: 26-33.

17) Carli F, Charlebois P, Stein B, et al. Randomized clinical trial of prehabilitation in colorectal surgery. Br J Surg. 2010; 97: 1187-97.

18) Saunders DH, Sanderson M, Hayes S, et al. Physical fitness training for stroke patients. Cochrane Database Syst Rev. 2020; 3: CD003316.

19) 辻哲也, 編. がんのリハビリテーションマニュアル第 2 版. 東京: 医学書院; 2021.

20) 西岡心大. 回復期リハビリテーション病棟における低栄養への対策. 臨床栄養. 2023; 142: 502-8.

21) 山下英樹, 尾崎まり, 遠藤宏治, 他. 剖検例における固形がんの骨転移頻度の検討. 整形外科と災害外科. 2003; 52: 742-5.

22) Mirels H. Metastatic disease in long bones. A proposed scoring system for diagnosing impending pathologic fractures. Clin Orthop Relat Res. 1989; 249: 256-64.

23) Fisher CG, DiPaola CP, Ryken TC, et al. A novel classification system for spinal instability in neoplastic disease: an evidence-based approach and expert consensus from the Spine Oncology Study Group. Spine (Phila Pa 1976). 2010; 35: E1221-9.

24) 片桐浩久. 転移性骨腫瘍のリハビリテーション. MB Med Reha. 2012; 140: 19-27.

25) Hackett ML, Pickles K. Part I: frequency of depression after stroke: an updated systematic review and meta-analysis of observational studies. Int J Stroke. 2014; 9: 1017-25.

26) Stanton AL. Psychosocial concerns and interventions for cancer survivors. J Clin Oncol. 2006; 24: 5132-7.

IV 章 がん・脳卒中医療で求められるマネジメント

1 がん合併脳梗塞に対する緊急治療
（rt-PA 静注療法，機械的血栓回収療法）

NTT 東日本関東病院脳血管内科 **神谷雄己**

> **本項のポイント**
>
> A. がん合併脳梗塞に対する緊急治療の有効性や安全性は現在のところ明らかでない．
> B. がん合併脳梗塞に対する機械的血栓回収療法は通常より回収が困難である．
> C. Catheter-Vessel Ratio の高い吸引カテーテルを選択し，コンタクトアスピレーションや併用テクニックを軸にした治療が望ましい．
> D. がん関連脳梗塞の緊急治療を良好な転帰に導くには，院内外の診療体制整備が欠かせない．

◉はじめに

現在のところ，がん合併脳梗塞に対する緊急治療（rt-PA 静注療法，機械的血栓回収療法）の有効性や安全性について十分な見解は得られていない．本項では自験例を通してがん合併脳梗塞に対する緊急治療の臨床的特徴，さらには機械的血栓回収療法における手技的特徴を概説する．

1. がん関連脳梗塞に対する緊急治療（再開通療法）に関する報告

がん関連脳梗塞に対する rt-PA 静注療法（intravenous thrombolysis）は非がん関連脳梗塞と比較して臨床転帰や症候性頭蓋内出血，死亡率に差はないという報告[1]がみられる一方，症候性頭蓋内出血は有意に多いという報告もみられる[2,3]．同様に，機械的血栓回収療法（mechanical thrombectomy）の成績についてもばらつきがある[3-7]．臨床転帰不良，症候性頭蓋内出血が有意に多く[4]，なかには 1 年後の死亡率が 90% 以上にのぼるという報告もあるが[6]，転帰や死亡，症候性頭蓋内出血とも非がん関連脳梗塞と遜色ない報告もみられる[3]．いずれも比較的少数例の後方視的検討であり，治療対象も大きく異なるため，その成績には大きな開きがみられると考えられ，一定の見解を見出すのは難しい．

2. 緊急治療（再開通療法）を行ったがん関連脳梗塞の患者背景 表1

筆者前任施設において 2014 年 4 月から 2022 年 3 月の間に再開通療法を施行した脳梗塞連続 418 例（中央値 74 歳，女性 39%，NIHSS スコア 14 点，ASPECTS 8 点）のうち，がん関連脳梗塞は 22 例（5%）であった．なお，がん関連脳梗塞は活動性のがんを有する潜在性脳梗塞と定義し，がん関連脳梗塞に対する再開通療法の適応は通常と同様の適応基準に従ったが，がん自体のステージや予想される生命的予後は考慮せず，概ね病前のmRS3 以下を対象とした．

がん関連脳梗塞の 16 例（73%）は近隣のがん診療施設からの転院搬送であった．筆者の前任施設は国内有数のがん診療施設に近接していたため，がん診療施設に通院中，入院中の患者が脳梗塞を発症した際の病院間連携構築が進み，迅速に対応する診療体制が経時的に整備されたことが大きく反映された結果であった．自身の院内発症は 3 例（14%），緊急治療を契機に新たにがんと診断されたのが 3 例（15%）であった．

がん関連脳梗塞は年齢中央値 66.5 歳，女性の割合が59% と，非がん関連脳梗塞（control）と比べ，より若年で女性が多かった．がんの原発巣は，肺（9 例），子宮（4 例），膵臓（3 例）の順で多く，がんの stage は全例が 3 以上であった．がん関連脳梗塞は control と比べ神経学的重症度，閉塞血管に明らかな差はみられず，発症から来院までに要した時間にも差はなかった．がん関連脳梗塞 22 例のうち 5 例（23%）で rt-PA 静注療法が施

IV 章 ● がん・脳卒中医療で求められるマネジメント

表1 緊急治療（再開通療法）を行ったがん関連脳梗塞の患者背景

	がん関連脳梗塞 n＝22	Control n＝396	Univariate P value
Age, median（IQR）, y	66.5（60-73）	74.5（65-82）	<0.01
Females, no.（%）	13（59）	150（38）	<0.05
Pre-mRS, median（IQR）	0（0-1）	0（0-2）	0.472
NIHSS score, median（IQR）	12.5（8-24）	15（8-22）	0.998
Pre-ASPECTS, median（IQR）	7（5-8）	8（7-9）	<0.05
Large Vessel Occlusion, no.（%）	14（64）	215（54）	0.391
Medium Vessel Occlusion, no.（%）	5（23）	99（25）	0.810
IV-tPA, no.（%）	5（23）	201（51）	<0.05
Endovascular Therapy, no.（%）	18（82）	279（70）	0.253
Mechanical Thrombectomy, no.（%）	16（77）	245（62）	0.146
Onset-Door Time, median（IQR）, min	122（78-355）	108（56-217）	0.330
Door-Needle Time, median（IQR）, min	26（26-80）	38（30-45）	0.476
Door-Puncture Time, median（IQR）, min	44（39-55）	51（45-66）	<0.05

行され，control に比べ低率であった．一方で，機械的血栓回収療法の割合はがん関連脳梗塞で高い傾向であった．この結果は，がんに対する治療やがん自体による血球減少や直近の侵襲的治療によって rt-PA 静注療法の適応から外れる症例が多い影響と考えられ，がん関連脳梗塞においては機械的血栓回収療法の重要性がより増すといえる．

3. がん関連脳梗塞に対する機械的血栓回収療法における手技的特徴 図1

機械的血栓回収療法を行った症例の比較において，control における First Pass Effect（FPE）（1 手技でほぼ完全な再開通）は 30％であったのに対し，がん関連脳梗塞では 1 例もみられなかった．それに伴い，総手技回数もがん関連脳梗塞で中央値 3 回，control で 2 回と，有意にがん関連脳梗塞で多かった．一方で，最終的な有効再開通率，完全再開通率，手技時間に明らかな差はみられなかった．また，手技に関係するくも膜下出血や症候性頭蓋内出血の頻度も両群で有意な差はみられなかった．

がん関連脳梗塞の閉塞血栓病理についての詳細は他項に譲るが，がん関連脳梗塞における血栓はフィブリンや血小板の組成が高いと報告されており[8,9]，一般的に回収が難しい血栓に該当する．そのような背景から自験例のがん関連脳梗塞では FPE が得られなかったと推察された．ただ，現在の血栓回収デバイスではまったく歯が立たないというわけではなく，後述のようにデバイスやテクニックを適切に変更することにより再開通を得ることは可能であり，迅速な判断，手技変更により手技時間への影響を免れたと思われる．

4. がん関連脳梗塞に対する機械的血栓回収療法におけるテクニック別の手技的転帰 図2

現在の血栓回収療法は，ステントリトリバーを用いた血栓回収と血栓吸引カテーテルを用いたコンタクトアスピレーションの 2 手技が主に用いられ，近年ではこれらを併用して使用する併用テクニックも広く行われている．併用テクニックにはさまざまな方法があるが，ステントリトリバーと吸引カテーテルで血栓を挟み込んで一塊として回収する pinching technique を行うことが筆者は多い．これらテクニック別の再開通率について検討した．機械的血栓回収療法を行ったがん関連脳梗塞 16 例に対し計 47 回の治療が行われた．初回手技はステントリトリバーが多かった．全 47 回の治療のうちステントリトリバーは 17 回，コンタクトアスピレーションは 21 回，併用テクニックは 9 回行われた．各々の有効再開通率は 11.8％，33.3％，44.4％であり，ステントリトリバーできわめて低率であった．さらにコンタクトアスピレーションおよび併用テクニック時に用いた吸引カテーテルの外径と閉塞血管径の比率 catheter-vessel ratio（CVR）をもとにコンタクトアスピレーション群，併用テクニック群を各々 CVR 0.75 以上と CVR 0.75 未満に分けると，CVR 0.75 以上の吸引カテーテルを用いたコンタクトアスピレーション群や併用テクニック群の有効再開通率は 50％を上回った．自験例を 2 例提示する 図3, 4 ．

がん関連脳梗塞に対する機械的血栓回収療法では，ステントリトリバーによる治療の有効再開通率が低いことが報告されており[10]，我々の検討もこれを裏付ける結果

I ┈┈→ がん合併脳梗塞に対する緊急治療（rt-PA 静注療法，機械的血栓回収療法）

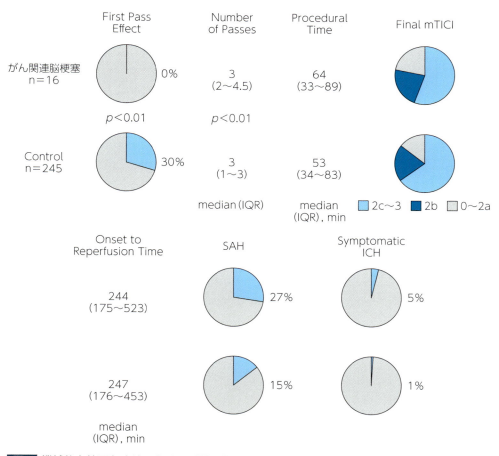

図1 機械的血栓回収療法における手技的特徴
mTICI: modified treatment in cerebral infarction
IQR: interquartile range

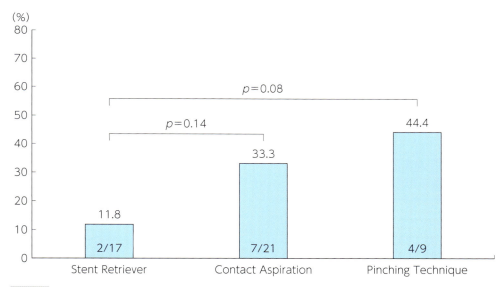

図2A Successful reperfusion for each technique

であった．一方，機械的血栓回収療法における CVR と再開通率との関連についても近年報告がみられている[11,12)]が，今回の結果はその関連がより顕著であった．がん関連脳梗塞の血栓性状が強く影響したと考えられる．治療前にがん関連脳梗塞であることを判断することは困難なケースもあるが，事前の情報からがん関連脳梗塞の可能性が高い症例では CVR を意識して吸引カテーテルを選択し，コンタクトアスピレーションや併用テクニックを軸にした治療を考慮する必要がある．

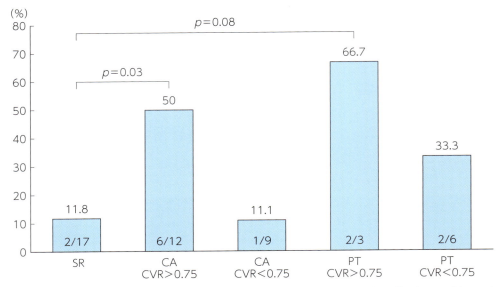

図2B Successful reperfusion for each technique considering Catheter-Vessel Ratio
CVR: catheter vessel ratio

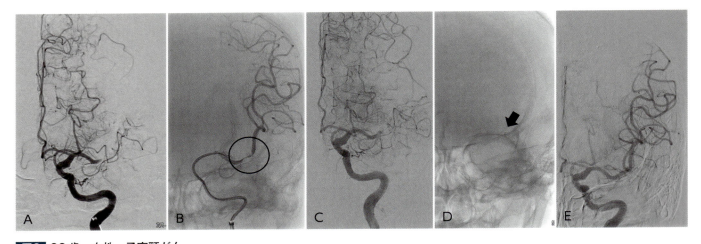

図3 66歳，女性．子宮頸がん
A: 左中大脳動脈 M1 遠位の閉塞を認める．
B，C: ステントリトリバー（Solitaire 6〜30 mm: 丸印）を用いて血栓回収を試みるも再開通は得られず．
D，E: 吸引カテーテル（Penumbra ACE 68: 矢印）を用いてコンタクトアスピレーションを行い完全再開通が得られた．

5. 緊急治療（再開通療法）を行ったがん関連脳梗塞の臨床転帰 図5

　90日後の転帰良好は control の 193 例（50.1％）に対しがん関連脳梗塞は 5 例（23.8％），死亡は control 37 例（9.6％）に対しがん関連脳梗塞 12 例（57.1％）と，明らかにがん関連脳梗塞は転帰不良で，特に死亡の多さが際立っていた．ただ，脳梗塞診療施設（筆者前任施設）退院時の臨床転帰は control と比較して著明な違いはみられなかった．がん関連脳梗塞における 90 日後死亡 12 例のうち脳梗塞に起因するのは 3 例のみであり，9 例はがんに関連する死亡であった．これは先述の「がん自体のステージや予想される予後は考慮しない」という適応基準の影響が色濃く反映された結果と考えられる．

6. がん関連脳梗塞に対する緊急治療（再開通療法）の課題

　今回の検討ではがん関連脳梗塞の大半が近隣のがん診療施設からの転送であった．周辺の施設環境にもよるが，診療の分化が進む中，「がん診療施設≠脳梗塞診療施設」という地域も少なくないと想像される．そのため，がん診療施設と脳梗塞診療施設の病病連携が不可欠である．一方，本検討では少数であったが，地域のがん診療と脳梗塞診療両方を担う施設では，がん関連脳梗塞は院内発症例が多いと想像される．そのため，院内発症脳梗塞診療体制の整備もがん関連脳梗塞の迅速な対応に繋がる．がん関連脳梗塞の緊急治療を良好な転帰に導くには，これら内外の診療体制の整備が欠かせない．

I ····→ がん合併脳梗塞に対する緊急治療（rt-PA 静注療法，機械的血栓回収療法）

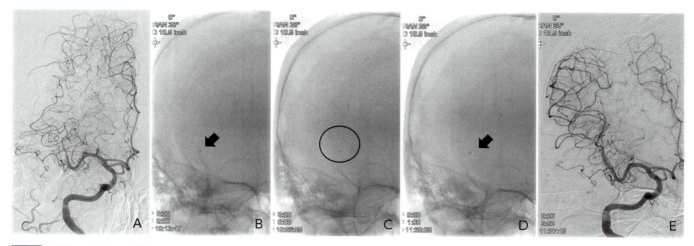

図4 66 歳，女性．肺がん
A: 右中大脳動脈 M2 分枝の閉塞を認める．
B: CVR0.99 の吸引カテーテル（Penumbra JET7: 矢印）を用いてコンタクトアスピレーションを行うも再開通は得られず．
C: CVR0.58 の吸引カテーテル（Penumbra 3MAX）とステントリトリバー（Tron FX 2〜15 mm）（丸印）を用いて併用テクニックで回収を行うも再開通は得られず．
D, E: CVR0.72 の吸引カテーテル（SOFIA FLOW Plus 5F: 矢印）を用いてコンタクトアスピレーションを行い完全再開通が得られた．

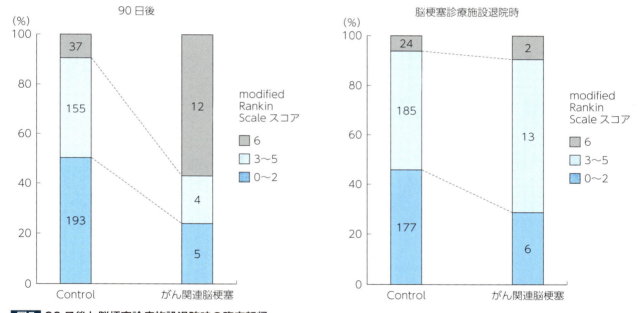

図5 90 日後と脳梗塞診療施設退院時の臨床転帰
modified Rankin Scale 0〜2 は転帰良好，modified Rankin Scale 6 は死亡を示す．

突然の脳梗塞で生じうる死亡，後遺症を非がん関連脳梗塞と同等に可能な限り回避し，がんの余命を過ごす意義は高いと個人的には考えるが，がん関連脳梗塞患者自身やその家族が最終的に同様な想いに至ったかは明らかでない．担がん患者に対し，がん治療の選択と同様，がん関連脳梗塞発症時の対応についてもあらかじめ話し合う機会を設けるべきなのかもしれない．脳梗塞診療医は治療選択とその成績を説明できるよう，症例の蓄積，情報の共有に努める必要がある．

今回の検討からは外れるが，同期間にがん診療施設から転送され再開通療法を行った担がん患者 26 例のうち 12 例（46%）は最終的にがん関連脳梗塞以外の病型と診断した．担がん患者においても十分な精査のもと病型を診断し，病型に見合った再発予防を講ずることも忘れてはならない．

● おわりに

今回の検討をみても，がん関連脳梗塞に対する緊急治療（再開通療法）の成績自体が非がん関連脳梗塞と比較して明らかに劣るとは言い難い．逆に，突然の脳梗塞で

IV 章 ● がん・脳卒中医療で求められるマネジメント

生じうる死亡，後遺症を非がん関連脳梗塞と同等に可能
な限り回避し，がんの余命を過ごす意義は高いと考える．
迅速な診療を行えるよう院内診療，病病連携体制を整備
し，がん関連脳梗塞に対する機械的血栓回収療法の tips
を踏まえて治療にあたることが望まれる．

● 参考文献

1) Huang S, Lu X, Tang LV, et al. Efficacy and safety of intravenous thrombolysis for acute ischemic stroke in cancer patients: a systemic review and meta-analysis. Am J Transl Res. 2020; 12: 4795-806.

2) Eun MY, Jeon ET, Seo KD, et al. Reperfusion therapy in Acute Ischemic Stroke with Active Cancer: A meta-analysis aided by machine learning. J Stroke Cerebrovasc Dis. 2021; 30: 105742.

3) Merlino G, Smeralda C, Gigli GL, et al. Recanalisation theraphy for acute ischemic stroke in cancer patients. Sci Rep. 2021; 11: 11634.

4) Lee EJ, Bae J, Jeong HB, et al. Effectiveness of mechanical thrombectomy in cancer-related stroke and associated factors with unfavorable outcome. BMC Neurol. 2021 6; 21: 57.

5) Mattingly TK, Risco JE, Burch JE, et al. Endovascular therapy is effective for large vessel occlusion despite concurrent cancer. J Stroke Cerebrovasc Dis. 2022; 31: 106439.

6) Oki S, Kawabori M, Echizenya S, et al. Long-term clinical outcome and prognosis after thrombectomy in patients with concomitant malignancy. Front Neurol. 2020 15; 11: 572589.

7) Verschoof MA, Groot AE, Bruijn SFTM, et al. Clinical outcome after endovascular treatment in patients with active cancer and ischemic stroke: A MR CLEAN Registry Substudy. Neurology. 2022; 98: e993-e1001.

8) Fu CH, Chen CH, Lin TH, et al. Fibrin and Platelet-rich composition in retrieved thrombi hallmarks stroke with active cancer. Stroke. 2020; 51: 3723-7.

9) Park H, Kim J, Ha J, et al. Histological features of intracranial thrombi in stroke patients with cancer. Ann Neurol. 2019; 86: 143-9.

10) Jeon Y, Baik SH, Jung C, et al. Mechanical thrombectomy in patients with acute cancer-related stroke: is the stent retriever alone effective? J NeuroIntervent Surg. 2021; 13: 318-23.

11) Pampana E, Fabiano S, Rubeis GD, et al. Tailored vessel-catheter Diameter Ratio in a Direct Aspiration First-Pass Technique: Is It a Matter of Caliber? AJNR Am J Neuroradiol. 2021; 42: 546-50.

12) Charbonnier G, Primikiris P, Desmarets M, et al. Defining the optimal size of an aspiration catheter in relation to the arterial diameter during mechanical thrombectomy for stroke. J Neuroradiol. 2024; 51: 47-51.

IV章 がん・脳卒中医療で求められるマネジメント

2 ┈→ がん患者の脳卒中合併リスク評価と脳卒中専門医受診のタイミング

大阪国際がんセンター脳循環内科 **大江洋史**

> **本項の ポイント**
>
> A. がん患者の脳卒中合併リスクの評価のタイミングは，がん患者初診時である．
> B. がん患者の脳卒中合併リスクは，患者関連因子，がん関連因子，がん治療関連因子，にて評価する．
> C. がん診療において，腫瘍専門医と脳卒中専門医の密な連携が必要である．

●はじめに

　がん診療を行う上で，がん患者は脳卒中が発症しやすいため，脳卒中合併リスクを評価する事は重要である．報告では，がんが合併することで脳卒中が発症する頻度は，がんがない場合と比較し 1.2～4.3 倍に上昇し[1]，さらに，化学療法[2]，放射線治療[3]，外科治療などのがん治療において，脳卒中発症リスクがさらに上昇すると考えられる．がん患者の初診時に脳卒中専門医が脳卒中発症リスクを発見し，そのリスクが管理されているかどうかを早期に評価することで，脳卒中発症の予防策を講じることができる．一方，腫瘍専門医は，脳卒中専門医が評価したリスクを考慮し，安全ながんの治療計画をたてることができる．このように，がん・脳卒中医療のマネジメントには，腫瘍専門医と脳卒中専門医の密な連携が必要であり，その連携はがん患者の治療効果を最大化し，脳卒中合併リスクを最小限に抑える事が可能となる．

がん患者の脳卒中合併リスクの評価とマネジメント

　がん患者の脳卒中発症予防のリスク評価のマネジメントにおいて，脳卒中専門医が介入するタイミングは，がん患者初診時である．がん患者を診た腫瘍専門医から脳卒中専門医への連絡で脳卒中専門医が介入し，早期にそのリスクを評価する必要がある．脳卒中合併リスクは，①がん患者自身に関連する因子，②がんの状態に関連する因子，③既往のがん治療に関連する因子，の 3 つの因子で構成され各々の因子を評価することで，がん患者の脳卒中合併リスクを評価することができる．その詳細について以下に述べる．

A　がん患者自身に関連する因子の評価

　脳卒中合併リスクでのがん患者自身に関連する因子は，危険因子，器質的病変，血液凝固線溶系異常，脳卒中の既往，内服薬，に分類しそれぞれの因子について評価する．

①危険因子

　脳梗塞はその発症機序によって，アテローム血栓性脳梗塞，心原性脳塞栓症，ラクナ梗塞，その他，に分類[4]され，そのうちでアテローム血栓性脳梗塞とラクナ梗塞の原因は，動脈硬化危険因子である高血圧，糖尿病，脂質代謝異常症，飲酒，喫煙，であり，また，心原性脳塞栓症の原因は，心血管系疾患とされている．初診がん患者においては，これらの危険因子のうちで，高血圧は約 30～50%[5] にみられ最も多く合併し，脂質代謝異常症は約 20～40%[6]，糖尿病は約 10～20%[6]，心血管系疾患は約 10～15%[5] の頻度で合併し，危険因子のみでも脳梗塞発症リスクが上昇すると考えると，がん患者に危険因子が合併しているかどうかとその管理状況を評価することが重要になってくる．

②器質的病変

　全身麻酔下での外科的手術は，麻酔薬の影響，呼吸・循環動態の変化，血液凝固線溶系の変化が生じ，器質的病変が隠れていると周術期に脳卒中発症率が高くなる．そのため術前検査で，頭蓋内血管病変，頸動脈病変，不整脈・弁膜症・心筋梗塞・卵円孔開存などの心疾患，の器質的病変の存在の有無の評価を行う．特に，がん手術

IV章 ● がん・脳卒中医療で求められるマネジメント

の術前検査で無症候性の急性期〜亜急性期脳梗塞が発見された場合は，がん手術に先行して脳梗塞の治療と再発予防を行うことが大切である．手術時期が遅れることになるがその後に再発する脳卒中の予防のために必要な手順である．

③血液凝固線溶系異常

がん患者での血中 D-dimer 値は，がん患者での凝固能亢進状態の高感度マーカーとされており[7,8]，Trousseau 症候群による脳梗塞発症リスクの評価として重要である．特に D-dimer 値≧4.1 μg/dL の上昇は，がん患者の有意な脳梗塞後死亡予測因子[9,10]としても考えられており，がん患者初診時に血中 D-dimer 値測定が不可欠である．

④脳卒中の既往

がん患者の初診時の既に脳卒中の既往がある症例では，がん合併やがん治療でさらにリスクが追加され脳卒中を発症する可能性が高まる．そのために，既往に脳卒中があるかどうかの確認と，もしあればその発症原因を評価し管理しておくことが必要である．

⑤内服薬

がん患者の内服薬の評価も必要である．特に，ステロイドは，静脈血栓塞栓症[11]のリスクになり，脳静脈洞血栓症からの静脈性脳出血や深部静脈血栓症からの奇異性脳塞栓症の可能性が考えられ，また経口避妊薬は，血液凝固能を亢進させ，脳梗塞[12]や静脈血栓塞栓症[13]のリスクになるため，ステロイドや経口避妊薬を服用しているがん患者では，がん治療に先行して抗血栓療法の併用を考慮する場合もある．

また，既往に脳卒中や冠動脈病変のあるがん患者では，抗血栓薬が投与されている場合が多く，抗血栓薬の服用の有無を確認する．それらの症例では，内視鏡的治療やがん手術などの観血的治療が必要になった場合，一時的に抗血栓療法を中止する際に脳梗塞発症リスクが高まるため，抗血栓薬服用の有無の評価は重要である．

B　がんに関連する因子の評価

がんが脳卒中発症リスクとして関連する要因は，がんの種類，進行度，腫瘍マーカーである．

まず，がんの種類と脳卒中の関係において，Trousseau 症候群の原因になるがんの種類は，施設によりその内訳は異なるが大部分の施設で，固形がんでは，膵がん，肺がん，大腸がん，胃がん，卵巣がんや子宮体がんなどの婦人科系がんが多い[14]とされており，組織型においては腺がんが大部分[15]である．また血液がんである，血管内リンパ腫[16]や多発性骨髄腫[17]は，血管内の腫瘍細胞による塞栓や過粘稠度症候群により脳梗塞を発症するため，がんの種類を評価しておく必要がある．

がんの進行度と脳卒中の関係では，Trousseau 症候群で発症した脳梗塞の約 5〜9 割に遠隔転移を伴う進行がんが合併しており[14,18]，進行期のがんを診たときは，脳卒中合併リスクが高いと評価するべきである．

血液検査での腫瘍マーカーは多数あるが，特に，ムチン産生腫瘍のマーカーである CA125 および CA19-9 は，凝固線溶系カスケードの prothrombin を直接活性化し fibrin を形成することで塞栓子が生じ脳塞栓症を引き起こす可能性が推測[19]される．血中 CA125 および CA19-9 測定は，脳卒中発症リスク評価において重要である．

C　既往のがん治療に関連する因子の評価

がん患者で，既往のがん治療が，脳卒中発症リスクとなることがある．食道がんや頭頸部がんに対する放射線治療歴があると，放射線量や被曝期間によって差は生じるが長期間を経て放射線による無症候性の頸動脈狭窄病変が発症する．Lam ら[20]は，放射線治療後 4〜11 年の 71 例で約 30%に 50%以上の頸動脈狭窄病変が認められたと報告し，また Cheng ら[21]は，鼻咽頭がん患者 96 例で，放射線治療後の頸動脈狭窄病変を評価したところ，平均 79.9 カ月で，70%以上の高度狭窄が出現した例が 16%あり，そのうちの 67%に脳梗塞が発症したと報告している．このように，がん患者を診たときに以前のがん治療歴が脳卒中合併のリスクになる場合があるので注意が必要である．

放射線治療後のがん患者で外科的手術の予定がある症例において，無症候性の高度な頸動脈狭窄病変が発見された場合，がん手術での脳梗塞の発症リスクを少しでも軽減するためがん手術に先行し，ステント留置術などの血行再建術が施行される場合がある．その実施においては，ステント留置術の場合は，術後の抗血小板療法が一時的に中止可能な時期までがん手術が待つことができて，術後の強めの抗血小板療法期間中にがんなどからの出血リスクが問題にならない，等の症例に限定されるが，ステント留置術にも合併症があるため，腫瘍専門医と脳卒中専門医が密に連携をとり，症例ごとで熟考される必要がある．

◉おわりに

がん診療でがん患者を最初に診るのは腫瘍専門医であり，脳卒中専門医が介入するかどうかの判断は腫瘍専門医の判断に委ねられている．症例によっては，脳卒中発症リスク評価がなされないままがん治療が行われ，経過

中に脳卒中が発症してしまう症例が散見される．がん患者に対して脳卒中専門医が介入する一定の条件を決めておき，がん患者初診時にそれらの条件を満たした症例には脳卒中専門医が介入し，早期に脳卒中発症リスクの評価がなされるのが理想である．これらのマネジメントがスムーズに行われるようになると，質の高いがん・脳卒中医療が実現できるようになると思われる．

● **参考文献**

1) Navi BB, Reiner AS, Kamel H, et al. Association between incident cancer subsequent stroke. Ann Neurol. 2015; 77: 291-300.

2) Saynak M, Cosar-Alsa R, Yurut-Caloglu V, et al. Chemotherapy and cerebrovascular disease. J BUON. 2008; 13: 32-6.

3) Grisold W, Oberndorfer S, Struhal W. Stroke and cancer: a review. Acta Neurol Scand. 2009; 119: 1-16.

4) Adams Jr HP, Bendixen BH, Kappelle LJ, et al. Classification of subtype of acute ischemic stroke. Definitions for use in a multicenter clinical trial. TOAST. Trial of Org 10172 in Acute Stroke Treatment. Stroke. 1993; 24: 35-41.

5) 厚生労働省. 統計情報・白書 令和2年（2020年）患者調査の概要. 統計表 1-8.

6) 国立研究開発法人 国立がん研究センター. がんの統計 2021.

7) Callander N, Rapaport SI. Trousseau's syndrome. West J Med. 1993; 158: 364-71.

8) Kim K, Lee JH. Risk factors and biomarkers of ischemic stroke in cancer patients. J Stroke. 2014; 16: 19-96.

9) Tsuchihashi Y, Shimizu T, Akiyama H, et al. The risk factors for death within 6 months after ischemic stroke patients with cancer. J Stroke Cerebrovas Dis. 2020; 29: 105365.

10) 今井　健，清水高弘，土橋瑶子，他. 活動性担癌患者における脳梗塞発症後の死亡因子に関する検討. 脳卒中. 2022; 44: 252-8.

11) Johannesdottir SA, Horvath-Puho E, Dekkers OM, et al. Use of glucocorticoids and risk of venous thromboembolism. A nationwide population-based case-control study. JAMA Intern Med. 2013; 173: 743-52.

12) Gillum AL, Mamidipudi SK, Johnston SC. Ischemic stroke risk with oral contraceptives. A meta-analysis. 2000; 284: 72-8.

13) 三好剛一. 女性ホルモン剤と静脈血栓塞栓症. 血栓止血誌. 2021; 32: 607-12.

14) 澤田　潤，片山隆行，浅野目明日香，他. 当院の脳血管障害と悪性腫瘍の合併症例に関する検討. 脳卒中. 2014; 36: 327-32.

15) 徳岡健太郎，小寺佑佳，飯島一佑樹，他. 当院におけるTrousseau症候群に関する臨床的検討. 第40回日本脳卒中学会総会. 2015.

16) 山岡由美子，伊豆津宏二，伊藤　歩，他. 多彩な神経症状を反復し脳生検で確定診断した血管内大細胞型B細胞リンパ腫の一例. 脳卒中. 2010; 32: 406-12.

17) Kristinsson SY, Pfeiffer RM, Bjorkhom M, et al. Arterial and venous thrombosis in monoclonal gammopathy of undermined significance and multiple myeloma: a population-based study. Blood. 2010; 115: 4991-8.

18) 赫　洋美，内山真一郎，岩田　誠. がん治療と脳血管障害. BRAIN and NERVE: 神経研究の進歩. 2008; 60: 143-7.

19) 渡邊雅男，渡邊照文，宮本伸和，他. 担癌患者における脳梗塞の臨床的特徴: 凝血学的マーカーの有用性. 脳卒中. 2006; 28: 351-9.

20) Lam WW, Yuen HY, Wong KS, et al. Clinical underdetected asymptomatic and symptomatic carotid stenosis as a late complication of radiotherapy in Chinese nasopharyngeal carcinoma patients. Head Neck. 2001; 23: 780-4.

21) Cheng SW, Ting AC, Lam LK, et al. Carotid stenosis after radiotherapy for nasopharyngeal carcinoma. Arch Otolaryngol Head and Neck Surg. 2000; 126: 517-21.

IV章 がん・脳卒中医療で求められるマネジメント

3 脳卒中患者のがん合併リスク評価と がん専門医受診のタイミング

熊本大学脳神経内科 **中島 誠**

> **本項の ポイント**
>
> A. 脳卒中患者では常にがんの存在を念頭に置いた上で，一般的な脳梗塞病型に合致しない 潜因性脳梗塞や病型未同定脳梗塞において，がん関連脳卒中を鑑別にあげる．
>
> B. 画像上の多血管領域に生じた多発塞栓症，血中 D-dimer 高値などからがん合併が疑われ る際には，非侵襲的な検査からがんのスクリーニングを積極的に行う．
>
> C. がんが検出された際のがん専門医受診タイミングは，診断早期であることが望ましいが， がんの活動性や脳卒中重症度，施設のタイプによって適宜判断する．

●はじめに

脳卒中患者における潜在性がんの合併は少なくない[1]．脳卒中患者においてがん合併がないかを検索する意義を考えてみると，主に2点ある．

1点目は，脳梗塞の二次予防のための抗血栓療法選択が大きく変わることである．特にがんに伴う凝固線溶系の亢進が脳梗塞の原因となっている場合は，他項でも述べられているように，ヘパリン類を中心とした抗凝固薬が最も有効であると考えられている．

2点目は，当然のことではあるが，がんと脳卒中の両方を有しているという前提で，その後の治療を検討することができることである．がんの進展度や生命予後，ADLへの影響によって，がん治療と脳卒中後のリハビリテーションのどちらを優先的に進めるかなどを検討することになる．また薬物治療や栄養療法の考え方も，脳卒中のみの場合とは異なる可能性がある．

したがって早い段階でがん合併を診断することは非常に重要であり，脳卒中診療においては常にがんを念頭に置くべきだと言っても過言ではない．しかしもちろん，すべての患者でがんの検索を徹底的に行うことは現実的でなく，推奨されない[2]．本稿では，どのような場合にがんを強く疑うべきか，積極的ながんの検索を行うべきか，そしてがん専門医受診のタイミングをどうすべきかについて，考えてみたい．

1. 脳卒中の病型

脳卒中の病型は虚血性脳卒中である脳梗塞，出血性脳卒中である脳出血，くも膜下出血に分けられる．脳梗塞は，原因や病態によってさらに病型分類がなされるが，がん関連脳梗塞が疑われる場合，潜因性脳梗塞（cryptogenic stroke）とか病型未同定（undetermined etiology）に分類されるものが多いと考えられる．中でも，画像上塞栓性の機序が疑われるものの塞栓源が特定できない場合を，embolic stroke with undetermined source（ESUS）と呼ぶが，ESUS の主要な原因の一つががん関連脳梗塞と言える．

Rioux らの systematic review の結果においては，脳卒中を TOAST 分類に言及している8研究において，cryptogenic/undetermined の割合は32.9%（四分位20.0〜48.9%）であったと言う[1]．また，がん関連脳卒中や脳卒中患者における潜在性がんの研究において，潜因性脳梗塞や病型未同定脳梗塞が対象とされているものも多い[3-5]．

一方で，がんと脳梗塞の間には，心房細動や肥満，喫煙など，さまざまな共通のリスク因子が存在する[6]．このため，がんの診断がついている患者が脳梗塞を発症した場合には，アテローム血栓性などの一般的な脳梗塞病型と思われる場合であっても，がん，あるいはがん治療の影響が無視できない 表1．またがん既往のない患者であっても，低栄養や貧血など通常と異なる点がある場合には，潜在的ながんがないか確認することは重要であ

3 ····▶ 脳卒中患者のがん合併リスク評価とがん専門医受診のタイミング

表1 がん患者における各 ASCO 病型の脳梗塞の原因

推定される原因	頻度の高いがん	がんに関連する脳梗塞危険因子
Atherosclerosis		
頭蓋内/頭蓋外大血管アテローム硬化	喫煙に関連する固形腫瘍，原発性脳腫瘍	放射線照射歴
Small vessel disease		
脳小血管病	固形腫瘍，血液がん，原発性脳腫瘍	放射線照射歴，VEGF 阻害薬
Cardioembolism		
心房細動	固形腫瘍，血液がん	ビスホスホネート製剤使用
心筋症	乳がん	アントラサイクリン/トラスツズマブによる化学療法
感染性心内膜炎	固形腫瘍，血液がん	中心静脈カテーテル，白血球減少，敗血症，最近の侵襲的手技
非細菌性血栓性心内膜炎（NBTE）	固形腫瘍，特に腺がんやリンパ腫	進行期がん，難治性がん，骨髄移植
奇異性脳塞栓症	固形腫瘍，血液がん，原発性脳腫瘍	静脈血栓塞栓症，不活動，化学療法
腫瘍塞栓	肺や心臓の原発性または転移性腫瘍	胸部手術
Other		
脳血管内過凝固	固形腫瘍，血液がん	難治性がん，前骨髄球性白血病，敗血症
脳静脈血栓症	固形腫瘍，原発性脳腫瘍	L アスパラギン酸による化学療法，脳静脈洞近傍の腫瘍
過粘稠	血液がん	白血球増多，血小板増加
頭蓋内静脈圧排	膠芽腫	シルビウス裂近傍の腫瘍
血管炎	固形腫瘍，血液がん	真菌や VZV 感染，血管内リンパ腫

(Navi BB, et al. Ann Neurol. 2018; 83: 873-83[6])より引用)

ろう．

　がんに関連した脳梗塞の病態として，過凝固状態に目が行きがちではあるが，実際には他にも多くの病態が混在している可能性がある．少々旧い文献ではあるが，がん患者の脳血管障害に関する剖検を含む詳細な検討によると，非細菌性血栓性心内膜炎が最多であったものの，腫瘍塞栓や敗血症，動脈瘤に伴う脳梗塞など，種々の病態が診断されている[7]．がん関連脳梗塞イコール過凝固による血栓塞栓症と即断するのではなく，背景にある病態を見落とさないよう意識して診断，治療を検討することが肝要である．

　以上のように，まずは通常の脳卒中分類に当てはまらない，潜因性/病型未同定の脳梗塞において，がんの関連を疑うべきであるが，その他の一般的な病型と診断された患者においても，がんの関連性を常に頭の片隅に置いておくことは重要である．

2. 脳卒中リスクとがん合併リスク

　脳梗塞患者の 10 人に 1 人ががんを有しているという報告もある[8]．脳卒中とがんの種類に関しては，Dardiotis らが表のようにまとめている**表2**[9]．虚血性脳卒中においては肺がん，膵がん，乳がん，前立腺がんなど，腺臓器に生ずるがんとの関連を指摘する報告が多い[10]．血液がんでは虚血，出血の両者が起こり得る．このため，まずは転移性がんおよび adenocarcinoma を中心に検索することが勧められる．Kawano らの review におい

表2 がん病型と虚血性および出血性脳卒中の関係

	虚血性脳卒中	出血性脳卒中
肺	✓	
大腸		✓
乳房	✓	
前立腺	✓	
膵臓	✓	
泌尿器	✓	
神経系	✓	✓
皮膚	✓	✓
白血病	✓	✓
非ホジキンリンパ腫	✓	✓
骨髄腫		✓
絨毛		✓
内分泌/甲状腺	✓	✓
肝臓		✓
腎細胞/腎		✓

(Dardiotis E, et al. Int J Oncol. 2019; 54: 779-96[9])より引用)

ては，臓器別では脳，膵，肺の順に脳卒中発症リスクが高かったと報告されている[11]．また転移を伴うがんにおいては，血小板が活性化して脳梗塞を発症しやすくなることも重要である[12]．つまり，がん関連脳梗塞が疑われる症例においては，転移性がんが潜んでいることも多いと言える．

　脳卒中とがんの関連を考えるときに重要な役割を果たすものとして，両者に共通するリスク因子があり，特に重要なものは喫煙と心房細動である．喫煙は，肺，上部消化管，頭頸部などのがんにおいて重要な危険因子であると同時に，全身の血管障害の危険因子である．また近

JCOPY 498-42828

IV章 ● がん・脳卒中医療で求められるマネジメント

表3 脳梗塞後のがん予測因子と予後

カテゴリー	脳梗塞後の偶発的がん検出に関連する因子	
	単一研究	複数の研究
社会人口学的要因	男性 白人	高齢
人体測定学的要因，嗜好	BMI 低値 多量飲酒	喫煙
既往歴	慢性閉塞性肺疾患 うっ血性心不全 慢性腎臓病 心房細動 脳梗塞 非活動性がん	―
脳卒中の特徴	病型未同定脳梗塞	多血管領域病変
生化学	アルブミン低値 フィブリンモノマー高値 顆粒球割合高値 乳酸高値	ヘモグロビン低値 CRP 高値 D-dimer 高値 フィブリノーゲン高値
予後	機能予後不良	生命予後不良

(Rioux B, et al. Int J Stroke. 2021; 16: 12-9[1])より引用)

年注目されているのが心房細動である．オランダの全国調査を基にした疫学研究において，心房細動患者におけるがん検出率は健常人よりも高く，逆にがん患者における心房細動の検出率は健常人よりも高かったと言う[13,14]．因果関係については今後の検討が必要であるが，心房細動が血栓塞栓症のみならず，がんの発生にも影響している可能性を示唆する興味深い結果である．

3. がん関連脳卒中の予測

実臨床においては，どのような場合にがんを疑って検索を進めるべきかが脳卒中診療医師にとって最大の関心事である．これまで多くの研究において，がんを疑うべき因子についての検討がなされてきた **表3**．がんを予測する因子としては，当然高齢，喫煙なども含まれるが[1,2,15-22]，がん関連脳卒中に特異的とは言えない．なおがん種によっては，性別を予測因子として指摘しているものがある[18,20-22]．予測因子として，「高血圧や脂質異常症など，従来の脳卒中危険因子を有しないこと」をあげる研究もあり[5,22,23]，これは前述のように，がん関連脳卒中の多くが潜因性/病型未同定脳梗塞であることの裏返しとも言える．

がん関連脳卒中であることを予測するために有用な，特異的因子としては，以下のようなものが考えられる．なおここでは前述の通り，主に虚血性脳卒中に関するものについて述べる．

まず画像診断においては，多血管領域にまたがる多発塞栓症を呈するものである．Finelli らは，多数例の MRI

を解析し，3 つ以上の血管領域にまたがる DWI 陽性虚血病変を「three-territory sign」として報告している．この所見が認められる症例の診断としてはがん関連脳梗塞が最も多く，22％を占めたという[24]．また同グループの Nouh らは，このような前方循環および後方循環の両側の 3 血管領域にまたがる病変を呈する割合は，がん関連脳梗塞患者で 23.4％，心房細動関連脳梗塞患者で 3.6％と，6 倍以上の差があったと報告している[25]．そのほか多くの研究において，多血管領域にまたがる虚血病変は，がん関連脳梗塞の重要な指標と考えられている[1,3,4,20,23,26-30]．また，MRI の磁化率強調画像（SWI）で susceptibility vessel sign 陰性であることが一つの指標になることが報告されている[31]．

次に採血データとしては，フィブリン分解産物の一つである D-dimer の異常高値の有用性を指摘する研究が多い[1-5,20,21,23,26,28,29,32-35]．そのほか，貧血[1,16,21,23,29,36]や CRP をはじめとする炎症反応高値[1,30,32,34,36,37]，LDH 高値[21,30]，フィブリノーゲン高値[1,5,16,29,37]などがあげられる．腫瘍マーカーとしては，CA125 や CA19-9 が重要である[33]．なおこれらのマーカーは腺がんや婦人科系腫瘍で上昇することが多い．婦人科系腫瘍では，一般に良性腫瘍として扱われる卵巣，子宮の腫瘍であっても過凝固状態を誘発し，脳塞栓症の原因となり得ることが指摘されているため，もし CA125 や CA19-9 が異常高値の脳卒中患者に婦人科腫瘍が検出された場合，悪性腫瘍でなくとも脳卒中との関連を疑う必要がある[38,39]．これらの血液検査データのカットオフ値については，種々の報告があるが，いまだ明確なコンセンサスはない

110

表4．画像診断など他の因子を含めて，判断するしかないと考えられる．

心エコー検査で弁に付着する疣贅が検出された場合には，感染性心内膜炎と並んで，非細菌性血栓性心内膜炎（NBTE）の可能性も忘れてはならない[40]．NBTEにおいては，血小板とフィブリンによって構成される血栓が付着していることが多いと考えられている[12]．またNBTEの疣贅は経胸壁心エコーのみでは検出されず，経食道心エコーまで施行することで検出率が高くなるとの報告もあるため[41]，他の塞栓源疾患のスクリーニングと併せて経食道心エコーを積極的に行うことも有用であろう．

近年標準治療になりつつある，機械的血栓回収療法で回収された血栓の病理学的解析から機序を推定する試みも増えており，血小板やthrombin，組織因子の関与が指摘されている[42]．ほかに，回収血栓が白色血栓，すなわち赤血球よりも血小板中心であることや，血小板に対する免疫組織化学染色ががん関連塞栓症の診断に有用であることを報告したものもある[12,43]．

以上をまとめると，いまだ確立した予測手法はないものの，①画像上，多血管領域の多発塞栓症であること，②D-dimer が高値であること（私見ながら，2〜3 mg/L 以上）ががん関連脳卒中を疑う重要な所見であると言える．このような症例においては，貧血や炎症反応，フィブリノーゲンなどを参考にしつつ，次項に述べる検査を進める．なお過凝固状態が認められる症例では，脳卒中との関連如何に関わらず，静脈系の血栓塞栓症の合併も多いため，深部静脈血栓症や肺塞栓症のスクリーニングも考慮すべきである[15]．

4. 潜在性がん検索のための検査

脳卒中患者において潜在性がんを想定するという姿勢は重要であるとしても，全患者にスクリーニングを行うことは現実的ではない[2,9]．脳卒中患者においてがんの存在を疑う場合には，どのような検査を行えばよいだろうか．侵襲度やコストの面からも，どの程度強く疑うかによっても変わってくるとは思われるが，ハードルが低い順に考えると以下のような検査が挙げられる．

　①凝固・線溶系マーカー測定（D-dimer, fibrinogen, PAI-1 など）

　②血中腫瘍マーカー測定（ムチン産生腫瘍関連の CA125，CA19-9，肺がん関連の CEA，シフラ，Pro-GRP など AFP など）

　③経胸壁心エコー検査（NBTE スクリーニング，右左

シャント性疾患など）

　④経食道心エコー検査（同上）

　⑤体部 CT

　⑥消化管内視鏡検査

　⑦ガリウムシンチグラフィ

　⑧PET-CT

　⑨女性においては婦人科診察

そのほか，疑われる臓器やがん種がある場合に応じて，それらをターゲットにした検査が候補となるであろう．

5. がん専門医受診のタイミング

脳卒中で入院した患者においてがんが検出された際には，どのようなタイミングでがん専門医に紹介すればよいのであろうか．疑われるがん診療が自施設で行われているかどうかによっても，状況は異なると思われるが，大きく以下の3つに分けて考えてみたい．

A　がんの診断・治療を受けている患者が脳卒中を発症した時

すでにがんが診断されており，過去6カ月以内にも治療を受けているようなケースでは，がんが脳卒中の原因になっている，もしくは発症に影響している可能性が高い．たとえば，がんによる過凝固状態や腫瘍そのものによる血管の圧排，腫瘍塞栓などである．特に過凝固状態が存在する場合，脳梗塞を含む血栓塞栓症が再発する恐れがある．またその一方で，がんの活動性が高いからこそ脳卒中（特に脳梗塞）が起きた可能性が高いとも言える．

このため，可能であれば脳卒中急性期に早い段階で，がん専門医との間でその後の治療について協議することが望ましい．がんに対する治療を強化すべきなのか，抗凝固療法を慎重に行いながらがん治療に移行するタイミングを探るのか，リハビリテーションの目標をどうすべきか，脳梗塞例では抗血栓薬による出血性合併症のリスクがないのか，など検討すべきことは多い．当然ながら，患者本人や家族の意向も重要である．われわれの施設でも，がん専門科と脳神経内科，脳神経外科，放射線治療科が必要に応じてカンファレンスを行い，治療の方針を検討している．

もう一つ考えなければならないのが，がん治療が脳卒中の原因となっている可能性である[6]．たとえば，免疫チェックポイント阻害薬やプラチナ製剤は，血栓塞栓症を起こし得ることが報告されている．また，過去の放射線照射による頸動脈や脳動脈の狭窄が原因となったり，

IV 章 ● がん・脳卒中医療で求められるマネジメント

表4 脳卒中患者のがん合併予測に関する近年の主な研究

文献番号	著者，発表年	症例数	がん合併の予測因子	研究対象者	研究のタイプ	対象者のがん合併率
32	Lee, 2014	204	CRP，D-dimer	既知のがん（非活動性を含む）を有する急性期脳梗塞患者	単施設，後向き	—
36	Karlinska, 2015	1558	Ht 低値，CRP 高値，赤沈亢進	がん（活動性・非活動性）を有する急性期脳梗塞患者，がんを有しない脳卒中（虚血性・出血性）患者	単施設，後向き	—
2	Selvik, 2015	1282	D-dimer，年齢，喫煙	がん既往のない急性期脳梗塞患者	単施設，前向きコホート	—
37	Cocho, 2015	631	CRP＞20 mg/L，fibrinogen＞600 mg/dL	急性期脳梗塞患者	単施設，後向き	—
23	Chen, 2015	537	従来の危険因子乏しい，Hb 低値，D-dimer，多血管領域多発病変	脳梗塞とがん合併患者，脳梗塞患者，がん患者	単施設，後向き	—
26	Mai, 2015	13	D-dimer，多血管領域多発病変	潜在性肺がんを有していた脳梗塞患者	単施設，後向き，症例シリーズ	—
24	Finelli, 2016	4075	3 血管領域病変	単一施設で脳 MRI を受けた全患者	単施設，後向き画像レビュー	—
33	Xie, 2016	102	D-dimer，CA125，CA19-9	脳梗塞と肺がん合併患者，肺がん患者，脳梗塞患者	単施設，後向き	—
3	Gon, 2017	120	D-dimer，多血管領域病変	がん既往のない潜因性脳梗塞患者	単施設，後向き	10%
15	Grazioli, 2018	2209	66 歳以上，VTE，LDL＜60 mg/dL，潜因性脳梗塞	がん（非活動性を含む）を合併していた脳梗塞患者	単施設，後向き	4.40%
16	Quintas, 2018	381	高齢，がん既往，CKD，Hb 低値，fibrinogen 高値	がん既往のない脳梗塞患者	単施設，後向き	7.61%
17	Andersen, 2018	264376	喫煙	脳卒中（虚血性・出血性）発症前後にがんと診断された患者	単施設，後向き	—
44	Navi, 2019	40	特定の血中 mRNA プロファイル	固形がんを有する脳梗塞患者	多施設，前向き	—
34	Tsushima, 2020	496	D-dimer≥2.68 μg/mL，CRP≥0.29 mg/dL，血小板減少，BNP 低値	活動性がんを有する脳梗塞患者と有しない脳梗塞患者	単施設，後向き	3.83%
4	Guo, 2020	108	D-dimer，血管領域数	がん既往のない潜因性脳梗塞患者	単施設，後向き	11%
27	Chi, 2020	21	多血管領域の小梗塞	潜在性がんの最初の徴候が脳梗塞であった患者	単施設，後向き，症例シリーズ	—
18	Tybjerg, 2020	85893	喫煙，年齢，男性	脳卒中患者（虚血性・出血性）	全国脳卒中レジストリデータ解析	男性 2.50%，女性 2.98%
35	Rosenberg, 2020	254	D-dimer≥1.2 μg/mL，がんを疑う CT 所見	活動性がんの既往がなく tPA 治療を受けていない脳梗塞患者	単施設，後向き	4.33%
1	Rioux, 2021	15400	高齢，喫煙，多血管領域病変，潜因性脳梗塞，CRP，D-dimer，Hb 低値，fibrinogen 高値	がん既往のある脳梗塞患者	システマティックレビュー	1.36%
5	Jiang, 2021	799	高脂血症なし，fibrinogen≥4.00 g/L，D-dimer≥2.00 μg/mL，病型未同定脳梗塞	活動性がんを有する脳梗塞患者と有しない脳梗塞患者	単施設，後向き	6.63%
20	Beyeler, 2022	1001	77 歳以上，塞栓源不明脳塞栓症，多血管領域梗塞，D-dimer≥820 μg/gL，女性	活動性がんを有する脳梗塞患者と潜在性がんを有する脳梗塞患者	単施設，後向き	—
31	Beyeler, 2023	2256	Susceptibility vessel sign なし	活動性がんを有する脳梗塞患者と潜在性がんを有する脳梗塞患者	単施設，後向き	—

表4 つづき

文献番号	著者, 発表年	症例数	がん合併の予測因子	研究対象者	研究のタイプ	対象者のがん合併率
43	Heo, 2023	119（内部データ）/63（外部データ）	回収血栓が血小板, フィブリン, 赤血球で構成	機械的血栓回収療法を受けた, 活動性がんを有する脳梗塞患者と有しない脳梗塞患者	多施設前向き研究の後向き解析	―
42	Yoo, 2023	23	回収血栓の血小板, トロンビン, 組織因子の割合高値	機械的血栓回収療法を受けた脳梗塞患者	単施設, 前向きレジストリの後向き解析	―
28	Seystahl, 2023	1157	WBC＞9,600, 血小板＞40万, D-dimer＞3 mg/L, 多血管領域病変で塞栓源心疾患なしのうち2つ以上	がん既往のない脳梗塞患者	単施設, 前向きコホート	―
21	Beyeler, 2023	1436	男性, 喫煙歴, D-dimer, LDH, WBC減少, Hb低値	活動性がんと潜在性がんを有していたTIA患者	単施設, 後向き	―
22	Tang, 2023	21068	高齢, 男性, 中国人種, 高血圧なし, 脂質異常症なし	脳梗塞発症前後にがんと診断された患者	2施設の脳卒中レジストリ後向き解析	―
29	Fang, 2024	136（トレーニングデータ）/239（検証データ）	前方＋後方領域梗塞, 多血管領域梗塞, 高血圧なし, D-dimer異常, フィブリノーゲン異常, ヘモグロビン異常	がんを有する脳梗塞患者と有しない脳梗塞患者	多施設, 後向き	―
30	Kassubek, 2024	1612	血管領域数, CRP, LDH	がん（活動性・非活動性）を有する脳梗塞患者	単施設, 後向き	―

外科手術に伴って血栓傾向や血管断端の血栓形成が脳塞栓症の原因となったりすることもある．がん治療中の発症の場合は，治療の継続や中断についても協議する必要がある．

B 脳卒中発症時にがんが検出され，がん関連脳卒中と考えられた時

この場合も基本的にはA項（p.111参照）の場合と同様である．この場合はがん治療が原因となっている訳ではないが，その後の治療をどうするかついては，やはり早めにがん専門科との協議が必要である．発症早期には難しいとしても，急性期治療中，少なくとも回復期病院や回復期病棟に移る前には一度専門科の受診を検討したい．

C 脳卒中発症後にがんが検出され，脳卒中との関連は不明な時

この場合はケースバイケースとなる．

前述のようながん関連脳卒中を疑うような指標（D-dimer高値や多血管領域の多発塞栓症など）が認められず，通常の脳梗塞が疑われるようなケースであっても，がんが脳卒中に何らかの関与をしている可能性はある．また，がんの治療を早期にすべきかどうかは非専門医には判断ができないため，可能な限り早めの受診が望ま

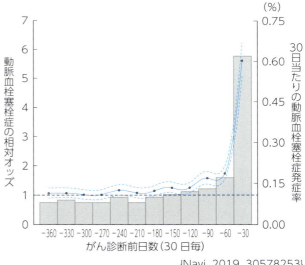

図1 がん診断と動脈血栓塞栓症発症の時間的関係
脳梗塞と心筋梗塞の発症は，がん診断日の150日前から徐々に上昇し，30日前に急激に高くなり，直前30日間の発症率は，がんのない患者に比べて5.63倍となる．
（Navi BB, et al. Blood. 2019; 133: 781-9[44]）より引用）

しいであろう．

しかし自施設にがん専門医が常勤していないような場合には，たとえば急性期治療がある程度終わり，点滴治療が終了した段階で，回復期病院や回復期病棟に移る前に他施設を受診させる，というような対応でもよいかもしれない．

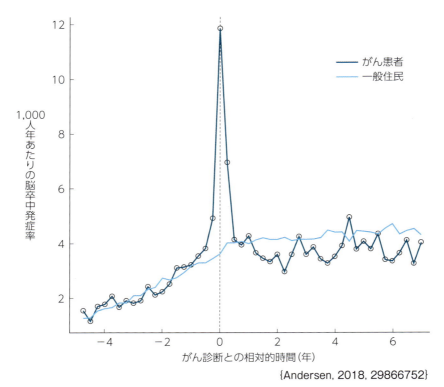

図2 一般住民と比較したがん患者の脳卒中発症リスクの時間的推移
がんと診断された患者のがん診断前後の脳卒中（虚血性および出血性）発症リスク（1,000人年）（青線）を一般住民の脳卒中発症リスク（水色線）と比較したもの．がん診断の1年前から1年後にかけて，脳卒中発症リスクが急激に高くなっている．
(Andersen KK, et al. Stroke. 2018; 49: 1585-92[17]より引用)

●おわりに

最後に，脳卒中とがんの診断タイミングについて考えてみたい．Naviらは，67歳以上の患者において，がんと診断される何カ月前から動脈血栓塞栓症のリスクが高くなるかを検討したところ，多数のがん患者レジストリを用いて後ろ向きに検討したところ，150日前からリスクが上昇し始め，直近30日に最も高値となることを報告している[44]．図1．またAndersenらは，Denmarkにおける全国のがんレジストリと脳卒中レジストリのデータを解析し，がんと診断される1年前から1年後にかけて，脳卒中発症リスクががんと診断されていない一般住民の3倍であったと報告している[17]．図2．

このように，がん診断と脳卒中発症の時期が近接することは，システマティックレビューの結果からも指摘されている[1]．がんの活動性が上昇している時には，がん細胞そのものに加えて種々のサイトカイン，凝固線溶因子の活性化が加わり，結果として脳卒中が発症しやすいのかもしれない．また，がんと脳卒中のいずれが先に診断されたとしても，その後全身検索が行われたり，外来診療が継続されたりする中で，結果的にもう一方も診断されやすいという側面もあるだろう．

がん治療が大きく進歩している現代においては，がんの早期診断，早期治療は患者の機能予後，生命予後に直結すると言える．くり返しになるが，脳卒中診療においては，患者の年齢や既往歴にかかわらず，常に潜在性がんの存在を頭の片隅に置いて診療に当たることが重要である．

● 参考文献

1) Rioux B, Touma L, Nehme A, Gore G, et al. Frequency and predictors of occult cancer in ischemic stroke: A systematic review and meta-analysis. Int J Stroke. 2021; 16: 12-9.
2) Selvik HA, Thomassen L, Bjerkreim AT, et al. Cancer-associated stroke: The bergen norstroke study. Cerebrovasc Dis Extra. 2015; 5: 107-13.
3) Gon Y, Sakaguchi M, Takasugi J, et al. Plasma D-dimer levels and ischaemic lesions in multiple vascular regions can predict occult cancer in patients with cryptogenic stroke. Eur J Neurol. 2017; 24: 503-8.
4) Guo L, Wang L, Liu W. Ability of the number of territories involved on DWI-MRI to predict occult systemic malignancy in cryptogenic stroke patients. J Stroke Cerebrovasc Dis. 2020; 29: 104823.
5) Jiang J, Shang X, Zhao J, et al. Score for predicting active cancer in patients with ischemic stroke: A retrospective study. Biomed Res Int. 2021; 2021: 5585206.

6) Navi BB, Iadecola C. Ischemic stroke in cancer patients: A review of an underappreciated pathology. Ann Neurol. 2018; 83: 873-83.

7) Graus F, Rogers LR, Posner JB. Cerebrovascular complications in patients with cancer. Medicine (Baltimore). 1985; 64: 16-35.

8) Sanossian N, Djabiras C, Mack WJ, et al. Trends in cancer diagnoses among inpatients hospitalized with stroke. J Stroke Cerebrovasc Dis. 2013; 22: 1146-50.

9) Dardiotis E, Aloizou AM, Markoula S, et al. Cancer-associated stroke: Pathophysiology, detection and management (review). Int J Oncol. 2019; 54: 779-96.

10) Sawada J, Katayama T, Kikuchi-Takeguchi S, et al. Clinical features and prognostic factors of patients with cancer-associated stroke. Neurol Sci. 2024; 45: 2747-57.

11) Kawano T, Mackman N. Cancer patients and ischemic stroke. Thromb Res. 2024; 237: 155-62.

12) Heo JH, Yun J, Kim KH, et al. Cancer-associated stroke: Thrombosis mechanism, diagnosis, outcome, and therapeutic strategies. J Stroke. 2024; 26: 164-78.

13) Chen Q, van Rein N, van der Hulle T, et al. Coexisting atrial fibrillation and cancer: Time trends and associations with mortality in a nationwide dutch study. Eur Heart J. 2024; 45: 2201-13.

14) Farmakis D, Filippatos G. Cancer begets atrial fibrillation... And vice versa? Eur Heart J. 2024; 45: 2214-6.

15) Grazioli S, Paciaroni M, Agnelli G, et al. Cancer-associated ischemic stroke: A retrospective multicentre cohort study. Thromb Res. 2018; 165: 33-7.

16) Quintas S, Rogado J, Gullon P, et al. Predictors of unknown cancer in patients with ischemic stroke. J Neurooncol. 2018; 137: 551-7.

17) Andersen KK, Olsen TS. Risk of ischemic and hemorrhagic strokes in occult and manifest cancers. Stroke. 2018; 49: 1585-92.

18) Tybjerg AJ, Skyhoj Olsen T, et al. Prevalence and risk of occult cancer in stroke. Acta Neurol Scand. 2020; 141: 204-11.

19) Babore AD, Tybjerg AJ, Andersen KK, et al. Occult lung cancer manifesting within the first year after stroke. J Stroke Cerebrovasc Dis. 2020; 29: 105023.

20) Beyeler M, Birner B, Branca M, et al. Development of a score for prediction of occult malignancy in stroke patients (occult-5 score). J Stroke Cerebrovasc Dis. 2022; 31: 106609.

21) Beyeler M, Castigliego P, Baumann J, et al. Transient ischemic attacks in patients with active and occult cancer. Front Neurol. 2023; 14: 1268131.

22) Tang KJY, Saffari SE, Narasimhalu K, et al. Non-hypertensives and those with normal cholesterol are more likely to have concomitant cancer amongst patients with ischemic stroke: A retrospective cross-sectional registry-based study. Cerebrovasc Dis Extra. 2023; 13: 75-82.

23) Chen Y, Zeng J, Xie X, et al. Clinical features of systemic cancer patients with acute cerebral infarction and its underlying pathogenesis. Int J Clin Exp Med. 2015; 8: 4455-63.

24) Finelli PF, Nouh A. Three-territory DWI acute infarcts: Diagnostic value in cancer-associated hypercoagulation stroke (Trousseau syndrome). AJNR Am J Neuroradiol. 2016; 37: 2033-6.

25) Nouh AM, Staff I, Finelli PF. Three territory sign: An MRI marker of malignancy-related ischemic stroke (Trousseau syndrome). Neurol Clin Pract. 2019; 9: 124-8.

26) Mai H, Xia J, Wu Y, et al. Clinical presentation and imaging characteristics of occult lung cancer associated ischemic stroke. J Clin Neurosci. 2015; 22: 296-302.

27) Chi X, Zhao R, Pei H, et al. Diffusion-weighted imaging-documented bilateral small embolic stroke involving multiple vascular territories may indicate occult cancer: A retrospective case series and a brief review of the literature. Aging Med (Milton). 2020; 3: 53-9.

28) Seystahl K, Gramatzki D, Wanner M, et al. A risk model for prediction of diagnosis of cancer after ischemic stroke. Sci Rep. 2023; 13: 111.

29) Fang J, Wu J, Hong G, et al. Cancer screening in hospitalized ischemic stroke patients: A multicenter study focused on multiparametric analysis to improve management of occult cancers. EPMA J. 2024; 15: 53-66.

30) Kassubek R, Winter MGR, Dreyhaupt J, et al. Development of an algorithm for identifying paraneoplastic ischemic stroke in association with lung, pancreatic, and colorectal cancer. Ther Adv Neurol Disord. 2024; 17: 17562864241239123.

31) Beyeler M, Grunder L, Gocmen J, et al. Absence of susceptibility vessel sign and hyperdense vessel sign in patients with cancer-related stroke. Front Neurol. 2023; 14: 1148152.

32) Lee EJ, Nah HW, Kwon JY, et al. Ischemic stroke in patients with cancer: Is it different from usual strokes? Int J Stroke. 2014; 9: 406-12.

33) Xie X, Chen L, Zeng J, et al. Clinical features and biological markers of lung cancer-associated stroke. J Int Med Res. 2016; 44: 1483-91.

34) Tsushima M, Metoki N, Hagii J, et al. D-dimer and c-reactive protein as potential biomarkers for diagnosis of trousseau's syndrome in patients with cerebral embolism. J Stroke Cerebrovasc Dis. 2020; 29: 104534.

35) Rosenberg J, Do D, Cucchiara B, et al. D-dimer and body ct to identify occult malignancy in acute ischemic stroke. J Stroke Cerebrovasc Dis. 2020; 29: 105366.

36) Karlinska AG, Gromadzka G, Karlinski MA, et al. The activity of malignancy may determine stroke pattern in cancer patients. J Stroke Cerebrovasc Dis. 2015; 24: 778-83.

37) Cocho D, Gendre J, Boltes A, et al. Predictors of occult cancer in acute ischemic stroke patients. J Stroke Cerebrovasc Dis. 2015; 24: 1324-8.

38) Higuchi E, Toi S, Shirai Y, et al. Recurrent cerebral infarction due to benign uterine myoma. J Stroke Cerebrovasc Dis. 2019; 28: e1-e2.

IV 章 ● がん・脳卒中医療で求められるマネジメント

39) Aiura R, Nakayama S, Yamaga H, et al. Systemic thromboembolism including multiple cerebral infarctions with middle cerebral artery occlusion caused by the progression of adenomyosis with benign gynecological tumor: A case report. BMC Neurol. 2021; 21: 14.

40) Asopa S, Patel A, Khan OA, et al. Non-bacterial thrombotic endocarditis. Eur J Cardiothorac Surg. 2007; 32: 696-701.

41) Kurmann RD, Klarich KW, Wysokinska E, et al. Echocardiographic findings in cancer-associated non-bacterial thrombotic endocarditis. Clinical series of 111 patients from single institution. Eur Heart J Cardiovasc Imaging. 25: 1255-63.

42) Yoo J, Kwon I, Kim S, et al. Coagulation factor expression and composition of arterial thrombi in cancer-associated stroke. Stroke. 2023; 54: 2981-9.

43) Heo J, Lee H, Seog Y, et al. Cancer prediction with machine learning of thrombi from thrombectomy in stroke: Multicenter development and validation. Stroke. 2023; 54: 2105-13.

44) Navi BB, Reiner AS, Kamel H, et al. Arterial thromboembolic events preceding the diagnosis of cancer in older persons. Blood. 2019; 133: 781-9.

IV章 がん・脳卒中医療で求められるマネジメント

4 リハビリテーション科専門医へのコンサルトのタイミング

国立がん研究センター東病院リハビリテーション科 **土方奈奈子**

> **本項のポイント**
> A. がん関連脳卒中ではパフォーマンスステータスや日常生活動作（ADL）が低下する．
> B. リハビリテーション診療は ADL や生活の質（QOL）を改善する上で重要であり，がん関連脳卒中の診断がついた時点でリハビリテーション科専門医にコンサルトを検討する．
> C. 最適なリハビリテーション診療提供のためには，脳卒中診療医，がん診療医，リハビリテーション科専門医を含む多科多職種での情報共有と連携が必要不可欠である．

●はじめに

最初にがん関連脳卒中の事例を紹介する．

■ 症例

事例	65 歳男性
診断名	肺腺がん（cT1cN3M1c Stage IV），骨転移
併存疾患	心房細動（抗凝固薬内服中）
生活歴	妻と二人暮らし，団地2階（エレベーター無）
病歴	骨転移に対して放射線治療を施行後にがん治療（化学療法）目的に入院した．入院3日後に左片麻痺を発症し，頭部 MRI で急性期脳梗塞と診断された．
検査所見	血液検査　D-dimer 62.2 μg/mL，BNP 未検
画像検査	頭部 MRI: 複数の血管系に多発する脳梗塞（脳塞栓症）
治療経過	脳梗塞の加療目的に脳卒中診療医のいる病院へ転院搬送され，保存的治療（エダラボン，抗凝固療法）を施行された．リハビリテーション治療とがん治療検討目的に当院へ再度転院した．がん患者，脳卒中診療医，がん診療医のコメントを 図1 に示す．

この事例のように，がん患者が脳卒中を発症した場合，脳卒中による機能障害のため患者の performance sta-

脳卒中診療医（診療情報提供書）：心エコー検査では明らかな塞栓源は認めませんでした．奇異性脳塞栓症も否定的です．下肢エコー検査で DVT は認めませんでした．既往歴に心房細動があり，機序として心原性または Trousseau 症候群が疑われます．抗凝固薬を内服中の脳卒中発症なので，直接作用型経口抗凝固薬の種類を変更しました．

がん患者：脳梗塞になり頭が真っ白になってしまいました．歩けなくなってしまいショックです．とにかく家に帰りたいです．がん治療が中断してしまったことも心配です．

がん診療医：PS が改善すればがん治療を再開したいですが…化学療法中の脳卒中発症なのですぐには再開できませんし，リハビリをしながら様子をみましょう．急性期だと回復期と比べてあまりリハビリができないので，歩いて帰れなければ緩和ケア病院に転院になるかもしれません．

図1 事例紹介（がん患者，脳卒中診療医，がん診療医からのコメント）

IV章 ● がん・脳卒中医療で求められるマネジメント

表1 パフォーマンスステータス（Performance Status: PS）

がん治療の適応	0	まったく問題なく活動できる．発症前と同じ日常生活が制限なく行える．
	1	肉体的に激しい活動は制限されるが，歩行可能で，軽作業や座っての作業は行うことができる．例：軽い家事，事務作業
	2	歩行可能で，自分の身のまわりのことはすべて可能だが，作業はできない．日中の50％以上はベッド外で過ごす．
	3	限られた自分の身のまわりのことしかできない．日中の50％以上をベッドか椅子で過ごす．
	4	まったく動けない．自分の身のまわりのことはまったくできない．完全にベッドか椅子で過ごす．

（Common Toxicity Criteria, Version2.0，JCOG ホームページ http://www.jcog.jp/[2]から引用）

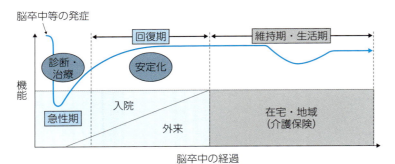

厚生労働省　中央社会保険医療協議会総会(第316回)

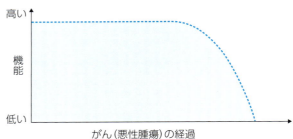

日本医師会．終末期医療 アドバンス・ケア・プランニング（ACP）から考える, 2018

図2 脳卒中とがんの機能予後（※イメージ図）

---

tus（PS）やactivities of daily living（ADL）は低下し，がん治療方針や転帰に大きな影響を与える．がん治療の再開・継続のためにはPSの改善が必要であり 表1 [1,2]，リハビリテーション治療の果たす役割が大きい．

本項では，がん関連脳卒中においてリハビリテーション診療の果たす役割とリハビリテーション科専門医にコンサルトするタイミングについて解説する．

1. 脳卒中とがんのリハビリテーション診療

A 脳卒中とがんの機能予後

がん関連脳卒中のリハビリテーション診療では，脳卒中のリハビリテーション診療とがんのリハビリテーション診療の二つの視点で評価することが大切である．まず，脳卒中とがんの機能予後の経過の違いをおさえておく必要がある 図2 ．脳卒中では主な機能回復は3カ月以内に起きる．しかし，がん関連脳卒中の場合，脳卒中による機能障害の回復を待つ間にがん治療の中断に伴い腫瘍が進行してしまうリスクがある．腫瘍の増大により悪液質などがん固有の問題が生じることでかえってリハビリテーションが妨げられることもあるため，腫瘍病勢が安定している期間内に可及的速やかにADL回復を目指すことが大切である．

B 脳卒中のリハビリテーション診療の視点

①急性期リハビリテーション診療

急性期リハビリテーション治療では，脳卒中再発リスクに留意し，段階的な離床計画を立て経時的に神経診察を行うことが重要である．

がん患者が脳卒中を発症した場合，急性期脳卒中診療がどこまで行われるのかによってリハビリテーション治療のリスクが異なる．紹介した事例のようにがん専門医療機関では脳卒中診療医が不在の場合も多く，初期治療の開始が遅れたり，塞栓源の原因診断がなされなかったりする可能性がある[3]．進行がんや末期がんの場合は，頭部画像診断が行われないケースも依然として経験する．再発予防においては，がんに伴う出血リスクや貧血が存在する場合に抗凝固療法が行われないことがある．低分子ヘパリンが日本で保険適応がないという課題もある．

4 ‥‥→ リハビリテーション科専門医へのコンサルトのタイミング

表2 がん固有の問題が脳卒中リハビリテーション治療に及ぼす影響

転移性骨腫瘍	安静度や荷重の制限が生じる場合がある.
悪液質	低栄養への対応や運動量の調整を要する場合がある. 不応性悪液質（refractory cachexia）では運動療法がかえって消耗を悪化させてしまう恐れがある.
がん関連倦怠感	運動量の調整を要する場合がある.
化学療法誘発性末梢神経障害	感覚運動学習を阻害する可能性がある.
下肢浮腫	片麻痺に対する下肢装具の装着が困難となる可能性がある.
不安・抑うつ	動機づけを阻害する可能性がある.
呼吸障害	労作時呼吸困難のため運動量の調整を要する場合がある.

このように，脳卒中未精査・未治療例では，脳卒中の再発リスクや安静度（離床計画）の判断に迷うことが多く，リハビリテーション治療に伴うリスクが高くなる．安全なリハビリテーション治療を提供するためにも，がん関連脳卒中発症時にはがんの病期に関わらず脳卒中診療医の評価を受けることが望ましい．体制整備に加えて，進行・末期がん患者だから機能低下はやむを得ないという医療従事者の認識を変える必要があり，そのためにもがん関連脳卒中の診療に関する正しい知識の普及が大切である．

②回復期リハビリテーション診療

脳卒中により ADL が低下して自宅退院が困難な場合，本来は回復期病棟に移り集中的リハビリテーション治療が行われるが，担がん状態の場合は転院調整に難航することが多く，受け皿がないことが課題である．現状，冒頭で紹介した事例のようにがん診療病院（急性期）でリハビリテーション治療が行われる場合が多いと思われるが，急性期では回復期に比べるとリハビリテーション関連職の人員が少なく，リハビリテーション治療時間・頻度も制限され，短期間で最大限の ADL 回復を目指すには十分な体制とはいえない[4]．回復期病棟や地域包括ケア病棟において担がん状態の患者の受け入れ基準の明確化や地域医療連携の強化（がん治療状況の共有，リハビリ進捗に応じたがん診療医受診の調整，がん治療方針をふまえた退院調整，脳卒中再発時の緊急連絡先の決定など）が課題解決に重要であり，脳卒中診療医，がん診療医とリハビリテーション科専門医の連携が欠かせない．

③維持期リハビリテーション診療

ADL の改善が得られ自宅退院した場合は，外来リハビリテーション治療を継続または介護保険を利用した通所や訪問リハビリテーションを導入して更なる持久力向上を目指すことががん治療の再開や継続に有用である．

その際は，がん治療開始後の体調確認に加えて，身体不活動を避けるよう環境調整を行ったり，患者・家族に指導したりすることが大切である．

C がんのリハビリテーション診療の視点

がんのリハビリテーション診療は，予防的，回復的，維持的，および緩和的リハビリテーションの４つの段階に分けられる（p.10 参照）[5,6]．各病期におけるがん関連脳卒中診療のポイント（留意点）を述べる．

①予防的リハビリテーション

脳卒中を発症し精査の際にがんが発見された場合などが当てはまる．がん治療の適応となるのは PS が 0-2 で歩行を含めて ADL 全般が自立している必要があるため，リハビリテーション診療を行い可及的速やかに ADL の改善を目指す．急性期治療中にがん診療医，リハビリテーション科専門医と連携し，がん治療方針やリハビリテーションの目標を共有することが大切である．

②回復的リハビリテーション

根治目的の治療後（手術後など）に脳卒中を発症した場合などが当てはまる．がんが治癒，あるいは完全寛解した状態であっても，術後合併症やがん治療に関連する医療機器やチューブ（酸素吸入，中心静脈カテーテル，ドレーンなど）への対応が必要な場合，リハビリテーション治療の経過も複雑になることに留意する．

③維持的リハビリテーション

腫瘍が増大しがん固有の問題（がん関連合併症）やがん治療に伴う副作用が進行する病期で，がん関連血栓症（cancer associated thrombosis: CAT）の好発時期でもある．この段階では，がん関連合併症・副作用の有無や重症度を評価した上で，セルフケアや運動能力のゴールを設定する．冒頭で紹介した事例のように，骨転移がある場合は荷重制限の要否や安静度を確認する．**表2**

119

IV 章 ● がん・脳卒中医療で求められるマネジメント

表3 リハビリテーション診療における評価のポイント

1. **脳卒中の治療歴**
   - 病型診断，塞栓源の原因診断
   - 急性期治療（血栓溶解療法/血栓回収療法，外科的治療，抗血小板薬・抗凝固療法など）
   - 危険因子の有無や管理状況
   - 安静度指示
   - 抗血小板薬・抗凝固療法に伴う出血リスク
2. **がんの治療歴**
   - 病期，遠隔転移の有無（骨転移，脳転移，脊髄転移）
   - 治療の目的: 根治，延命，症状緩和
   - 治療の種類（手術，放射線療法，化学放射線療法，薬物療法など）
   - がん関連合併症・副作用の有無，重症度や管理状況
   - がん治療中断に伴い予想される現病進行の速さ（腫瘍病勢）
   - がん治療再開により期待できる生命予後
3. **リハビリテーション開始時の機能障害**
   - 運動・感覚機能，高次脳機能，言語機能，構音機能，摂食嚥下機能，排尿・排便機能
   - 基本動作能力，ADL（セルフケアや移動能力）
4. **既往歴，併存疾患**
   - 高血圧，糖尿病，心血管疾患，脳血管疾患，血栓症の有無や治療状況
5. **脳卒中発症前の生活状況，家族構成（介助者の有無），家屋状況，経済状態**

表4 紹介事例における評価のまとめ

1. **脳梗塞の治療歴**
   - 心原性または Trousseau 症候群
   - 直接作用型経口抗凝固療法を開始後，血液検査では血小板減少や貧血なし
   - 安静度制限なし
   - 抗凝固薬内服中の発症であり再発リスクに留意
2. **がんの治療歴**
   - 化学療法中に脳卒中を発症したためがん治療は中断
   - 骨転移の部位は肋骨（単発）で放射線治療により疼痛は改善しており現時点での安静度制限は不要
   - 遠隔転移はあるが単発であり抗がん剤再開により延命が見込まれる
3. **機能障害**
   - 左片麻痺（SIAS 運動項目 3，4/3，3，1）
   - 軽度の左半側空間無視
   - 構音機能，摂食嚥下機能，排泄機能は問題なし
4. **既往歴，併存疾患**
   - 持続性心房細動: レートコントロールは良好
5. **生活状況**
   - 妻による ADL の見守りや IADL のサポートは得られる

に示すように，がん関連合併症・副作用は脳卒中リハビリテーション治療の阻害因子となるため，がん関連合併症・副作用の管理がリハビリテーション治療を行う上で重要である．

④緩和的リハビリテーション

脳卒中による機能障害が重度でがん治療を再開できない場合や，がん病勢の進行により緩和ケア主体となる場合においても，リハビリテーション治療による ADL 向上が限られた余命の間に quality of life（QOL）を高く過ごす上で重要である．自宅退院の場合は，在宅生活の安定化を目標に訪問リハビリテーションを導入し，歩行補助具や福祉用具を活用しながら残存能力を生かして ADL を維持し，患者やその家族の要望を尊重しながら，QOL 高く生活が送れるように支援する．

D　がん関連脳卒中のリハビリテーション診療

がん関連脳卒中のリハビリテーション診療のポイントを **表3** に示す．冒頭で紹介した事例の評価のまとめ **表4** とリハビリテーション診療の経過を下記に示す．

●事例の経過

リハビリテーション・ゴールは 1〜2 カ月で下肢装具と杖を使用し室内歩行修正自立，セルフケア自立を想定した．タクシーを使用すれば自宅からの通院も可能と考

えられたが，階段昇降は見守り〜軽介助レベルと想定され，退院後も訪問リハビリテーションを利用して訓練の継続が望ましいと考えられた．

多職種カンファレンスでリハビリテーション・ゴールを共有した．がん診療医からは，1〜2 カ月で PS 改善が見込めるのであれば，病勢進行の前に化学療法を再開できる可能性があるとコメントがあり，定期的に画像検査で腫瘍病勢を評価しながら入院リハビリテーション治療を続けて自宅退院を目指す方針が決定した．

病棟看護師とリハビリテーションの進捗を共有し，病棟での離床機会を増やすこと，ご家族への情報提供（介護保険申請の手続きなど）や階段昇降の介助方法指導など退院支援を進め，リハビリテーション開始 1 カ月後に自宅退院した．

2. リハビリテーション科専門医にコンサルトするタイミング

リハビリテーション科専門医は，脳卒中急性期のリスク管理とがん関連合併症・副作用の管理を行いながら，腫瘍病勢や生命予後に配慮した上でリハビリテーション・ゴールを見極め，可及的速やかな ADL 回復を図る役割を担う．がん患者が脳卒中を発症した後にできるだけ迅速にがん治療を再開するためには，リハビリテーション科専門医ががん診療医や脳卒中診療医と連携して

120

がん治療方針やリハビリテーション計画を立てることが重要である.

リハビリテーション治療の果たす役割とコンサルトするタイミングについて,以下のような質問を立てて整理するとわかりやすい.

①脳卒中の機能障害: ADL が低下しているか?

脳卒中の機能障害が重度の場合は ADL が低下しがん治療再開や転帰先に影響するため,脳卒中の診断後なるべく早期にリハビリテーション治療を開始することが望ましい.機能障害が軽度で ADL が自立している場合はリハビリテーション科へ依頼がないこともあるが,脳卒中の影響により筋力・持久力低下や身体不活動に陥りやすいため[7],がん治療の合併症や副作用の影響が大きくなりやすいことに留意する.がん治療の開始や再開が予定されている場合は脳卒中の機能障害が軽度でも筋力・持久力向上を目的にリハビリテーション科へコンサルトを検討してもらいたい.

②腫瘍病勢と生命予後: 長期生存が期待できるか否か?

腫瘍病勢が安定しており長期生存が期待できる場合は脳卒中リハビリテーション治療により機能障害の改善や ADL 回復が期待できる.腫瘍病勢の進行により緩和ケアに移行する場合や長期生存が期待できない場合も緩和的リハビリテーションを行い,患者の要望を尊重しながら,疼痛,しびれ,呼吸困難,浮腫などの身体症状の緩和やその時期におけるできる限り可能な範囲での ADL の維持・改善をはかり,限られた余命の間を QOL 高く過ごせるよう支援する.進行・末期がんにおいてもリハビリテーション科にコンサルトを検討してほしい.

③転帰先: 自宅か転院 (回復期病棟か緩和ケア病棟) か?

リハビリテーション科専門医は,脳卒中の重症度,がんの病勢や生命予後,がん治療方針を考慮した上で精度の高い機能予後予測とリハビリテーション治療のゴール設定を行うことで,転帰先の決定にも寄与する.具体的には,回復期病棟でのリハビリテーション治療の適応の判断や,介護保険などの社会資源を活用した環境調整や通所・訪問リハビリテーションの利用の提案,シームレスなリハビリテーション治療のため地域や在宅のスタッフと情報共有や連携を行う.転帰先に迷う場合はぜひリハビリテーション科専門医に相談してほしい.ADL が低下したままがん治療が開始あるいは再開できずに緩和ケアに移行する場合,緩和ケア病棟では疾患別リハビリテーション料が包括されるという保険制度上の課題がある.急性期病棟に入院している間になるべくリハビリテーション治療を提供することが大切であり早期のリハビリテーション科へのコンサルトが望まれる.

●おわりに

がん関連脳卒中のリハビリテーション診療では,脳卒中診療医,がん診療医,リハビリテーション科専門医を含む多科多職種での情報共有と連携が必要不可欠である.脳卒中の重症度やがんの病期に関わらず,すべてのがん関連脳卒中患者においてリハビリテーション診療が ADL や QOL を改善する上で重要であり,がん関連脳卒中の診断がついた時点でリハビリテーション科専門医にコンサルトしてもらいたい.本稿が Stroke Oncology においてリハビリテーション治療に関する知識の普及,人材育成,体制整備や研究推進の必要性を喚起する一助となれば幸いである.

● 参考文献

1) Oken MM, Creech RH, Tormey DC, et al. Toxicity and response criteria of the Eastern Cooperative Oncology Group. Am J Clin Oncol. 1982; 5: 649-55.
2) Common Toxicity Criteria, Version2.0 Publish Date April 30, 1999. JCOG ホームページ. http://ctep.cancer.gov/protocolDevelopment/electronic_applications/docs/ctcv20_4-30-992.pdf
3) 河野浩之,平野照之,高野利実,他.がんと脳卒中を合併する症例の治療者側の意識と診療実態に関する全国調査.脳卒中.2021; 44: 133-41.
4) Fukushima T, Tsuji T, Watanabe N, et al. The current status of inpatient cancer rehabilitation provided by designated cancer hospitals in Japan. Jpn J Clin Oncol. 2021; 51: 1094-9.
5) 辻 哲也,編.がんリハビリテーションマニュアル 周術期から緩和ケアまで.第 2 版.東京: 医学書院; 2021.
6) Dietz JH. Rehabilitation oncology. NewYork: John Wiley & Sons; 1981.
7) Liu M, Tsuji T, Hase K, et al. Physical fitness in persons with hemiparetic stroke. Keio J Med. 2003; 52: 211-9.

IV章 がん・脳卒中医療で求められるマネジメント

5 → がん患者への脳卒中の情報提供

自治医科大学内科学講座神経内科学部門 **藤本 茂**

> **本項の ポイント**
>
> A. 脳卒中では，シームレスな医療・介護・福祉サービスを受けることができる体制を構築し，それに関するタイムリーな相談支援・情報提供が求められる．
> B. 全国の一次脳卒中センターのコア施設を中心に脳卒中相談窓口の設置が進んでいる．
> C. 脳卒中相談窓口は急性期医療機関において，がん患者やその家族に対し，的確な情報提供と相談支援を行い，地域におけるシームレスな連携の核となることが期待される．

●はじめに

脳卒中は急性期治療のみならずその後のリハビリテーション，生活支援や復職・復学支援，介護など長期にわたる医療・介護・福祉の継続的な連携が求められる疾患である．急性期治療の進歩により，急性期医療機関で劇的に症候が改善し直接自宅に退院する患者が増えている一方で，がんを含むさまざまな併存疾患を有する患者や，重度の後遺症を残し回復期や維持期（生活期）の医療機関，在宅での長期的なリハビリテーションやケアが必要な患者も依然として多く，さまざまな状態の患者への的確な対応が求められる．国が策定した循環器病対策推進基本計画（https://www.mhlw.go.jp/content/10905000/001077711.pdf）においても，「保険，医療及び福祉に係るサービス提供体制の充実」の10の施策の中には，④リハビリテーション等の取組，⑤循環器病の後遺症を有する者に対する支援，⑥循環器病の緩和ケア，⑦社会連携に基づく循環器病対策・循環器病患者支援，⑧治療と仕事の両立支援・就労支援，⑨小児期・若年期からの配慮が必要な循環器病への対策，⑩循環器病に関する適切な情報提供・相談支援，のように患者および家族に対する相談支援，情報提供を促進していくことが多く書き込まれている．

すなわち，地域において急性期，回復期，維持期（生活期）の施設，かかりつけ医，さらには在宅療養に至るまでシームレスな医療・介護・福祉サービスを受けることができる体制 **図1** を構築し，それに関するタイムリーな相談支援・情報提供が実施されなければならない．

1. 患者および家族が求める項目と 脳卒中相談窓口の設置

過去の報告[1-5]では，介護，リハビリテーション，心理サポートなどに関する情報提供や相談支援の必要性，重要性が示されている．一方で就労，訪問サービスについては情報提供が不十分な可能性がある．就労支援に関しては患者側と勤め先との認識の解離が大きく，両立支援コーディネーターの必要性が高い．また，失語症，視覚障害など特化した対応が必要な障害に対するサポートが不足している可能性がある．患者や介護者の立場からは，ソーシャルケアサービスの不足のみならず，アクセスのし難さを感じていることが報告されている．患者と介護者・パートナーとの関係への心理的，社会的サポートおよび介護者をターゲットとしたサポートの重要性も指摘されている．さらに，患者やその家族に，急性期を過ぎてから起こりうる病態や合併症についての十分な理解を促し，患者自身が今後の療養プランについての意思を明らかにしていく援助をすることも必要となる．回復期・維持期（生活期）までを含めた情報共有や支援体制の充実を図ることが必要であり，このためには人員増員，診療報酬付加，積極的な行政サポートが求められるであろう．

急性期医療機関は今後各医療圏におけるシームレスな医療・福祉の連携における中心的役割を担うために，急性期・回復期・維持期（生活期）・在宅療養における医療と介護，社会福祉制度，さらに治療と仕事との両立支援に精通した人材（脳卒中療養相談士）を確保する必要がある．循環器病対策推進基本計画の施策にも，脳卒中患

122

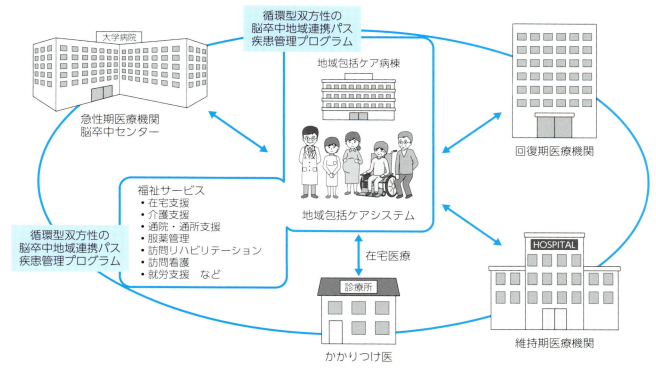

図1 多職種による脳卒中地域連携

者に対する情報提供・相談支援の必要性について書き込まれており，脳卒中医療に関わる多職種が連携することが重要である．そこで，2021年4月から開始されている「脳卒中と循環器病克服第二次5ヵ年計画」では，脳卒中患者のためのシームレスな医療・福祉連携を充実させるため，「脳卒中相談窓口」を一次脳卒中センターのコア施設にまず設置し，順次広げていくこととした．脳卒中相談窓口は急性期医療機関において，患者やその家族に対し，的確な情報提供と相談支援を行い，地域におけるシームレスな連携の核となることが期待される[1,2]．

脳卒中相談窓口は，既存の地域連携室に設置することが現実的であるが，「脳卒中相談窓口」としての明確な表示が望ましい．そこでは脳卒中の医療と福祉に精通した相談員が，急性期医療機関における連携窓口として回復期・維持期（生活期）医療機関の支援センター，地域包括支援センター，障害者相談センター，地域障害者職業センター，障害者就業・生活支援センターなどと協力し，脳卒中患者に対して必要な指導や情報提供を実践していく．

脳卒中療養相談窓口では，脳卒中専門医が責任者となり，脳卒中に精通した認定看護師（脳卒中分野）や医療ソーシャルワーカー（社会福祉士や精神保健福祉士）が脳卒中療養相談士として中心的役割を担う．脳卒中療養相談士は，日本脳卒中学会学術集会で開催される「脳卒中相談窓口講習会」を受講し認定される．理学療法士，作業療法士，言語聴覚士，薬剤師，管理栄養士，臨床心理士（公認心理師）等の各専門職の参加，さらには両立支援コーディネーター研修受講者の参加が望ましい．

2. 脳卒中相談窓口の役割

脳卒中相談窓口では，脳卒中療養相談士が脳卒中患者とその家族に対して，以下のような情報提供や支援を行う．日本脳卒中学会では，日本脳卒中医療ケア従事者連合（https://www.scpaj.jp/）への参加団体の協力の下，「脳卒中相談窓口マニュアル（www.jsts.gr.jp/img/consultation_manual_ver3.0.pdf）」を策定しており，以下の相談・支援に関する内容が網羅されている．

①**食事栄養指導，服薬指導，生活習慣改善などの再発・合併症予防のための疾患管理**

プログラムに関する指導や情報提供を各専門職と協力して行い，かかりつけ医との連携を支援する．

②**相談支援・情報提供および関係部署との連携**
- 今後起こりうる病態や合併症についての情報提供と患者およびその家族の理解促進
- 療養上の意思決定や課題解決に向けた支援
- 通所・訪問リハビリテーションの継続，装具の作成・作り直し
- 就労制限が必要な患者に対する治療と仕事の両立支援（両立支援コーディネーターと連携）

IV章 ● がん・脳卒中医療で求められるマネジメント

・地域包括ケアシステム・介護保険・在宅介護サービス・訪問診療に関する情報提供
・身体障害者認定システム（視覚障害，聴覚・平衡機能障害，音声・言語・そしゃく機能障害，肢体不自由，内部障害），精神障害者保健福祉手帳に関する情報提供
・運転免許や通院の交通手段に関する相談
・言語障害，視覚障害，てんかん，うつ，認知症など特定の障害や合併症に関する相談．医療機関や福祉サービス（障害者相談センター，障害者就業・生活支援センターなどの行政サービス）の紹介
・かかりつけ医への脳卒中地域連携パスや疾患管理プログラムに関する情報提供

③経済的，心理的，社会的な困りごとに関する相談

また，回復期や維持期（生活期）の医療機関に転院する患者とその家族の支援のため以下に関する知識を深め，患者やその家族からの質問に対し可能な範囲での情報提供を行い，必要に応じて回復期や維持期（生活期）の医療機関の支援センターなどに繋ぐ．将来的には，他の医療圏から転入してきた患者とその家族や，回復期や維持期（生活期）の医療機関を転院した患者とその家族に対しても電話相談などにより必要情報提供を行うことも検討される．

3. がん患者に対するケアと情報提供[6]

脳卒中相談窓口マニュアルには，がん患者に対する緩和ケアと意思決定支援に関する詳細な記載が含まれている[6]．がん患者では脳卒中発症や再発のリスクが高く，脳卒中発症後にがんが診断されることもある．がんを伴う脳卒中患者に対しては，がんの進行度と予測される予後に応じた相談支援，がんの治療と脳卒中治療・リハビリテーションとの両立，今後起こりうることに関する情報提供と意思決定など，さまざまな配慮が求められる．現在の制度下では，抗がん剤の使用と回復期リハビリテーションの両立は困難であることが多く，その際はがんの進行度と予測される予後を考慮し，十分な情報提供，心理サポートなどを実施しつつ優先順位を決めることも求められる．

脳卒中は突然発症し，急性期治療および回復期リハビリテーションを行っても，さまざまな後遺症を残すことが少なくなく，がんなどの併存疾患が治療方針や治療効果に大きく影響する．患者やその家族等，突然の発症に対する戸惑いや悲しみ，将来への不安や悩み，後遺障害による苦しみなどを抱えており，それらを軽減し支援す

るための緩和ケアを行う必要がある．「緩和ケア」は，WHOで「生命を脅かす病に関連する問題に直面している患者とその家族のQOLを，痛みやその他の身体的・心理社会的・スピリチュアルな問題を早期に見出し的確に評価を行い対応することで，苦痛を予防し和らげることを通して向上させるアプローチである．」と定義されている．脳卒中患者は，最重症例を除くと，必ずしも生命を脅かされている状態ではなく，脳卒中患者および家族への「緩和ケア」は脳卒中および脳卒中後遺症に苦しむ患者および家族の全人的支援を意味する．医師・看護師・医療ソーシャルワーカー・ケアマネジャー・臨床心理士などの多職種で構成されるチームで取り組む必要がある．

がんを伴う脳卒中患者においては，今後起こりえる事態（再発，出血，感染症，がんそのものの進行，など）や予測される予後を踏まえた意思決定支援も重要である．予後不良であることを強調するあまり，患者および家族に絶望感・孤立感を感じさせないよう，チームで継続して寄り添う姿勢も必要である．我が国ではアドバンス・ケア・プランニング（advance care planning: ACP）に関する議論はまだ十分でなく，意思決定支援のための患者・家族等への説明は，病状の変化および家族等の受容や理解に応じて複数回行われることが必要である．急性期病院だけで意思決定支援が完結することはないので，脳卒中地域連携パスなどを用いて，急性期病院における説明内容やそれに対する患者本人・家族等の意向（誰にいつ何を話し，退院時にどのような判断を家族等が行っているか）を共有することが必要である．

●おわりに

近年，脳卒中・循環器病対策基本法，循環器病対策推進基本計画，そして脳卒中と循環器病克服第5ヵ年計画により，多職種が協力して取り組める環境が構築されつつある．脳卒中相談窓口の設置がその一助となることが期待される．

● 参考文献

1) Villain M, Sibon I, Renou P, et al. Very early social support following mild stroke is associated with emotional and behavioral outcomes three month later. Clin Rehabilitation. 2017; 31: 135-41.
2) Kruithof WJ, van Mierlo ML, Visser-Meily JMA, et al. Association between social support and stroke survivors' health-related quality of life—a systemic review. Patient Education and Counseling. 2013; 93: 169-76.
3) Murray J, Young J, Forster A, et al. Developing a primary care-based stroke model: the prevalence of longer-term problems experienced by patients and

carers. Br J Gen Pract. 2003; 53: 803-7.

4) Clark MS, Rubenach S, Winsor A. A randomized controlled trial of an education and counselling intervention for families after stroke. Clin Rehabil. 2003; 17: 703-12.

5) Pedberg I, Knispel P, Zöllner S, et al. Social work after stroke: identifying demand for support by recording stroke patients' and carers' needs in different phases after stroke. BMC Neurol. 2016; 16: 111.

6) 日本脳卒中学会. 緩和ケア・意思決定支援. 脳卒中相談窓口マニュアル; version 3: 36-42.

V章　がん・脳卒中医療における連携のコツと工夫

1　院内発症がん関連脳卒中への取組み

杏林大学医学部脳卒中医学　河野浩之

本項のポイント

A. がん患者が院内発症脳卒中を突然発症することがある．
B. 院内発症脳卒中初期対応は，院外から搬送される脳卒中より対応が遅れがちである．
C. 院内発症脳卒中初期対応の体制整備（脳卒中を疑う症状の周知，連絡経路の簡略化等）により時間短縮が可能となる．

●はじめに

　急性期脳卒中を発症する場所は通常は病院外であり，救急車などで搬送されることが多い（院外発症脳卒中）．しかし，がんをはじめとしたさまざまな疾患診療のために入院中の患者が急性期脳卒中を発症することがあり，「院内発症脳卒中」と呼ぶ 図1 ．特に迅速に対応すべき脳卒中緊急治療時には，通常の院外発症脳卒中患者とは異なる課題がある．本項では，急性期脳梗塞を中心に，一般的な院内発症脳卒中と初期対応体制整備について述べ，次に院内発症がん関連脳梗塞に触れたい．

1. 院内発症脳卒中とは

　がんをはじめ，さまざまな疾患診療の診療目的に脳卒中非専門病棟に入院中の患者が急性期脳卒中を突然発症することがあり，「院内発症脳卒中」と呼ぶ 図1 ．院内発症脳卒中は全脳血管疾患の7～15％を占め[1-4]，決して少なくない．このなかにがん患者も含まれる．

　近年，脳梗塞の治療は進歩が目覚ましく，rt-PA静注による血栓溶解療法やカテーテルによる血栓回収療法により，症状が劇的改善し，後遺症を軽減できる時代になった．治療を有効かつ安全に行う上で重要なのが「スピード」である．脳血管は閉塞したままだと1分経過するごとに190万の神経細胞が失われる[5]ため，一刻も速

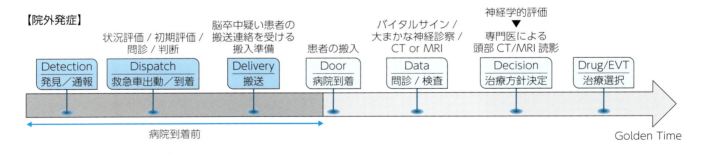

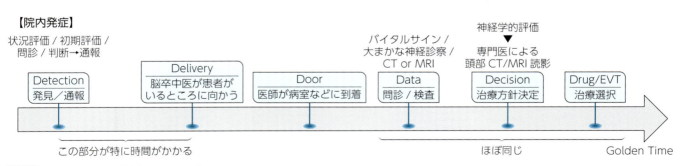

図1　急性期脳卒中の対応のイメージ

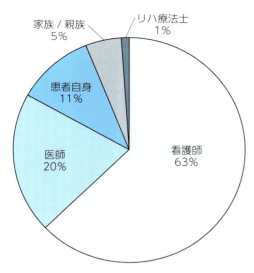

図2 院内発症脳卒中の第一発見者

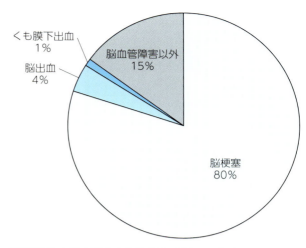

図3 院内発症脳卒中初期対応症例の最終診断
(Kawano H, et al. J Stroke Cerebrovasc Dis. 2021; 30: 105433.4[8])

く閉塞血管を再開通し，脳を救う必要がある．発症から治療までの時間が速ければ効果が期待できるが，遅い場合は効果が低くなるだけでなく，出血性梗塞など頭蓋内出血により症状が増悪する危険性がある．そのため，各病院では通常の院外発症脳卒中疑い症例の受入体制を整備している．急性期脳卒中疑い症例は連絡を受けた時点で受入準備を開始し，病院到着後から速やかに診療できるように医師，看護部，検査部門などが協力し診療にあたっている．緊急治療の詳細は別項を参照いただきたい．

ところが，院内発症脳卒中は院外発症脳卒中と同様の迅速対応をすることが容易ではない．院内発症脳卒中の特徴を考えてみる．

2. 院内発症脳卒中の特徴

①診療に要する時間が長い

院内発症脳卒中は院外発症脳卒中と比較して診療に時間を要し[6,7]，転帰が不良である．特に覚知（気がついた時刻）から脳卒中診療医への相談までの時間[8]や画像診断やrt-PA静注療法開始までの時間[6,7]が長い 図1．時間がかかる理由として，基礎疾患や治療の影響（術後や薬剤など）で脳卒中の症状がわかりにくいことがあげられる．また，脳卒中非専門病棟の特徴として，①脳卒中への意識が低く，対処法が分からない，②初期評価が遅れる（知識や経験の不足，検査への移送に不慣れ）[9]，③いつ誰に何を通報すればよいか分からない，などが指摘されている．

②第一発見者

第一発見者は看護師が最も多い[8,10] 図2．看護師や他の医療職など第一発見者が次の行動に移行しやすい仕組み作りが必要である．

③がん合併患者の割合が高い

院内発症脳梗塞に占めるがん合併患者の割合は25〜50％程度[8,12-14]と高い．この頻度は医療機関の専門性や機能により異なると思われる．

④脳梗塞の割合が高い

がん関連脳卒中の内訳では一般の脳梗塞が多く，次に脳出血である．当院のデータでも院内発症脳卒中初期対応を行った症例の80％が脳梗塞で，脳出血は4％であった 図3 [8]．

⑤院内体制整備により時間短縮できる

脳卒中を疑う具体的な症状を決めること，連絡経路を統一することなど，院内発症脳卒中への初期対応体制整備を行うことで時間短縮が可能となる[8,15,16]．

3. 院内発症脳卒中への取り組み

がん関連脳卒中に限らず，適切な脳卒中治療を提供するためには，院内発症脳卒中の初期対応体制整備が必要である．医療資源のある病院内にいる状況で「時間切れ」により適切な治療を提供できないという状況は回避したい．過去の報告[15,16]や我々の日常診療での経験から以下の2点を整備することで時間短縮が可能になると考えた．ここでは当院の取り組み「FAST-DANプロジェクト」[8]を紹介する．

A 評価方法（診察方法）の統一

脳卒中非専門病棟において，どのような症状がある場合に脳卒中を疑うべきか，脳卒中かもしれないと思うが他の診療科医師（＝脳卒中診療医）に直接連絡をしても

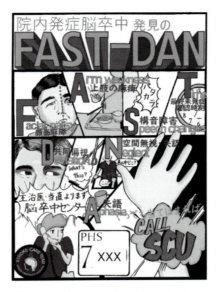
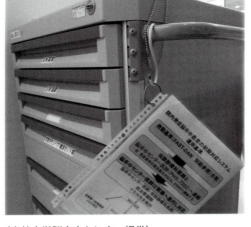

（杏林大学脳卒中センター提供）

(Kawano H, et al. J Stroke Cerebrovasc Dis. 2021; 30: 105433.4[8])
図4 評価方法の統一と周知（ポスター掲示）

よいか迷うような心理的障壁があった．そのため評価方法を統一かつ短時間で可能な方法が必要と考えた．そこで一般市民への脳卒中啓発メッセージ「Act-FAST キャンペーン」[17]を活用した．FAST（Face: 顔，Arm: 腕，Speech: 言語，Time: 時間）のうち，急性発症で「F」「A」「S」の3つの徴候のうち1つでもあれば脳卒中の可能性が高い．脳卒中/一過性脳虚血性発作患者の88.9％に「F」「A」「S」の少なくとも1つ以上の症状がみられる[11]．我々は，さらに脳主幹動脈閉塞の際に生じやすい共同偏倚（Deviation），失語（Aphasia），半側空間無視（hemispatial Neglect）を加えた「FAST-DAN」図4, 5 を合い言葉に，急性発症で「F」「A」「S」「D」「A」「N」のいずれかの症状がひとつでもある場合，脳卒中診療医へ「速やかに」「直接」連絡をすることとした．

B 連絡経路の簡略化

かつては第一発見者（主に看護師）が当該診療科の初期研修医，主治医へ連絡し，頭部単純CTなどの検査を行った後に脳卒中診療医が連絡を受け，診察や頭部MRI等の検査を追加し，治療法を検討する流れであった．画像検査を行う場合も脳卒中非専門病棟では日常業務とはかなり異なるので，慣れない指示や検査室への連絡および搬送経路などがわかりにくく時間を要していた．連絡経路の簡略化により時間短縮が可能になると考えた．そこで，第一発見者が当該診療科医師を介さずに直接脳卒中診療医へ連絡する方式へ変更した 図6．もちろん，主科医師との情報共有は同時並行で行うことは重要である．

これらの取り組みにより，脳卒中かもしれないと気がついたとき（覚知）から脳卒中診療医までの連絡に要する時間が中央値91分から35分へ大幅に短縮した[8]．院内発症脳卒中初期対応を行った症例のうち，85％は脳卒中（脳梗塞80％，脳出血4％，くも膜下出血1％），脳血管障害以外の疾患は15％であり[8] 図3，「FAST-DAN」は脳卒中スクリーニングとして適切な方法のひとつと考える．

C 継続的に運用するために

導入した仕組みを活用しやすい環境作りとして，職員研修にe-learningを用い，各部署へポスター掲示 図4 し，医療安全マニュアルにも掲載し 図5，全職員が携行することとした．継続的に運用するためには定期的に「FAST-DAN」を意識してもらうことが重要である．そこで，症例を適宜フィードバックし，院内リスクマネジメント委員会にも定期報告し，情報を開示している．

以上が当院での取り組みの状況である．各病院での状況はさまざまと考える．システムを再構築しなくてもうまく運用できている施設もあると思われる．ただ，急性期脳卒中に対応できる総合病院であれば院内診療連携体制がうまく運用できているか改めて見直したり，院外施設と連携が必要な状況であれば緊急時だけではなく日頃からコミュニケーションを取ったりすることが，緊急時のより速やかな対応を可能にすると思われる．また，院内発症脳卒中初期対応は，医師だけで解決することは困

I ……▶ 院内発症がん関連脳卒中への取組み

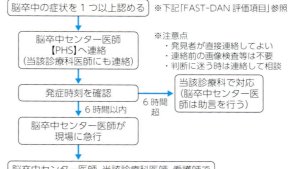

図5 評価方法の統一と周知（院内マニュアル）

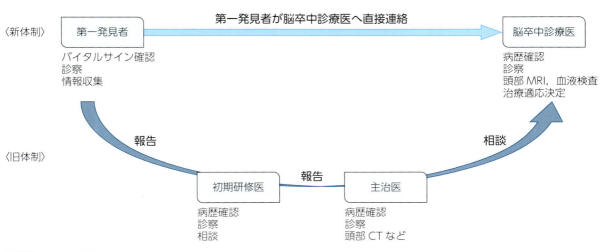

図6 連絡経路の簡略化

V章 ● がん・脳卒中医療における連携のコツと工夫

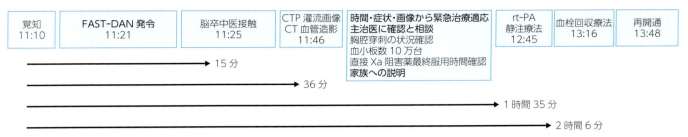

図7 代表症例の時間経過

60歳代男性．肺腺がんに対する薬物療法中であった．間質性肺炎が増悪したため入院した．深部静脈血栓症に対する直接Xa阻害薬を服用中であったが，胸腔穿刺のため2日前から休薬していた．午前10時30分は普段と変わりないことを確認し，看護師とともに胸部X線写真撮影に出棟．午前11時10分，画像検査室で撮影前に本人確認のために名前と生年月日を回答してもらおうとしたところ，呂律が回らず，左上肢が挙上困難になっていることに看護師，放射線技師が気づいた．看護師がFAST-DANコール．速やかに脳卒中科医師が画像検査室へ駆けつけた．血圧116/79 mmHg，脈拍72回/分，整，体温36.4℃．意識Japan Coma Scale I-1，顔面を含む左片麻痺，構音障害，NIHSSスコアは7点であった．

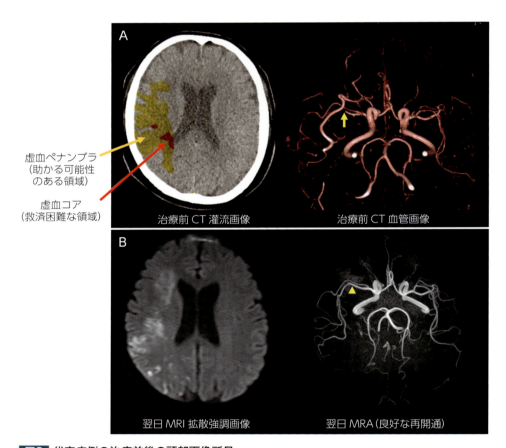

図8 代表症例の治療前後の頭部画像所見

病室に戻ることなく引き続き画像検査を行うこととした．緊急で実施した頭部CT灌流画像では，右大脳半球に広汎な虚血ペナンブラ（Aの黄色の部分．早期血管再開通により回復が見込める）と小さな虚血コア（Aの赤色の部分．救済困難な領域）を確認し，CT血管造影では右中大脳動脈M2が閉塞（A矢印）していたので，急性期脳梗塞と診断した．発症からの時間，症状，画像所見から緊急治療適応があると考えた．rt-PA静注療法の適応外項目がないか，診療録を見直すとともに主治医に確認および相談した．直接Xa阻害薬の最終服用時刻も改めて確認した．rt-PA静注療法と血栓回収療法の適応があると判断し，家族へ電話で説明を行い，同意を得た上で治療を実施した．治療により良好な再開通を得て，翌日MRI拡散強調画像では虚血ペナンブラと判定していた領域の大部分が脳梗塞に陥らず，MRAでは再開通を維持できていた（B）．NIHSSは2点（軽度の構音障害と左片麻痺）に改善した．

I ····➡ 院内発症がん関連脳卒中への取組み

難であり，看護師，放射線技師など検査部門とも日頃から連携を取ることが大切である．

4. 通常の院内発症脳卒中と院内発症がん関連脳卒中の初期対応に違いはあるか

当院のデータ[18)]では，院内発症脳卒中の約3割ががん関連脳梗塞であった．がん患者と非がん患者の2群に分けて比較した．非がん患者の場合と同様に看護師による発見が最も多かった．発症時の脳卒中重症度（National Institutes of Health Stroke Scale スコア中央値，がん患者8点，非がん患者9点）と退院時転帰良好割合（modified Rankin Scale スコア0〜3，がん患者31％，非がん患者32％）はがん患者，非がん患者とも同程度であった．急性期再灌流療法（rt-PA静注療法や血栓回収療法）の実施割合も同等で（がん患者19％，非がん患者13％，p＝0.324），再灌流療法実施例の退院時転帰良好割合も同等であった（がん患者40％，非がん患者36％）．つまり，脳卒中発症〜退院までの期間については院内発症脳卒中初期対応症例におけるがん患者と非がん患者では大きな違いはみられなかった．ただし，脳卒中発症3カ月後はがん患者群で死亡率が高く（がん患者52％，非がん患者29％），主死因はがんであった．

がん患者の退院時転帰が非がん患者と同程度であることを考慮すると，がん患者においても院内発症脳卒中初期対応を迅速に行い，適切な治療を提供し，少しでも後遺症を軽減することは，患者およびその近親者にとって重要と考える．ただし，院内発症脳卒中は全症例が入院を要する何らかの疾患を有していることから，非がん患者の転帰良好割合は院外発症脳梗塞患者より低い．

当院で経験した代表症例を提示する 図7, 8 ．

5. 急性期以外の院内発症脳卒中への対応

rt-PA静注療法や血栓回収療法を実施後に後遺症が残存し脳卒中リハビリテーションの継続が必要な場合，これらの治療の適応外となった場合，画像検査で偶発的に発覚した無症候性脳梗塞病変の場合などがあげられる．原疾患であるがん治療とあわせて，後遺症が残存した場合の脳卒中リハビリテーションや脳梗塞再発予防についての議論が必要となる．がん関連脳梗塞は脳梗塞再発率が高いため，早期から脳梗塞再発予防を開始する必要がある．そのためには速やかに脳梗塞の原因診断・臨床病

型診断を行い，その時点で適切と考えられる脳梗塞再発予防方法を選択する．また，脳卒中発症後のがん治療をどうするか，脳卒中リハビリテーションが必要な場合にがん治療との両立をどのようにすべきか，日常診療で大きな課題となる．現状では明確な指針はなく，また患者ごとに状況はさまざまであることから，関係する診療科や医療職が領域横断的議論を行う必要がある．

◉おわりに

がん患者が院内発症脳卒中を発症することは少なくない．突然発症し，迅速な対応が必要なため，日頃から病院内の初期対応体制を整備または確認しておくことが重要である．また，がん患者であっても院内発症脳卒中初期対応を行い，速やかに脳卒中治療を開始することで，がん以外の理由で生じる院内発症脳卒中と同程度の転帰が期待できる．担がん状態のみを理由とした脳卒中診療の手控えは避けるべきである．

◉ 参考文献

1) Blacker DJ. In-hospital stroke. Lancet Neurol. 2003; 2: 741-6.
2) Kelley RE, Kovacs AG. Mechanism of in-hospital cerebral ischemia. Stroke. 1986; 17: 430-3.
3) Kimura K, Minematsu K, Yamaguchi T. Characteristics of in-hospital onset ischemic stroke. Eur Neurol. 2006; 55: 155-9.
4) Cumbler E, Murphy P, Jones WJ, et al. Quality of care for in-hospital stroke: analysis of a statewide registry. Stroke. 2011; 42: 207-10.
5) Saver JL. Time is brain-guantified. Stroke. 2006; 37: 263-6.
6) Saltman AP, Silver FL, Fang J, et al. Care and Outocomes of Patients with-hospital Stroke. JAMA Neurol. 2015; 72: 749-55.
7) Tsivgoulis G, Katsanos AH, Kadlecová P, et al. Intravenous thrombolysis for patients with in-hospital stroke onset: propensity-matched analysis from the Safe Implementation of Treatments in Stroke-East registry. Euro J Neurol. 2017; 24: 1493-8.
8) Kawano H, Ebisawa S, Ayano M, et al. Improving Acute In-Hospital Stroke Care by Reorganization of an In-Hospital Stroke Code Protocol. J Stroke Cerebrovasc Dis. 2021; 30: 105433.4.
9) Cumbler E. In-Hospital Ischemic Stroke. Neurohospitalist. 2015; 5: 173-81.
10) Alberts MJ, Brass LM, Perry A, et al. Evaluation times for patients with in-hospital strokes. Stroke. 1993; 24: 1817-22.
11) Kleindorfer DO, Miller R, Moomaw CJ, et al. Designing a message for public education regarding stroke: does FAST capture enough stroke? Stroke. 2007; 38: 2864-8.
12) Qiu K, Zu QQ, Zhao LB, et al. Outcomes between in-hospital stroke and community-onset stroke after

thrombectomy: Propensity-score matching analysis. Interv Neuroradiol. 2022; 28: 296-301.

13) Yamaguchi I, Kanematsu Y, Shimada K, et al. Active Cancer and Elevated D-Dimer Are Risk Factors for In-Hospital Ischemic Stroke. Cerebrovasc Dis Extra. 2019; 9: 129-38.

14) Park HJ, Cho HJ, Kim YD, et al. Comparison of the characteristics for in-hospital and out-of-hospital ischaemic strokes. Eur J Neurol. 2009; 16: 582-8.

15) Kassardjian CD, Willems JD, Skrabka K, et al. In-Patient Code Stroke: A Quality Improvement Strategy to Overcome Knowledge-to-Action Gaps in Response Time. Stroke. 2017; 48: 2176-83.

16) Koge J, Matsumoto S, Nakahara I, et al. Improving treatment times for patients with in-hospital stroke using a standardized protocol. J Neurol Sci. 2017; 381: 68-73.

17) Wall HK, Beagan BM, O'Neill J, et al. Addressing stroke signs and symptoms through public education: the Stroke Heroes Act FAST campaign. Prev Chronic Dis. 2008; 5: A49.

18) Kawano H, Sakurai A, Johno T, et al. The clinical outcome of patients with cancer-related in-hospital onset stroke. Eur Stroke J. 2024; 9: 228, abstract.

V 章 がん・脳卒中医療における連携のコツと工夫

2 ……→ がん専門病院における脳卒中診療の現状

国立がん研究センター中央病院脳脊髄腫瘍科 **大野 誠　成田善孝**

> **本項のポイント**
>
> A. がん専門病院において脳卒中に対応できるように病院内の診療体制や脳卒中専門病院との連携を整備しておくことが重要である.
> B. がん患者における脳卒中診療は凝固能異常などがん患者特有の病態を考慮することが重要である.
> C. がん患者においても適切な脳卒中治療により機能予後の改善が期待できる場合があり, 予後や病態に応じた脳卒中治療の検討が重要である.

●はじめに

　がん患者における脳卒中の診療においては, 一般的な脳卒中治療に加えてがんにより引き起こされる凝固異常やがん治療に伴う血球減少などがん患者特有の病態を考慮する必要がある. また, がん専門病院においては脳卒中専門病院とは異なり診断や治療のリソースに限界があり, 血栓回収療法など専門的治療を要する場合には近隣の脳卒中専門病院との連携も必要である.

　本稿では, がん治療を専門的に行っている国立がん研究センター中央病院での脳卒中に対する診療体制を紹介し, 症例を含めて脳卒中治療の実際を提示する. 最後に我々の治療経験から考えられるがん関連脳卒中の課題を考察したい.

1. 脳卒中診療体制

　当院の脳脊髄腫瘍科は常勤医5名, レジデント2名で, このうち脳神経外科専門医が6名, 脳神経血管内治療専門医1名, 脳卒中専門医1名である.

　当院での脳卒中のほとんどは院内発症であり, 突然発症の意識障害, 麻痺, 構音障害などの神経症状を認めた場合には, 担当医から脳脊髄腫瘍科医師に連絡が来るようにしている. 休日や夜間は脳脊髄腫瘍科オンコール医師への連絡で対応している. 脳脊髄腫瘍科オンコール表は各病棟および当直日誌へ配布し必要時速やかに連絡できるよう連絡経路を明確にしている.

　脳脊髄腫瘍科医は神経所見の確認およびCT, MRI/

MRA等の画像検査を行い脳出血, 脳梗塞の診断を行う. 脳出血の場合, 出血サイズおよび神経所見から手術適応を判断する. 肝細胞がんや悪性黒色腫など出血をきたしやすい転移性脳腫瘍からの出血の場合は再出血のリスクを考慮し早期手術を検討する. 脳梗塞の場合は, Trial of Org 10172 in Acute Stroke Treatment (TOAST) 分類に従った脳梗塞分類[1]を行うとともに発症時間, 原発がん種, 凝固学的検査を含む血液検査を確認し, rt-PA静注による血栓溶解療法やカテーテルを用いた血栓回収療法の適応の有無を判断し, これらの適応のないものは脳梗塞の分類および原疾患に応じて個別に治療法を検討する **表1** . 活動性がんで画像上多発梗塞を認め, D-dimerが高値を示し心房細動を認めない場合には凝固異常を背景とした潜因性脳梗塞と診断し, 未分画ヘパリン持続静注を行い, 7～14日後に直接経口抗凝固薬(direct oral anticoagulant: DOAC)変更の方針としている **表1** . 特に血栓溶解療法の適応やNIHSSスコアなどは電子カルテ内にテンプレートを作成し漏れなく速やかに判断できるための工夫をしている.

　脳卒中の診断に必要なCTまたはMRI/MRA, 心電図検査, 凝固学的検査を含む血液検査は24時間体制で行うことが可能である. また日中の診療時間内では経胸壁心エコー, 頸部エコー検査を行うことができる. また集中治療室と連携しrt-PA静注による血栓溶解療法を行う体制を整えている.

　一方で脳卒中非専門病院であるための限界もある. 急性期脳卒中治療で用いるオザグレルナトリウムやアルガトロバンは使用頻度が低いことから院内での採用がない.

V章 ● がん・脳卒中医療における連携のコツと工夫

表1 当院における脳梗塞の診断と治療方針

分類	診断根拠	治療
アテローム血栓性脳梗塞	脳梗塞に関係する頸部または脳血管の≧50％狭窄	抗血小板薬
心原性脳塞栓症	心房細動，多発梗塞	DOAC
ラクナ梗塞	穿通枝領域で最大径＜20 mm 病変，動脈硬化や解離を認めない	抗血小板薬
潜因性脳梗塞	多発梗塞，D-dimer 高値，活動性がん	未分画ヘパリン，DOAC
その他の原因による脳梗塞	動脈解離など	原因に応じた治療

DOAC: Direct oral anticoagulant

経食道心エコーは日常診療で行っておらず，非細菌性血栓性心内膜炎（nonbacterial thromboendocarditis: NBTE）など心房内病変の評価，卵円孔開存有無の評価ができない．またカテーテルを用いた血栓回収療法は高度な技術と経験を要するため当院では対応していない．しかし当院での初期対応において血栓回収療法の適応があると判断した場合は，近隣の脳卒中専門病院に速やかに連携できる体制を整えている．

2. 脳卒中診療の実際

2018 年 1 月から 2019 年 12 月までに当院で治療を行っているがん患者のうち脳卒中と診断された症例は 72 例でこのうち脳出血が 17 例（23.6％），脳梗塞は 55 例（76.4％）であった．この間の外来患者数は 108,410 例であり，脳卒中の年間発生割合は 0.033％，10 万人当たりでは 33 例/年になる．

脳出血は 17 例中，転移性脳腫瘍からの腫瘍内出血が 11 例（64.7％）と最多であり，5 例（29.4％）は開頭手術が施行されていた．

脳梗塞は 55 例であり，このうち，臨床経過の検討が可能であった 48 例の検討では，原発がんは肺がんおよび膵臓がんが最も多くそれぞれ 9 例（18.8％），ついで胆道がん 7 例（14.6％）大腸がん 5 例（10.4％）であった．39 例（81.3％）は活動性がんであった．12 例（25.0％）は DVT などの診断で脳梗塞の発症以前に抗凝固療法を受けていた．

脳梗塞の分類は，潜因性脳梗塞 24 例（50.0％），心原性脳塞栓症，ラクナ梗塞 8 例（16.7％），アテローム血栓性脳塞栓症 6 例（12.5％），その他の原因による脳梗塞 2 例（4.2％）であった．脳梗塞発症後 45 例（93.8％）において脳梗塞分類に応じた治療が行われ，2 例は他院に緊急搬送し血栓回収療法が施行された．潜因性脳梗塞 24 例中 17 例（70.8％）は未分画ヘパリン持続静脈内投与を行い，10 例（41.7％）は未分画ヘパリン持続静脈内投与 1～2 週間後にエドキサバン経口投与に変更した．

脳梗塞 48 例中 6 例（12.5％）に脳梗塞再発を認め，31 例（64.6％）が脳梗塞後にがん治療を中止し，34 例（70.8％）が死亡していた．脳梗塞発症後の生存期間中央値は 62 日であった．脳梗塞発症前に 33 例（68.8％）は modified Rankin Scale（mRS）が 1 または 2 であったが，脳梗塞後 3 カ月または最終フォローアップ時には 37 例（77.1％）が mRS が 3 以上に神経運動機能が低下していた．退院先は自宅 17 人（35.4％），リハビリテーション病院 5 人（10.4％），ホスピスケア 12 人（25.0％），および死亡退院 14 人（29.2％）であった．

潜因性脳梗塞例ではその他の脳梗塞例と比較し脳梗塞発症後の生存期間中央値が有意に短縮していた（34 日 vs. 590 日，p＝0.0008）．また潜因性脳梗塞例の91.7％が脳梗塞発症後にがん治療を中止されていたが，その他の脳梗塞例では半数以上ががん治療継続可能であった．

当院での治療をまとめるとがん患者における脳梗塞の特徴として，潜因性脳梗塞が半数を占める，脳梗塞発症後約 65％でがん治療が終了する，約 77％で中程度の神経運動障害を認める，生存期間中央値は 62 日である，が挙げられた．特に潜因性脳梗塞は，脳梗塞発症後にがん治療が終了し，生存期間が短縮する例を多く認め，特に予後が不良と考えられた．

3. 代表症例

A 症例 1

57 歳男性，肝細胞がんに対し肝部分切除施行され，その後肺転移を認め Sorafenib 治療中であった．視野障害で発症し前医入院し，頭部 MRI で右後頭葉（最大径 35 mm），左頭頂葉（最大径 15 mm），左後頭葉（最大径 10 mm）に多発転移性脳腫瘍を認めた 図1A, B, C, D ．金曜日に当院コンサルトがあり，最も大きい右後頭病変が出血を伴っていた 図1C, E ことから月曜日に手術目的に転院予定としていた．当院コンサルトがあった翌日土曜日朝に右下肢麻痺及び感覚障害を認めた．頭部

2 → がん専門病院における脳卒中診療の現状

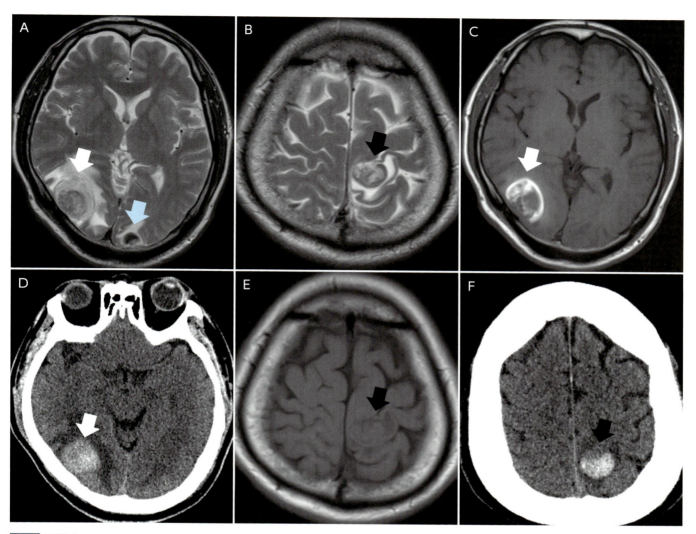

図1 症例1
発症時のT2WI（A, B）で右後頭葉（白矢印: A），左後頭葉（水色矢印: A），左頭頂葉（黒矢印: B）に多発転移性脳腫瘍を認めた．右後頭葉病変（白矢印: C）は発症時のT1WIで高信号域，CTで高吸収域（白矢印: D）に描出され腫瘍内出血と判断した．一方，左頭頂葉病変（黒矢印: B）は発症時のT1WIで低信号域に描出され出血していないと判断したが，翌日のCTで高吸収域（黒矢印: E）に描出され腫瘍内出血をきたしたと判断した．

CTで左頭頂葉病変の出血を認めたため 図1F ，当院転院し緊急開頭腫瘍摘出術を行った．

脳腫瘍全国統計によると転移性脳腫瘍の1.3%は腫瘍内出血で発症している．特に肝細胞がん，悪性黒色腫，腎がん，肺がん，絨毛がん，甲状腺がんなどは出血をきたしやすいとされる[2]．本例においては休日をはさむことから出血病変に対し待機的手術を予定したが，腫瘍内出血リスクの高い肝細胞がんであることから再出血予防目的での早期手術の必要性や出血予防を目的とした非出血病変に対する摘出術の適応の検討が必要と考えられた．

B 症例2

78歳男性，心房細動の既往がありDOACを内服していた．直腸がん術前にDOACを休薬し周術期は未分画ヘパリンに変更，術後3日目よりDOAC再開していた．直腸がん術後6日目に意識障害，右片麻痺，失語で発症し，MRIで左前頭葉にDWIで高信号域，MRAで左中大脳動脈閉塞を認めた 図2A, B ．血栓回収療法の適応と判断し近隣の脳卒中専門病院に緊急搬送．発症から3時間後に脳卒中専門病院に到着，緊急血栓回収療法にて発症から4時間後に左中大脳動脈の再開通が得られ 図2C, D ，軽度の運動性失語を残すものの右片麻痺は改善した．

本例は血栓回収療法による神経機能改善の可能性を示しており，がん患者であっても積極的に血栓回収療法を行うことが重要と考えられた．

C 症例3

78歳女性，肝転移，肺転移を伴う肝内胆管がんに対し化学療法（シスプラチン，ゲムシタビン）を行っていた．

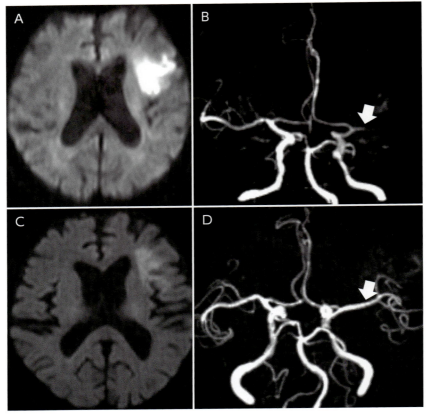

図2 症例2
発症時のDWIで左前頭葉に脳梗塞を認め（A），MRAで左中大脳動脈の閉塞を認める（白矢印：B）.
発症時3カ月後のDWI（C）及びMRAで左中大脳動脈の再開通を認める（白矢印：D）.

左片麻痺で発症し頭部MRIで多発梗塞を認め **図3A, B, C**，D-dimerが上昇（17.7 μg/mL）し心房細動を認めないことから潜因性脳梗塞と診断した．エダラボンおよび未分画ヘパリン持続静脈内投与を行い，発症8日目には左片麻痺はほぼ改善した．発症8日目の頭部MRIで新たな梗塞巣の出現がないことを確認後，未分画ヘパリン持続静脈投与からエドキサバン経口投与に変更した．エドキサバン開始6日後に再度左片麻痺の増悪を認め，頭部MRIで多発梗塞の再発を認めた **図3D, E, F**．

本例では肝内胆管がんに発症した潜因性脳梗塞で凝固能亢進に起因する脳梗塞と判断し，再梗塞予防目的で急性期治療として未分画ヘパリンでの治療を行った．未分画ヘパリンは持続点滴投与が必要であることから，我々は長期間にわたる抗凝固療法を行うためにDOACに変更している．未分画ヘパリンとDOACは共に抗凝固作用があり，同等の血清D-dimer低下効果や塞栓源の減少効果がある可能性が示されているが[3]，未分画ヘパリンとDOACの脳梗塞予防効果が同等であるかは明らかではない．本例では未分画ヘパリンからDOACに変更したところ脳梗塞の再発を生じており，DOACでの脳梗塞の予防が不十分であった可能性も示唆される．

D 症例4

57歳女性，肝転移を伴う膵がんに対し化学療法（ゲムシタビン）を行っており，治療経過中に深部静脈血栓症を認めたためエドキサバン内服していた．発語困難，視野異常で発症し頭部MRIで多発梗塞を認めた．D-dimerが上昇（32.8 μg/mL）し心房細動を認めないことから，潜因性脳梗塞と診断した **図4A, B, C, D**．

本例では脳梗塞発症以前に深部静脈血栓症に対するエドキサバンによる抗凝固療法が施行されていたのにもかかわらず脳梗塞を生じており，DOACによる脳梗塞予防効果が限定的である可能性がある．DOACは静脈性血栓症に対する有効性が示されているが，動脈性血栓症における有効性は明らかではない．がんに関連する動脈性血栓症は凝固系異常だけでなく，腫瘍が産生するムチンによる血小板や内皮細胞の活性化による血栓形成[4]や細胞内クロマチンを細胞外に放出する好中球細胞外トラップによる血栓形成[4]など複数の要因による血栓形成

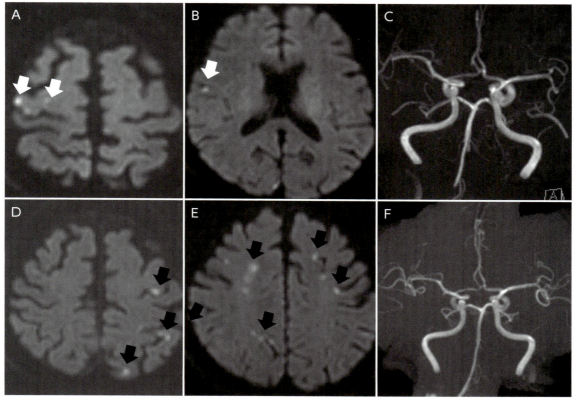

図3 症例3
発症時のDWIで右前頭葉に多発脳梗塞を認める（A, B, 白矢印）. MRAでは主幹動脈の閉塞を認めない（C）. 発症時から14日目のDWIで右前頭葉および左前頭葉に多発脳梗塞を認める（D, E, 黒矢印）. MRAでは主幹動脈の閉塞を認めない（F）.

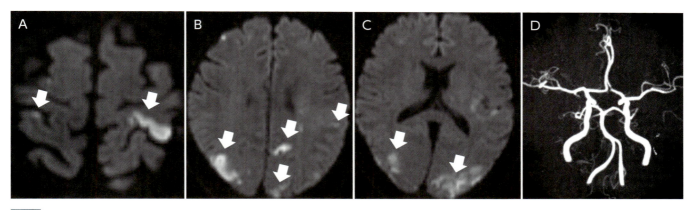

図4 症例4
発症時のDWIで左右の大脳半球に多発脳梗塞を認める（A, B, C, 白矢印）. MRAでは主幹動脈の閉塞を認めない（D）.

機序があり第Xa因子を特異的に阻害するDOACだけでは血栓形成の抑制効果が不十分である可能性も示唆される.

4. がん関連脳卒中の課題

がん関連脳卒中の治療方針は脳卒中のガイドラインの中に記載されるが，根拠となるエビデンスに乏しく明確な治療指針が明らかでない．脳卒中治療ガイドライン2021には，「Trousseau症候群に対する脳梗塞の再発予防では，原疾患の治療に加え抗凝固療法を行うことを考慮しても良い」と記載され，「ヘパリン，低分子ヘパリン，ヘパリノイドが再発予防に有用とされている」とされるが具体的な抗凝固療法の指針は記載されていない[5]．また海外のAmerican Heart Association/American Stroke Association（AHA/ASA）Guidelineにはがん患者は脳卒中の高リスク群であるとされているが，心房細動を持つがん患者に脳梗塞や一過性脳虚血発作が生じ

V章 ● がん・脳卒中医療における連携のコツと工夫

た場合に脳梗塞再発予防のためにワルファリンよりもDOAC使用を考慮する[6]，のみの記載にとどまり，心房細動がない場合の治療に関する指針は記載されていない．

当院でのがん関連脳卒中の治療経験から次の2点を課題として挙げたい．

A がん患者における脳梗塞予防

がん患者は一般集団の2～6倍の動脈性血栓症リスク[7]があるとされ，さらに脳梗塞後の生存期間中央値は3～5カ月[8-10]と予後不良であることからがん患者における脳梗塞の一次予防が重要と考えられる．心房細動のあるがん患者に対してはDOACで治療した場合の脳梗塞発生頻度は年間1.4%で[11]，ワルファリンと同程度の脳梗塞発生抑制効果があることが報告され[12]，心房細動のあるがん患者におけるDOACは有効であると考えられる．一方で，深部静脈血栓症のあるがん患者に対しDOACを投与した場合の脳梗塞を含む動脈性血栓症発生リスクはプラセボと有意差がないとされ，DOACの動脈性血栓症の抑制効果は明らかではない[13]．また，Feldmanらはがん患者においてKRAS，STK11変異が腫瘍タイプと独立して動脈性血栓症リスクと相関することを報告し[14]，動脈性血栓症の高リスク群の同定に有用である可能性がある．今後は遺伝子変異なども含めた腫瘍の特性に応じたリスク分類を行い，治療介入を検討するアプローチも選択肢と考える．

B 脳梗塞を生じたがん患者における再発予防

がん患者の脳梗塞に対し抗凝固療法/抗血小板療法を含む抗血栓療法を行うことで脳梗塞再発抑制効果の可能性が示唆されている[15]が，どのような対象にどのような抗血栓療法が脳梗塞の二次予防に適切であるかは不明である．ESUS患者を対象にしたアスピリンとDOACのランダム化比較試験の対象患者のうち，がんの既往のある患者を用いたサブグループ解析において脳梗塞再発率はアスピリンとDOACで有意差を認めなかった[16,17]．この対象は予後6カ月未満や転移例などが除外されており[16]，進行がんで多く見られる凝固能異常に起因する脳梗塞が含まれなかった可能性も考えられる．今後はがん患者の脳梗塞発生例を対象として脳梗塞の発生原因および凝固能異常に応じた治療戦略を検討することが必要と考える．

● おわりに

がん患者が脳卒中を発症することは少なくなく，がん専門病院において迅速で適切な対応ができるように，病院内の脳卒中診療体制や脳卒中専門病院との連携を整備しておくことが重要である．がん患者においても脳卒中治療により機能予後の改善が期待できる場合があるため，担がん状態を理由に治療を手控えることなく予後や病態に応じて適切な脳卒中治療を検討する必要がある．今後は凝固能異常などがん患者特有の病態を考慮したエビデンスの蓄積を行い，治療指針を作成する試みが必要と考える．

謝 辞

当院と連携しいつも迅速に対応いただいている，虎ノ門病院脳神経血管内治療科 鶴田和太郎先生，東京都済生会中央病院 脳神経血管内治療科 山田哲先生にはこの場をお借りして深謝します．

● 参考文献

1) Adams HP Jr, Bendixen BH, Kappelle LJ, et al. Classification of subtype of acute ischemic stroke. Definitions for use in a multicenter clinical trial. TOAST. Trial of Org 10172 in Acute Stroke Treatment. Stroke. 1993; 24: 35-41.

2) 日本脳腫瘍学会，編．脳腫瘍診療ガイドライン成人脳腫瘍編2024年度版．東京: 金原出版; 2024.

3) Chung JW, Hwang J, Kim HJ, et al. Edoxaban for the treatment of hypercoagulability and cerebral thromboembolism associated with cancer: A randomized clinical trial of biomarker targets. Int J Stroke. 2024; 19: 645-53.

4) Navi BB, Iadecola C. Ischemic stroke in cancer patients: A review of an underappreciated pathology. Ann Neurol. 2018; 83: 873-83.

5) 日本脳卒中学会，脳卒中ガイドライン委員会，編．脳卒中治療ガイドライン2021．東京: 協和企画. 2021.

6) Kleindorfer DO, Towfighi A, Chaturvedi S, et al. 2021 Guideline for the prevention of stroke in patients with stroke and transient ischemic attack: A Guideline From the American Heart Association/American Stroke Association. Stroke. 2021; 52: e364-e467.

7) Pernod G, Cohen A, Mismetti P, et al. Cancer-related arterial thromboembolic events. Arch Cardiovasc Dis. 2024; 117: 101-13.

8) Cestari DM, Weine DM, Panageas KS, et al. Stroke in patients with cancer: incidence and etiology. Neurology. 2004; 62: 2025-30.

9) Lee MJ, Chung JW, Ahn MJ, et al. Hypercoagulability and mortality of patients with stroke and active cancer: The OASIS-CANCER Study. J Stroke. 2017; 19: 77-87.

10) Navi BB, Singer S, Merkler AE, et al. Recurrent thromboembolic events after ischemic stroke in patients with cancer. Neurology. 2014; 83: 26-33.

11) Laube ES, Yu A, Gupta D, et al. Rivaroxaban for stroke prevention in patients with nonvalvular atrial fibrillation and active cancer. Am J Cardiol. 2017; 120: 213-7.

12) Shah S, Norby FL, Datta YH, et al. Comparative effectiveness of direct oral anticoagulants and warfarin in patients with cancer and atrial fibrillation. Blood Adv. 2018; 2: 200-9.

13) Khorana AA, McNamara MG, Kakkar AK, et al. Assessing full benefit of rivaroxaban prophylaxis in high-risk ambulatory patients with cancer: Thromboembolic events in the randomized CASSINI Trial. TH Open. 2020; 4: e107-e12.

14) Feldman S, Gupta D, Navi BB, et al. Tumor genomic profile is associated with arterial thromboembolism risk in patients with solid cancer. JACC CardioOncol. 2023; 5: 246-55.

15) Gon Y, Sakaguchi M, Yamagami H, et al. Predictors of survival in patients with ischemic stroke and active cancer: A prospective, multicenter, observational study. J Am Heart Assoc. 2023; 12: e029618.

16) Martinez-Majander N, Ntaios G, Liu YY, et al. Rivaroxaban versus aspirin for secondary prevention of ischaemic stroke in patients with cancer: a subgroup analysis of the NAVIGATE ESUS randomized trial. Eur J Neurol. 2020; 27: 841-8.

17) Navi BB, Zhang C, Miller B, et al. Apixaban vs Aspirin in patients with cancer and cryptogenic stroke: A Post Hoc Analysis of the ARCADIA Randomized Clinical Trial. JAMA Neurol. 2024; 81: 958-65.

V章　がん・脳卒中医療における連携のコツと工夫

3 ···→ 多職種連携

静岡県立静岡がんセンターリハビリテーション室 **加藤るみ子**

> **本項の
> ポイント**
>
> A. がん関連脳卒中は病態が複雑で個別性が高く，多職種による連携が不可欠である．
> B. がん関連脳卒中の多職種連携には，「エビデンスに基づく医療（EBM: Evidence-based Medicine）」と「物語に基づく医療（NBM: Narrative-based Medicine）」の両輪が重要である．
> C. がん関連脳卒中における多職種連携を構築していくためには，医療機関などの団体単位での取り組みに併行して，各医療者が Stroke Oncology に関心を持ち，情報の発信と共有を行い，脳卒中診療とがん診療の現状を理解する取り組みが必要である．

◉はじめに

現在，医療の質や安全性の向上及び高度化・複雑化に伴い，多種多様な職種が各々の高い専門性を発揮しながら，目的と情報を共有し，業務を分担する「チーム医療」がさまざまな医療現場で実践されている．チーム医療が機能していることで，患者の状況に的確に対応した医療が提供できる．平成22年に厚生労働省において「チーム医療推進方策検討ワーキンググループ」が立ち上がり，チーム医療を推進するための方策について取りまとめられた[1]．チーム医療において医療の質を高める上で「多職種連携」は不可欠であり，急性期，回復期，慢性期，在宅医療のあらゆる場面で，多職種連携の重要性が唱えられている[1]．

本稿では，がん関連脳卒中における多職種連携について，リハビリテーション職種の立場から述べる．

1. 多職種連携の実際

A 脳卒中診療の立場から

脳卒中は急性期に専門性の高い施設で早期診断と早期治療を行うことが生命予後や機能予後の改善のために重要であるため，一次脳卒中センター（primary stroke center: PSC）が担う役割は大きく，2021年には全国で963施設がPSCとして認定されている[2]．PSCの役割の一つに「多職種からなる専属の脳卒中チームの配属

（stroke unit: SU）」があり，急性期から多職種連携が実践されている．また，回復期以後においては，脳卒中相談窓口が設置され，脳卒中療養相談士が医療・介護・福祉連携の中心的役割を担っている．本窓口の構成員は脳卒中専門医，脳卒中療養相談士（看護師，医療ソーシャルワーカー），理学療法士，作業療法士，言語聴覚士，薬剤師，管理栄養士，臨床心理士（公認心理師），精神保健福祉士など，多職種で構成されており[3]，回復期以後も多職種連携が実践されている．

B がん診療の立場から

がん診療においては，がん診療拠点病院（以下，拠点病院）は全国どこでも質の高いがん医療を提供することができるように専門的ながん医療の提供，地域のがん診療の連携協力体制の整備，患者・住民への相談支援や情報提供などの役割を担う病院として，二次医療圏ごとに国が定める指定要件を踏まえて，全国で461施設が指定されている（令和6年4月1日現在）．拠点病院の役割のなかに，「他疾患併存がん患者の増加による治療・ケアのコーディネイトのための多職種連携」があり[4]，がん関連脳卒中も他疾患併存がん患者の対象といえる．実際，厚生労働省発表の人口動態統計の概況によると，がんは死亡原因の第1位，脳血管疾患は第4位であり，日常診療では両者の合併例（がん関連脳卒中）に遭遇する機会が増加しており[5]，がん関連脳卒中における多職種連携の需要は高まっているといえる．

2. がん関連脳卒中の特徴から考える 多職種連携の必要性

脳卒中は，脳梗塞，脳出血，くも膜下出血が代表的な病型である．一方，がんは発症部位が限局されている脳卒中と異なり全身に発症し，症状はがんが発生した臓器の特性に依存するため多岐にわたる．たとえば，舌がんは嚥下障害や嚥下障害に伴う体重減少，血液がんは発熱や倦怠感，肺がんは咳嗽や呼吸苦感などを生じる．さらに，手術や放射線療法，化学療法といったがんの治療により生じる障害がある．たとえば，乳がんや婦人科がんのリンパ節郭清後に生じるリンパ浮腫，造血幹細胞移植の治療中や治療後の長期臥床に伴う廃用症候群，頭頸部がんの手術や放射線治療後に生じる嚥下障害などがある．

脳卒中は多くの場合突然発症し，極めて短期間に心身機能・身体構造レベル，活動レベル，参加レベルが変化する．一方，がんやがんの治療に伴う症状は急激に進む場合もあれば，緩徐な場合もあり，経過は多岐にわたる．がん患者が脳卒中を発症した場合，脳卒中による症状が急速に出現することは非担がん患者の脳卒中と同様であるが，脳卒中発症時のがんの部位や状態は様々であるため，がん関連脳卒中患者の障害像は複雑で個別性が高い．

脳卒中の機能回復は発症からの経過期間が短いほど良好で，時間が経つとともに緩徐になり3～6カ月程度でプラトーになることが多い[6]．そのため，脳卒中を発症した場合，できるだけ早期にリハビリテーション治療を開始し，脳卒中に対する治療の方向性を他職種と共有しながら患者に必要なケアや退院調整を検討する必要がある．がん関連脳卒中患者の場合，すでにがんという既往歴を有しており，がん治療に伴う合併症を抱えている可能性が高い．がん治療医や脳卒中診療医をはじめとした多職種による専門的，かつ多面的な評価に基づき，病態を早期に把握することが，治療方針，病棟やリハビリテーション治療におけるリスク管理，安全なリハビリテーション治療につながる．

3. がん関連脳卒中の経過と多職種連携

A 急性期

脳卒中を発症した場合，できるだけ早期に治療の方向性や退院調整の必要性を検討する必要があるが，がん関連脳卒中の場合，リハビリテーション治療の開始は慎重に検討する必要がある．なぜならば，がん関連脳卒中患者は，放射線化学療法に伴う骨髄抑制による易感染・出血傾向・貧血，四肢や脊椎の骨転移による切迫骨折や病的骨折，術後の深部静脈血栓症や腫瘍塞栓による肺梗塞，がんの進行による播種性血管内凝固症候群（disseminated intravascular coagulation syndrome: DIC）など，がんそのものやがん治療により生じるさまざまなリスクを抱えている[7]ため，脳卒中のリハビリテーション治療を開始する前にがん関連症状の管理が必要となるからである．たとえば，右大腿骨の骨転移により右下肢を免荷しながら杖歩行をしている患者が脳卒中を発症し，左片麻痺を呈した場合，左片麻痺の程度と右大腿骨の骨転移の状態に考慮して歩行手段を検討する必要がある．がんの症状に対する管理が不十分のまま，脳卒中のリハビリテーション治療を開始することはがん関連症状の増悪を招き，日常生活の自立度やQOLがさらに低下する可能性がある．リハビリテーション治療開始にあたっては，脳卒中診療医とがん治療医，双方の判断が不可欠である．

B 急性期以降

脳卒中急性期は，がん患者も非担がん患者と同様に，脳卒中の治療が優先となるが，がん患者の場合，脳卒中急性期以降の方針を決定するにあたり，がん治療の再開と脳卒中に対するリハビリテーション治療，どちらに重きをおくべきか早急に検討する必要がある．なぜならば，脳卒中発症時に活動性のがんがある場合，脳卒中の治療中にがんが進行する可能性があるからである．脳卒中により患者のperformance status (PS) が低下すれば，がんの治療を継続する必要性があっても，がん治療の継続は難しくなる場合がある．PSのみでがん治療が必ずしも中止されるわけではないが，PS3または4の場合はがん治療の延期または中止をすると判断する脳卒中診療医やがん治療医が比較的多く[5]，脳卒中発症後のPSはがん治療の再開を検討する上で重要といえる．このように，がん治療の再開のために回復期リハビリテーション病院へ転院し，脳卒中のリハビリテーション治療を集中的に行うことが，PSの改善やがん治療の再開に繋がる場合もある．一方，脳卒中のリハビリテーション治療を継続しても，がんの状態によりPSの改善が見込めない場合は，回復期リハビリテーション病院への転院よりもがんによる症状緩和を中心とした医療へ移行することを優先する場合もある．

このように，がん関連脳卒中に対する治療方針の決定は，脳卒中の機能予後とがんの生命予後を考慮する必要があり，脳卒中医とがん治療医，双方の判断が不可欠である．また，脳卒中による障害は時間の経過に伴い変化

V章 ● がん・脳卒中医療における連携のコツと工夫

表1 職種の役割と検査・評価の一例

職種	役割	検査や評価の一例
脳卒中診療医	脳卒中関連症状のマネジメント，予後予測，方針決定	医学検査: MRI，CT，骨シンチグラフィ，血液検査，超音波検査，X線検査，内視鏡検査
がん治療医	がん関連症状のマネジメント，予後予測，方針決定	意識レベル: Glasgow Coma Scale（GCS），Japan Coma Scale（JCS）
リハビリテーション科医	リハビリテーション治療を行う上でのリスク管理，目標設定	特異的評価: 1．身体機能 ECOG Performance Status（PS），Karnofsky Performance Status（KPS），stroke impairment assessment set（SIAS）
看護師	バイタルチェック，病棟での生活状況（しているADL）の評価，病棟での患者の状態の観察	2．日常生活動作能力 Bartel index（BI），Functional Independence Measure（FIM）
理学療法士・作業療法士・言語聴覚士	リハビリテーション治療中の基本動作や日常生活動作能力（できるADL）の評価，高次脳機能評価，福祉用具の提案	3．高次脳機能 Mini-Mental State Examination（MMSE），Trail Making Test（TMT），行動性無視検査日本版（BIT），レーブン色彩マトリックス検査（RCPM），ウェイクスラー成人機能検査（WAIS）
臨床心理士	臨床心理学にもとづく知識や技術を用いて，それぞれの"こころ"の問題への評価・介入	

するため，リハビリテーション治療の経過や病棟での生活状況にも考慮する必要があり，リハビリテーション科医や理学療法士，作業療法士，言語聴覚士，病棟看護師の存在も不可欠である．がん関連脳卒中患者のリハビリテーション治療は，がんや脳卒中の病態把握やリスク管理を行った上で[8]，多職種により慎重に検討されなければならない．

4. がん関連脳卒中の多職種連携のポイント

A 医療者間の多職種連携

がん関連脳卒中の多職種連携において，各職種の専門性を共有するためには「エビデンスに基づく医療（EBM: Evidence-based Medicine）」が有効である．すなわち，CTやMRIなどの画像診断や血液検査などの医学検査，functional independence measure（FIM）やmini-mental state examination（MMSE）のような特異的検査を用いて患者の病態を評価し，その結果（エビデンス）に基づいて多職種で方針を検討することである．医学的検査や評価のなかには，超音波検査や内視鏡検査のように専門性が高いものもあれば，PSやBarthel index（BI）のように特定の職種に限らず使用できる汎用性の高いものもある **表1** ．それぞれの職種の役割に応じた検査や評価を行い，その結果を共有することが大切であるが，検査や評価のなかには他の医療職種では結果を解

釈しきれないものがある．そのため，検査や評価で得た結果は，診療録内の情報共有に留まらず，カンファレンスのような対面で情報を共有し，各職種で得た結果について補足していくことが，EBMに基づいた齟齬のない情報共有となり，現実的な治療方針の決定につながる．

一方，患者や家族の思いは，患者に関わる医療者全てが患者との関わりの中で知りうるナラティブな情報である．がん患者は，適応障害，うつ病などの精神心理的問題を抱えていることが多い[9]．また，がん患者や家族は，脳卒中発症前からがんとともに生きる中で，全人的な苦痛・苦悩と向き合い，それまでの生活を変更せざるをえない状況に直面したり，治療や療養場所について重要な意思決定を差し迫られたりするなど，さまざまな体験をしている[10]．そのような状況下で脳卒中を発症した場合，患者や家族の苦痛や苦悩はさらに大きく，深くなることが予測されるため，がん関連脳卒中医療において「物語に基づく医療（NBM: Narrative-based Medicine）」は非常に重要である．

患者との会話の中で，患者が医療者に感情を表出することは，時に治療的アプローチ（支持的精神療法）となり，よい効果をもたらすことがある．逆に，患者が不安や焦燥感を表出したり，意欲の低下からリハビリテーション治療が進まなくなったりする場合もある[11]．このような場合，医療者によって統一性がないまま患者に関わることは，かえって本人と家族の不安を助長し，うつなどの精神的な症状を悪化させることになる[12]．医療者に限らず，人が話した言葉を一語一句そのまま他者へ伝

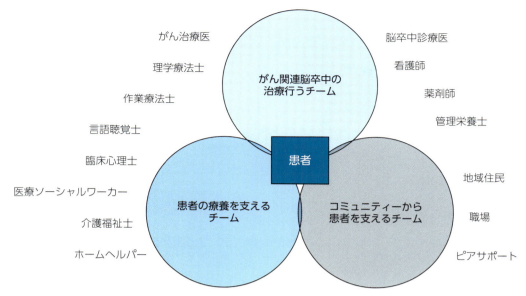

図1 がん関連脳卒中におけるさまざまな多職種連携
がん関連脳卒中はさまざまなチーム医療から構成され，それぞれの職種は複数のチームを兼任することもある

えることは誰しも難しいため，ナラティブな情報を共有することは，医学検査や評価に比べると情報が歪みやすく，時間経過に伴い精度が下がりやすい．ナラティブな情報をできるだけ正確に多職種で共有できるように，定期的に多職種でカンファレンスを開催したり，日ごろから顔を合わせて会話したりすることが，速やかな情報共有，齟齬のない情報共有につながる．共有したナラティブな情報は，必要に応じて精神腫瘍科医や臨床心理士などの専門性の高い介入を検討していく．

B 地域との多職種連携

本来の多職種連携は予防から全ての時期にすべての関係する職種が，社会的な課題にも対応できるよう，医療機関だけでなく，職場などの社会参加に関する場面に至るまで多岐多様に及ぶべきである[12]．そのため，多職種連携において，退院後の社会でも患者が患者らしく生活していける支援体制を整えていくことも忘れてはならない．入院中に看護師やリハビリテーション職種が行う家族指導や，退院後の在宅支援を目的として行う患者の家族や院外の医療者が参加するカンファレンスも多職種連携といえる．退院後の社会においては，患者を取り巻く家族や地域の人，時にはピアサポートや支援団体などのコミュニティーの存在の方が医療者よりも近しき存在となることがあり，医療職に捉われない枠組みで多職種連携を考えていく必要がある　図1．

5. がん関連脳卒中における多職種連携の課題

A 垂直連携と水平連携

垂直連携とは，拠点病院などの急性期病院から中小病院，介護施設，診療所・クリニックがお互いの診療やケアの機能を補完していくことである[4]．水平連携とは，医療・介護・福祉に関わる者だけでなく，日常生活を支援する人たちが地域で協働していくことである[4]　図2．

脳卒中は突然発症し，リハビリテーション治療による機能回復を経て，機能維持に至る．そのため，脳卒中診療における多職種連携は，急性期から回復期には垂直連携に重きがおかれ，回復期から維持期に移行するにつれて垂直連携に重きがおかれる比重にシフトしていく．一方，がんは発症時には無症状なこともあれば，急激に症状を自覚してがんと診断される場合もある．また，がんの治療により無再発で生活する場合もあれば，無再発ではあるが後遺症を抱えながら生活する場合もあるし，がんの再発や転移を繰り返す場合もあり，経過は多岐にわたる．そのため，がんにおける多職種連携は，垂直連携と水平連携の比重が患者の状態により変動しやすい　図3．

このように疾患の特徴や経過が異なる脳卒中とがんを合併したがん関連脳卒中患者を支援する方法は一律ではなく，患者の状況に応じて垂直連携と水平連携の比重を柔軟かつ迅速に変えていく必要がある．そのためには，単一診療科では解決困難であり，脳卒中診療とがん診療

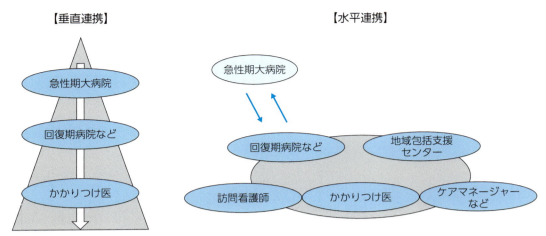

図2 垂直連携と水平連携（鈴木邦彦. MB Med Reha. 2017; 217: 56-66[13] より改変）
垂直連携は患者への疾患に対する治療・ケアを提供する支援であり，水平連携は疾患によって生じる日常生活への支障を最小化していくための支援である．

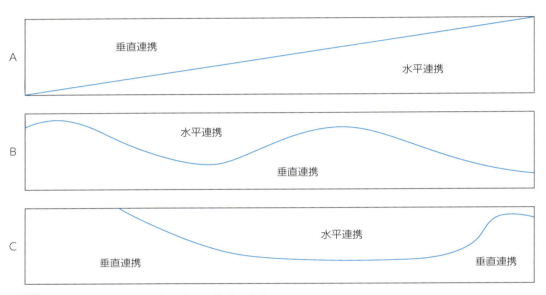

図3 経過に伴う垂直連携と水平連携の比重の変化
脳卒中の場合，急性期は医療機関の連携，維持期に移行するにつれ地域連携が中心となる（A）．
がんの場合，がんの再発や転移を繰り返しながら生活する場合や終末期を在宅医療中心に生活する場合（B），終末期をホスピスなどの医療機関で過ごす場合（C）など，がんの経過により垂直連携と水平連携のバランスは変動しやすい．

双方の専門的な見解や技術，脳卒中診療とがん診療双方の協力が不可欠である．

B 今後の課題

本邦では現在，「Stroke Oncology に関するプロジェクトチーム」を中心にがん関連脳卒中の実態と課題を明らかにする取り組みを行っており，がんと脳卒中の合併例の診療実態をより詳細に明らかにしていくことを課題としている[5]．

脳卒中診療とがん診療それぞれの分野において多職種連携を実践し，その強みを発揮していることは明らかであり，今後は双方の多職種連携の強みを融合することが課題である．そのためには，がん関連脳卒中における医療連携の構築や診断基準の確立が必要であり，各主要学会や医療機関単位での取り組みが求められる．同時に，私たち医療者が Stroke Oncology について関心を持ち，情報共有ができる場に足を運ぶこと，それぞれの立場から情報発信をしていくこともその足掛かりとなる．

がん関連脳卒中は病態が複雑で個別性が高く，多職種による連携が不可欠である．多職種連携において，私たち医療者は，多くの職種がすべての時期であらゆる場所で関わっていることを日ごろから認識し，チームとして機能できるように取り組むことが重要である．

● 参考文献

1) チーム医療推進方策検討ワーキンググループ. チーム医療推進のための基本的な考え方と実践的事例集. 2011; 1-76.

2) 山上宏. 一時脳卒中センター（PSC）の実際. 医療. 2021; 77: 119-23.

3) 藥師寺祐介, 國枝武伸. 脳卒中チーム医療におけるメディカルスタッフの連携. 神経治療. 2023; 40: 660-3.

4) 濱野淳. がん診療連携拠点病院から見た地域包括ケアシステムとがん診療連携体制. 癌と化学療法. 2024; 51: 491-4.

5) 河野浩之, 平野照之, 高野利実, 他. がんと脳卒中を合併する症例の治療者側の意識と診療実態に関する全国調査. 脳卒中. 2022; 44: 133-41.

6) 吉田皇恵. SCUナース1000人の声をもとにした脳卒中急性期に実践すべきとことん大切な看護手技39 第8因子 再発リスクの回避と退院支援（scene4）脳卒中急性期患者の予後予測を他職種と共有している. Brain Nursing. 2023; 39: 630-2.

7) 辻哲也. がんのリハビリテーション医療の概要. In: 日本がんリハビリテーション研究会, 編. がんのリハビリテーショ

ン診療ベストプラクティス. 2版. 東京: 金原出版; 2020. p.2-10.

8) Mukai M, Oka T. Mechanism and management of cancer-associated thrombosis. J Cardiol. 2018; 72: 89-93.

9) 岡村仁. 心のケアとリハビリテーション. MB Med Reha. 2012; 140: 37-41.

10) 新幡智子. がん医療と看護倫理 ナラティブアプローチ. がん看護. 2023; 28: 252-4.

11) 辻哲也. がんのリハビリテーション診療の概要. In: 辻哲也, 編. がんのリハビリテーションマニュアル 周術期から緩和ケアまで. 2版. 東京: 医学書院; 2021. 23-39.

12) 小林毅, 水落和也. リハビリテーション専門職を含むチーム医療・アプローチの効果. In: 日本がんリハビリテーション研究会, 編. がんのリハビリテーション診療ベストプラクティス. 2版. 東京: 金原出版; 2020. 275-82.

13) 鈴木邦彦. 知っておきたい！これからの生活期リハビリテーション Ⅲ. 地域包括ケアと在宅医療 地域包括ケアにおける医師会の重要性. MB Med Reha. 2017; 217: 56-66.

V章 がん・脳卒中医療における連携のコツと工夫

4 → 腫瘍循環器医の視点から考える 腫瘍脳卒中外来の重要性

がん研究会有明病院腫瘍循環器・循環器内科 **志賀太郎**

> **本項のポイント**
>
> A. がん治療が奏効すれば，Trousseau 症候群の制御，その病態からの離脱が叶うこともある．そのような症例をできる限り失わぬ様，ヘパリンによる適切な治療介入をしがん治療のサポートを目指したい．
> B. がんの進展と動脈硬化の進展において，いずれにも関わる共通するメディエーターが存在するという．がんが増悪すれば，動脈硬化も増悪する，そしてその逆の可能性をももつとされる．その背景には「炎症」という共通点が深く関わっている．
> C. がん自体の存在，そして，種々のがん薬物療法，放射線療法により血栓形成，動脈硬化の進展，心房細動が誘発され，がん診療中の脳卒中のリスクが高まる．循環器医は，脳卒中発症予防に深く関与する．

●はじめに

がんは心筋梗塞や脳塞栓を含む動脈血栓症（arterial thromboembolism: ATE）のリスクを2倍高くする[1]．ATE リスクは男性，高齢，肺がんまたは腎がん患者で高い．がんにおける ATE に関連する病態としては，心房細動，または放射線治療による頸動脈疾患による脳塞栓，がん細胞や非細菌性血栓性心内膜炎（non-bacterial thrombotic endocarditis: NBTE）による塞栓，播種性血管内凝固（DIC）に関連した末梢微小循環血栓塞栓症，VTE 経過中の奇異性脳塞栓，そして脳静脈・静脈洞血栓症などがある[2]．そして，がん患者は塞栓症のみならず出血リスクも上昇しており頭蓋内出血イベントのリスクも高まる．腫瘍循環器学と腫瘍脳卒中学とは，両領域における動脈疾患が深く関わるその病態の特徴から関係がとても深い．ここでは，腫瘍脳卒中外来の重要性について，循環器医の視点からみた重要な臨床的課題点について概説する．

1. CAT と Trousseau 症候群

がん関連血栓症（cancer associated thrombosis: CAT）はがん診療にまつわる血栓症を広く表現したものと考えている **図1** [3]．がん診療に関わる血栓について，その背景は成因や形成部位などケース毎で異なる．成因

では，がんから分泌される多くの血栓形成促進因子やサイトカイン，ムチン物質などによる影響，つまりがんの存在そのものにより血栓形成が助長される背景や，がん治療薬が血栓形成の原因になる背景なども関与する．そして血栓形成部位では，静脈血栓，動脈血栓，門脈血栓など部位別により病態評価や対応は異なる．がんは，がん種，進行度，部位，そして患者の身体活動度などによりがん病態は複雑を極め，上述した血栓自体の成因，部位別の考慮のみならず，がん病態の複雑さも影響しあい，がんに関連した血栓はきわめて複雑な病態背景の末にできた産物であり，その病態をシンプルに論じる事はきわめて難しい．CAT とはがん診療にまつわる血栓症を CAT とまとめて表現しているにすぎず，CAT 内で更にそれぞれの病態に応じて形成された血栓について詳細な検証を求められる事となる．

Trousseau 症候群は CAT の一部と考えている．その定義はがんの遠隔効果（remote effect）により神経症状を生じる傍腫瘍性神経症候群（paraneoplastic neurologic syndrome）の一つとされ，がんに関連する血液凝固亢進，あるいはそれに起因する動静脈血栓症により脳血管障害の症状を生じた病態と記述されている．臨床的特徴として，播種性血管内凝固症候群（DIC），もしくはそれに近い病態を呈し，多発塞栓症の合併があげられる．中でも DIC に併発した非細菌性血栓性心内膜炎

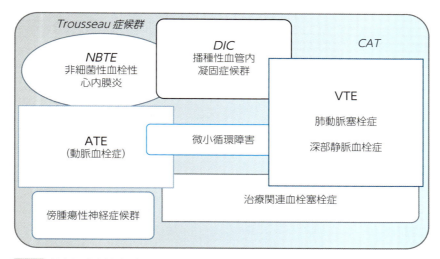

図1 がん関連血栓症（CAT）
（Mukai M, et al. J Cardiology. 2018; 72: 89-93[3]より改変）

（NBTE）の病態は代表的臨床像である[4]．そして，必ずしもNBTEの様な心原性塞栓症のみならず，深部静脈血栓症（DVT）の遊離血栓が卵円孔を介して脳塞栓を引き起こす奇異性脳塞栓症の他，血管内凝固による微小血栓，腫瘍塞栓，そして脳静脈・静脈洞血栓症といった病態も発生する事もある．剖検による古い報告によれば，NBTEが脳梗塞の原因としては最も多い原因だったという[5]．つまり，Trousseau症候群は，がんに伴うDICに近い病態を背景とした静脈血栓症やNBTEなどによる全身的な動脈塞栓症である．

　Trousseau症候群に対する抗凝固薬の選択について，NBTEを合併する様な過凝固状態の症例に対してワルファリン，Xa因子阻害薬である直接経口抗凝固薬（DOAC）は無力であると筆者は考える．そもそも，活動性がん患者におけるワルファリンは，がん治療薬とワルファリンとの薬剤間干渉のリスクもありその効果は不確実で安全な使用が難しい．DOACの効果が乏しい理由の一つとしては，Trousseau症候群においてムチンが関与した血栓形成の背景も影響しているのではないかと考える．ムチン関連血栓形成に対しては，ヘパリンがその治療効果をもち得る．過凝固状態のTrousseau症候群に対する抗凝固治療の基本はヘパリンであり，筆者の私見はTrousseau症候群には「ヘパリンしか効かない」である．ただし，ヘパリンによる治療も限界がある．Trousseau症候群を呈する症例は，がんの病態が進行している事が多く，凝固活性の更なる亢進から，時間経過とともにヘパリン投与下でも血栓形成の制御がしきれない病態となる時期が来てしまう．また，症例は出血も起こしやすい病態を呈しており，出血イベントによりヘパリン中断を余儀なくされることもある．Trousseau症候群，NBTEの基本治療は原病となるがん治療であり，がん病勢を制御するまでヘパリンで凝固活性亢進を制御し，いかにその期間を凌ぐことができるかという治療となる．また，NBTEを合併するTrousseau症候群では速やかなヘパリンによる抗凝固療法導入を要すると考えており，NBTEのサイズによる治療導入時期を検討することは無いと筆者は考える．基本的にTrousseau症候群を合併した担がん患者の血栓症管理は容易ではないが，ヘパリンでの管理を計画し，がん治療が可能な症例であれば治療によるがん病態の制御を期待し待機する．経過に応じてヘパリンの皮下注製剤で長期的管理を計画することもある．がん治療が奏効すれば，Trousseau症候群の制御，その病態からの離脱が叶うこともある．筆者にもTrousseau症候群からの離脱症例の経験が幾例かあるが，その様な管理が目指せる患者を逃さないように，がん治療科と循環器科，そして脳卒中診療科がうまく連携をとっていく事が肝要だと考える．

2. がんと動脈疾患

　がんは血管炎を起こすこともあり，脳卒中の発生機序として血管炎が関与する場合があるとも言われてきた[6]．がんと血管疾患の密接な関係，特に，がんと動脈硬化の両病態の相互関与について，興味深い総説がある[7]．がんの進展と動脈硬化の進展において，いずれにも関わる共通するメディエーターが多く存在するという．つまり，がんが増悪すれば，動脈硬化も増悪する，そしてその逆の可能性をももつとされる．その背景にある「炎症」と

V章 ● がん・脳卒中医療における連携のコツと工夫

いう共通点が深く関わっている．がんと心血管疾患がいかに密接に相互関与しており，切っても切り離せない両疾患の関係性が分かりとても興味深い．

そして，未確定な潜在性をもつクローン造血: CHIP (conal hematopoiesis of indeterminate potential) という病態も知っておきたい．CHIP とは造血幹細胞の遺伝子変異によってクローン的に増殖した造血幹細胞が存在する病態である．白血病などの血液腫瘍でしばしばみられる特定の遺伝子が健常人においてもみつかる現象をさす．CHIP 保有者は多くは高齢者であり，造血器腫瘍リスクが高いが，冠動脈疾患のリスクが約 2 倍に上昇し，アテローム性血管疾患に関わり，虚血性心疾患や脳卒中などによる死亡のリスクを増加させる[8]．CHIP は動脈硬化だけではなく，心不全，固形がん，慢性閉塞性肺疾患，骨粗しょう症など，加齢に伴う病態を増悪させることも報告されており，多くの研究者が病態解明に取り組んでいる[9]．この，腫瘍脳卒中学においても大事な臨床課題となってくるだろう．

3. がん治療（薬物療法，放射線療法）と血管疾患

担がん状態やがん治療による凝固活性の亢進により，動脈血栓塞栓症による脳卒中リスクが高まる．以下に，各がん治療と血管疾患について記載する．

① フッ化ピリミジン

5-フルオロウラシル（5-FU）やそのプロドラッグであるカペシタビンなどが含まれ，主に胃がんなどの消化管がんの治療で用いられる．フッ化ピリミジンの有害事象としての血管疾患としては心筋虚血などの冠動脈イベントの報告が有名であるが，まれではあるものの脳卒中の報告もある．フッ化ピリミジンによる心筋虚血は 1～19％および，死亡率は 2.2～13.3％と報告されている．その機序は，血管内皮細胞障害，血管攣縮が主な機序とされる[10]．

② シスプラチン

シスプラチンは，血管内皮細胞障害や凝固促進による血栓塞栓症のリスクを有し，シスプラチンによる心筋虚血や脳血管虚血は 2％程度と報告されている[11]．冠動脈疾患の情報にはなるが，シスプラチン治療を受けた精巣がん患者において 20 年間で最大 8％のリスクとの報告がある．

③ 血管新生阻害薬

おもに抗体薬やチロシンキナーゼ阻害薬における VEGF 阻害薬になるが，その作用にともない内皮細胞の機能低下や損傷ならびに血小板機能障害が関与し，血栓

表1 放射線治療関連心血管障害のリスク因子

・心毒性のある化学療法の併用（例: アントラサイクリン）
・若年期の RT（50 歳未満）
・総線量が多い（＞30 Gy）
・1 回あたりの線量が多い（＞2 Gy/日）
・胸部遮蔽板の不使用
・冠動脈リスク因子の保有
・すでに冠動脈疾患を合併している

形成を引き起こす可能性がある．ベバシズマブでは，海外データになるが，非小細胞肺がん患者の海外第Ⅲ相臨床試験における動脈血栓塞栓症に関連する有害事象発現率は全グレードで 0.9％であったという．脳梗塞については，薬剤添付文書情報を確認すると 0.2％程度の頻度とされる．高齢者には注意が必要であり，海外臨床試験において，65 歳未満の患者と比較し，65 歳以上の患者で本剤投与による脳血管発作，一過性脳虚血発作，心筋梗塞等の動脈血栓塞栓症の発現率の上昇が認められたと薬剤添付文書に記載されている．

④ 放射線療法（RT）

乳がん，Hodgkin リンパ腫，食道がん，頭頸部がん，肺がんなどで RT が施され，がんの制御に高い治療効果が期待できるが，その一方で，RT による動脈硬化および非動脈硬化性の血管疾患が引き起こされ，動脈塞栓症のリスクが高まる．冠動脈においては，左乳がんでは左前下行枝病変，Hodgkin リンパ腫では左冠動脈主幹部，左回旋枝，右冠動脈がそれぞれ RT により影響を受けやすいと考えられている．頭頸部 RT 後，患者の最大 30％が重大な頸動脈狭窄（＞70％）を発症する可能性があると言われている[12,13]．小血管に対する血管内皮障害や血栓形成，中血管や大血管においては，内膜の壊死や線維化による血管閉塞，外膜の線維化と動脈硬化の進展，内膜や中膜の肥厚などが機序として考えられている．この様に，血管内皮障害，血栓形成，プラーク破綻が関与し急性期のイベントとなることもあるが，RT による影響の特徴として晩期障害の病態を呈する点があげられる．RT 初回治療後，15 年以上経過してから RT 関連の心疾患が発症する．RT 治療後も定期的な心血管疾患のスクリーニングが計画できることが望ましい[14]．

RT 関連心血管障害のリスク因子を **表1** に示す．筆者の私見になるが，脳卒中のリスク因子についても，およそ心血管障害のリスクと同じと考えてよいだろう．

上記，代表的な薬剤のみ言及したが，慢性骨髄性白血病に対する BCR-ABL 阻害薬など，その他にも脳卒中に関わりうる動脈疾患の増悪につながる薬剤があり注意をしていきたい．

4. がん薬物治療と高血圧

がん患者の脳卒中予防に降圧管理はきわめて重要である．がん診療中の血圧異常として，ベバシズマブやチロシンキナーゼ阻害薬などの分子標的薬が持つVEGF経路阻害作用を主体とした血管新生阻害薬による血管系毒性としての血圧上昇に日常診療では良く遭遇する．代表的なVEGF経路阻害薬においてCTCAE全グレードでの高血圧発生頻度は約20%と高頻度で，アキシチニブにおいては約40%ときわめて高い頻度となっている．発生機序としては，VEGF経路阻害による急性期の血管収縮による影響や，慢性期では末梢血管床の減少（rarefaction）による血管抵抗の上昇が原因とされている．実臨床においては，一般的にがん治療薬投与開始後1カ月以内で血圧上昇をみる事が多い．患者管理においては治療開始時からの定期的な血圧モニタリングが重要である．

がん治療薬の有害事象としての血圧上昇に対する特有の治療ガイドラインはない．まずは「高血圧治療ガイドライン」に則して，ACE阻害薬，アンジオテンシンⅡ受容体拮抗薬（ARB），β遮断薬，Ca拮抗薬などによる血圧コントロールを目指す事になる．ACE阻害薬，ARBやニフェジピンやアムロジピンといったジヒドロピリジン系Ca拮抗薬は第一選択薬として推奨されるが，非ジヒドロピリジン系Ca拮抗薬（ジルチアゼムやベラパミル）は多くのがん治療薬を基質とするCYP3A4に影響するため避けるべきとされている．心機能障害を合併した症例では，ACE阻害薬やβ遮断薬が優先したい降圧薬となるであろう．血圧管理目標値としては血圧140/90 mmHg程度以下とするが，心血管疾患リスクの保有患者や顕性蛋白尿を認める患者においては，より厳格な降圧管理が求められる．別途，当然ながら原病による疼痛やストレスへの対策も血圧管理に重要となる．

我々が留意すべき点として，特にスニチニブの報告にはなるが[15]，VEGF経路阻害薬による有害事象である血圧上昇は，抗腫瘍作用のサロゲートマーカーとして考えられている点がある．つまり，有害事象としての血圧上昇の程度が抗腫瘍効果と相関があり，血圧上昇程度が高いほど抗腫瘍効果に期待が寄せられるという考え方である．ゆえに血圧上昇をきたした症例に対しすぐに休薬や薬剤変更を指示するのではなく，被疑薬投与下で降圧薬調整のマネジメントをしたり，それでも管理が困難な場合には被疑薬となるがん治療薬の減量や投与方法の調整を提案したりと，がん治療医との相談が重要となる．別途，高血圧薬による降圧治療が抗腫瘍効果に悪影響を与えるというエビデンスはない[16]．

降圧薬による介入や，被疑薬の減量等での対応によっても適切な血圧コントロールが得られない場合には，被疑薬の一時的な休薬もやむを得ない場合もあるであろう．その際にも，がん治療医とのコミュニケーションをとることが肝要である．

5. がんと心房細動

すべての種類のがんにおいて，心房細動のリスクは対照群と比較して増加するが，心房細動のリスクはがんの種類やステージにより異なる[17,18]．手術，化学療法，RTを受けている患者にも心房細動は発症する．特に，心房細動自体が高齢者に多く，超高齢社会の日本において心房細動はcommon diseaseとされ，一般循環器診療において社会的に重要な臨床課題として取り上げられている．つまり，高齢がん患者ではその高齢者特有の既存の心臓基質とがん治療との相互作用により，より容易に心房細動が引き起こされてしまう可能性がある．結果，高齢がん患者において必然的に脳卒中リスクが高まる．

がん治療中の心房細動は上記のようにさまざまな要因が影響し，2〜16%の頻度で発症する．初発の心房細動の誘発というケースもあれば，発作性心房細動の誘発というケースもある．がん手術による心房細動の発生率はさまざまである．肺の手術での発生率が最も高く，その発生頻度は6〜32%と報告され，その他では，大腸がん切除後では4〜5%との報告がある[19]．さまざまな抗がん剤において，心房細動の発症および再発のいずれにもリスクの増加に関与する．発症時期は，それぞれの患者背景によりさまざまと言わざるをえず，がん治療直後に発症する事もあれば，治療開始から数週間または数カ月後に発症する事がある．がんに伴う心房細動の病態生理は複雑であり，その関係を **図2** に示す[2]．

がん患者における心房細動の合併により，脳卒中のリスクは2倍に上昇し，心不全のリスクは6倍に上昇すると報告されている[11,20,22]．心房細動を発生した患者において，がんの合併により全死亡，大出血，頭蓋内出血のリスクが上昇する．がんと虚血性の脳卒中との関連は，がんの種類により異なり，各症例ごとでの検討が必要となる．

がん患者の心房細動の管理は，塞栓リスク，出血リスクのいずれにも配慮のレベルを高めつつ，基本的には脳卒中予防のための抗凝固療法，心拍数およびリズムコントロール，そして，血圧，糖尿病，脂質異常などの心血管疾患リスク因子の管理を軸とし，各国における治療ガ

V章 ● がん・脳卒中医療における連携のコツと工夫

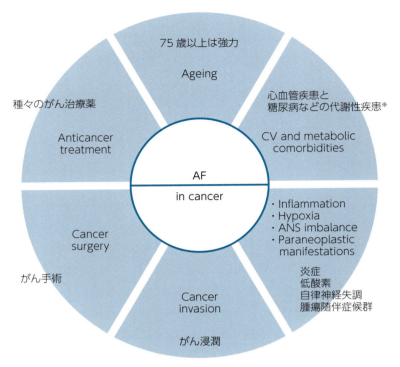

図2 がん患者における心房細動発症に関わる病態生理
※：肥満，高血圧，糖尿病，甲状腺疾患，睡眠時無呼吸症候群，COPD，腎機能障害，自律神経機能障害，飲酒，遺伝性素因
(Eur Heart J. 2022; 43: 4229-361[24])より引用転載)

イドライン[22]に準拠し治療方針を立てる事となる．近年の心房細動に対する治療方針として，治療成績の向上からカテーテルアブレーションの適応クラスレベルが高められた[23]．多職種で十分な効果安全性の検討を行ったうえでアブレーション治療を導入し，心房細動の根治治療が叶った場合，それにより，その患者にとって最も理想とされるがん治療薬の選択，そして，治療の遂行，継続が可能となることに期待がもたれる．侵襲的治療ではあるものの，アブレーション時代となり，その有用な治療をがん患者にも適応していく方針が，今後広がっていく可能性があると筆者は考えている．

●おわりに

腫瘍循環器学と腫瘍脳卒中学は，特に動脈疾患に関わる事が多いその病態の特徴から，診療上重なる領域が多い．筆者の私見にはなるが，その役割のすみ分けを考える場合，循環器医は神経症状が生じる前段階における適切な抗凝固療法の介入など，脳卒中発症の「予防」への関与が主になるのだろうと考えている．心血管疾患リスク因子は，がん治療による血管への直接的な負荷に追加的に悪影響をおよぼす．がん患者，サバイバーにおける血管の健康を促進し，血管疾患，脳卒中の予防をすることが重要である．今後，がんサバイバーの更なる増加も予想され，がん患者，サバイバーへの脳血管疾患への適切な介入は大きな臨床課題になるであろう．当然，がん診療において腫瘍脳卒中外来の重要性も高いと筆者は考える．がん治療前から存在する血管疾患，また，がん治療中もしくはがん治療後に発症する血管疾患の連続的な結果といえる脳卒中に対して，がん診療医，循環器医，そして脳卒中診療医の良好な連携の構築が重要である．

● 参考文献

1) Navi BB, Reiner AS, Kamel H, et al. Risk of arterial thromboembolism in patients with cancer. J Am Coll Cardiol. 2017; 70: 926-38.
2) Lyon AR, López-Fernández T, Couch LS, et al; ESC Scientific Document Group. 2022 ESC Guidelines on cardio-oncology developed in collaboration with the European Hematology Association (EHA), the European Society for Therapeutic Radiology and Oncology (ESTRO) and the International Cardio-Oncology Society (IC-OS). Eur Heart J. 2022; 43: 4229-361.
3) Mukai M, Oka T. Mechanism and management of cancer-associated thrombosis. J Cardiology. 2018; 72: 89-93.
4) 内山真一郎. トルーソー症候群. 日本内科学会雑誌. 2008; 97: 1805-8.
5) Graus F, Rogers LR, Posner JB. Cerebrovascular complications in patients with cancer. Medicine. 1985; 64: 16-35.
6) 清水優子. 子宮体癌により血管炎とTrousseau症候群を呈

した若年性脳梗塞. 臨床神経. 2002; 42: 227-31.

7) Libby P, Kobold S. Inflammation: a common contributor to cancer, aging, and cardiovascular diseases-expanding the concept of cardio-oncology. Cardiovasc Res. 2019; 115: 824-9.

8) Jaiswal S, Natarajan P, Silver AJ, et al. Clonal Hematopoiesis and Risk of Atherosclerotic Cardiovascular Disease. N Engl J Med. 2017; 377: 111-21.

9) 勝海悟郎. 血管老化研究・治療戦略の最新知見. Nippon Rinsho. 2024; 82: 7.

10) Shiga T, Hiraide M. Cardiotoxicities of 5-Fluorouracil and Other Fluoropyrimidines. Curr Treat Opition Oncol. 2020; 21: 27.

11) Zamorano JL, Lancellotti P, Rodriguez Muñoz D, et al; ESC Scientific Document Group. 2016 ESC Position Paper on cancer treatments and cardiovascular toxicity developed under the auspices of the ESC Committee for Practice Guidelines: The Task Force for cancer treatments and cardiovascular toxicity of the European Society of Cardiology (ESC). Eur Heart J. 2016: 37: 2768-801.

12) Carmody BJ, Arora S, Avena R, et al. Accelerated carotid artery disease after high-dose head and neck radiotherapy: is there a role for routine carotid duplex surveillance? J Vasc Surg. 1999; 30: 1045-51.

13) Carpenter DJ, Mowery YM, Broadwater G, et al. The risk of carotid stenosis in head and neck cancer patients after radiation therapy. Oral Oncol. 2018; 80: 9-15.

14) Desai MY, Windecker S, Lancellotti P, et al. Prevention, diagnosis, and management of radiation-associated cardiac disease: JACC Scientific Expert Panel. J Am Coll Cardiol. 2019: 74: 905-27.

15) Rini BI, Cohen DP, Lu DR, et al. Hypertension as a biomarker of efficacy in patients with metastatic renal cell carcinoma treated with sunitinib. J Natl Cancer Inst. 2011; 103: 763-73.

16) Hall PS, Harshman LC, Srinivas S, et al. The frequency and severity of cardiovascular toxicity from targeted therapy in advanced renal cell carcinoma patients. JACC Heart Fail. 2013; 1: 72-8.

17) Yun JP, Choi EK, Han KD, et al. Risk of Atrial Fibrillation According to Cancer Type: A Nationwide Population-Based Study. JACC Cardio Oncol. 2021 15; 3: 221-32.

18) Guha A, Fradley MG, Dent SF, et al. Incidence, risk factors, and mortality of atrial fibrillation in breast cancer: a SEER-Medicare analysis. Eur Heart J. 2021; 43: 300-12.

19) Farmakis D, Parissis J, Filippatos G. Insights into onco-cardiology: atrial fibrillation in cancer. J Am Coll Cardiol. 2014; 63: 945-53.

20) Farmakis D, Parissis J, Filippatos G, et al. Insights into onco-cardiology: atrial fibrillation in cancer. J Am Coll Cardiol. 2014; 63: 945-53.

21) Hu YF, Liu CJ, Chang PM, et al. Incident thromboembolism and heart failure associated with new-onset atrial fibrillation in cancer patients. Int J Cardiol. 2013; 165: 355-7.

22) 日本循環器学会/日本不整脈心電学会合同ガイドライン. 2020年改訂版不整脈薬物治療ガイドライン. 2023.

23) 日本循環器学会/日本不整脈心電学会合同ガイドライン. 2024年JCS/JHRSガイドラインフォーカスアップデート版不整脈治療. 2024.

24) Lyon AR, López-fernández T, Couch LS, et al. ; ESC Scientific Document Group. 2022 ESC Guidelines on cardio-oncology developed in collaboration with the European Hematology Association (EHA), the European Society for Therapeutic Radiology and Oncology (ESTRO) and the International Cardio-Oncology Society (IC-OS). Eur Heart J. 2022; 43: 4229-361.

V章　がん・脳卒中医療における連携のコツと工夫

5 ‥‥▶ 腫瘍脳卒中診療における
アドバンス・ケア・プラニング

社会医療法人大道会森之宮病院診療部医療社会事業課　**藤井由記代**[1]
兵庫医科大学医学部　**中島 弘**[2]

> **本項の
> ポイント**
>
> A. がん診療では療養の初期から終末期にまでおよぶケアの質を高めるため ACP が比較的
> 広く普及してきた.
> B. 脳卒中急性期は本人意思確認が困難な場合があり, その合併ががんの診断より先の場合
> もあとの場合も ACP プロセスに大きな影響を与える.
> C. 一般に ACP プロセスでは「患者」・「家族等」・「医師・看護師」の三者が主要メンバーと
> なることが多いが, 腫瘍脳卒中診療では理学療法士・作業療法士・言語聴覚士・ケアマ
> ネジャー・ソーシャルワーカーといった多職種のかかわりも重要となる.

●はじめに

　腫瘍脳卒中臨床では多岐にわたるステークホルダーが
関与するので, アドバンス・ケア・プランニング(ACP)
に基づいた良質なケアを実施するためには, 患者−家族−
医療者という一般的な図式での連携だけでなく, 多職種
の医療者間での緊密な連携, 医療施設間での連携, さら
には行政などの関連職種との連携といった多次元の連携
を意識する必要がある. ACP 自体は必ずしも終末期医
療の事前指示書と同一ではないが, がん診療や脳卒中診
療においては, 生命予後の評価や終末期の状況を視野に
入れた計画も必要かつ重要になる. 脳卒中が患者の判断
能力に影響を与えうるだけでなく, がん治療も判断能力
に影響を与える要素が含まれうるため, 患者の意思決定
の複雑さに配慮が必要である. このため, シェアード・
ディシジョン・メイキング (SDM, 日本では共有意思決
定, あるいは共同意思決定, 協働的意思決定等の訳が充
てられる) も適切に活用し, 定期的に ACP の再評価と
ケアプランの柔軟性を持つことが有益と考えられる.

1. 終末期の医療に関わる事前指示の
種類と運用

　患者の自己決定権が早くから注目された米国では
1970 年代後半以降, 終末期や生命維持に関する医療行
為に対する患者の選好や希望を担保するために, リビン
グ・ウイル (LW) やアドバンス・ディレクティブ (AD)
が注目され, 1990 年頃までに多くの州で法制化された.
また, 1970 年代後半から患者の蘇生拒否の意思表示を
もとに当初 do not resuscitate (DNR), 後には do not
attempt resuscitation (DNAR) が医師指示として導入
され, 全州で法制化されていった[1]. さらに, 1990 年代
には生命維持治療に関する医師の指示書 (POLST) が考
案され, 多くの州で法制化または制度化 (プログラム化)
されつつある[2].

　DNAR に関しては日本でも医療現場で比較的認知さ
れているが, 運用ルールは医師や施設に依存しており,
制度化や法制化がなされていない. そのため一部では誤
用され, 心肺蘇生以外の医療行為まで制限する場面があ
ることを日本集中治療医学会が調査報告している[3,4].
日本臨床倫理学会は日本版 POLST の導入に積極的であ
るが[5], 日本集中治療医学会は, いまだ日本で誤用のあ
る DNAR をデフォルトに含む事前指示プログラムの導
入は尚早であるとする立場を表明している[6].

---

[1]診療部医療社会事業課副部長, [2]医学教育センター特別招
聘教授（大阪国際がんセンター特別研究員・日本新薬嘱託医
兼務）, 両著者は日本脳卒中学会生命倫理関連プロジェクト
チーム宮本班・片岡班班員であり, 本稿に関しての利益相反
はありません.

2. アドバンス・ケア・プラニング（ACP）

米国ではLWやADが法制化されたが，医療現場では必ずしも患者の意思が尊重されていないのでは，との指摘が増え，ADを検証するランダム化比較試験が実施された．その結果，患者の希望に沿ったケアやアウトカムの改善にはADが必ずしも有効ではなかったことが示された[7]．これを受けて，患者に関わる関係者全員による継続的なコミュニケーションの重要性が注目され，患者は重要な医療行為やケアのあり方を，重篤な病気や病状の悪化時，意思決定能力が低下する場合に備え家族等や医療チームと話し合うプロセスとしてACPが提唱された[8]．現在では日本でもそのプロセスや記録のことをACPとして臨床現場で活用されるようになっている[9,10]．患者の意向は種々の因子によって変化する可能性があるため，ACP記録には有効期間を規定せず，意思決定能力がある限り，随時に確認・更新可能とする．これはADが終末期や病状重篤時の「最後の判断」にとどまるのに対して，患者の状況は刻々変化するものであるから，ケアや治療の方針（介入・差し控えを含む）に患者の自己決定や家族の意向を尊重した決定が連続的に保全されるべきとする考え方ともいえ，患者の選好を尊重し，疾病の時間軸に沿って医療の流れをオーダーメイドで組み立てるプロセスということができる．ACPは当初，診断期・治療期・慢性期・終末期といった各種病期におけるがん患者のケア方針策定の場面で利用されることが多かったが，最近は慢性腎疾患や慢性心不全など，慢性でかつ致命的な面のある他の疾患にも活用が広がっており，腫瘍脳卒中診療においても活用が期待できる．厚生労働省は11月30日（いい看取り・看取られ）を「人生会議の日」と定め，その人らしい暮らし方や望む生き方を話し合う・身近な人と共有するプロセスがもしもの時にも役立つ，としてACPを普及・啓発しており，各自治体では，自治体毎に作成したACPフォーマットへの記載の推奨や研修・広報活動が広く行われはじめている[10,11]．

3. 脳卒中の病期と意思決定

脳卒中は超急性期にはじまり，急性期，回復期，生活期（維持期）と多彩な病態を経る．超急性期から急性期では，生死に大きく影響する意思決定が必要な場合が多いため，現場ではACPよりもDNARのような事前指示が重視される状況もありえる．回復期は，予後が未確定

な場合も含め，慢性的な療養に移行する過渡期であり，リハビリテーションや自宅復帰，社会復帰へのモチベーションを支えるためにACPの話し合いが重要となる．生活期では，再発予防や療養生活，社会生活の継続，人生支援の方針として積極的にACPが話し合われるべきである．これは，日本脳卒中学会「重症脳卒中における生命倫理プロジェクトチーム（宮本享委員長）」，並びに「脳卒中における緩和と療養の生命倫理に関するプロジェクトチーム（前・宮本享委員長，現・片岡大治委員長）」が発出した以下の複数の提言を通しての基本的な考え方である．

＜日本脳卒中学会の提言・ガイドライン＞
①重症脳卒中救急における治療介入のあり方に関するステートメント[12]
②重症脳卒中急性期の説明のあり方に関する提言[13]
③自宅復帰困難な後遺症を呈する脳卒中の維持期（生活期）における緩和と療養に関する提言[14]
④重症脳卒中の維持期における緩和と療養に関する提言[15]
⑤自宅復帰後の脳卒中の維持期（生活期）における緩和と療養に関する提言[16]
⑥脳卒中における終末期医療に関するガイドライン[17]

4. 脳卒中診療におけるACPの実際

患者の意思確認が難しい場合，家族等と医療提供者が話し合った結果を暫定的なACPとするが，家族が患者の意向を合理的に推定できるかどうかを医療チームが判断し，家族等による適切な推定が困難と判断される場合は医療チームからも患者の利益を優先する意見を出すべきである．後日，患者が意思確認可能になればACPは本人に確認され，更新されなければならないのは当然である．そのような話し合いの自然な流れの中から患者のDNAR希望が確認できれば，それはACPの要素に含めるべきである．ただしPOLSTへの慎重論がある現状では，唐突にDNARをデフォルト項目として患者に問う姿勢は好ましくない．患者・家族等からは医療サイドに対して治療だけでなく，その後の生活や就労への支援やアドバイスも求められる．そのため，関連する厚生労働省のガイドライン等に基づき，療養に伴うメンタルヘルスや治療と仕事の両立支援も視野に入れたサポートを心掛けることが望ましい[18]．

Ⅴ章 ● がん・脳卒中医療における連携のコツと工夫

5. 腫瘍脳卒中診療における ACP の考え方

　「腫瘍脳卒中学」は 2020 年に発足した日本脳卒中学会の「がんと脳卒中を併発した患者に関するプロジェクトチーム（塩川芳昭委員長）」に端を発する[19]. 本稿では同プロジェクトチームの考え方を参考にして，がんを併発する脳卒中の各ステージに沿った ACP のありかたを考察する.

1）がん→脳卒中急性期

　担がん患者に発症した脳卒中急性期（病態・重症度はさまざま）において，がんの予後や全身状態等を反映させた脳卒中急性期治療介入の意義や可否をクリアにするために，がん患者で既に ACP が話し合われている場合は，脳卒中のため悪化した健康状態を反映させる修正・再確認が必要となる. このステージでは主として家族等と医療者間での話し合いが中心にならざるを得ないと考えられる. 脳卒中学会提言では（①，②）を参考にする.

2）がん→脳卒中慢性期

　担がん患者に発症した脳卒中の慢性期（病態・重症度はさまざまだが安定している）においては，がんの予後や全身状態等を反映させた脳卒中慢性期治療介入・二次予防のあり方に焦点をあてた ACP の再修正が必要となる. 病状が安定した脳卒中慢性期時点で，がんの予後予測等を共有した意思決定支援が役立つ場面である. 症例によって回復期リハビリテーションや脳卒中再発予防の考察も重要な因子となる. 脳卒中学会提言では（③，④，⑤）を参考にする.

3）脳卒中急性期→がん

　脳卒中急性期にがんが診断される機会の多くは偶発的であり，performance status（PS）の低下が認識され，患者の関心事は脳卒中側に強くシフトするためがんによる症候や治療への意欲は乏しいことがあると考えられる. この時期の ACP は，がんの診断期・治療期における各種の選択を先々に検討する必要があり，がんの病態・予後の評価が進行中の暫定的な内容とならざるを得ない. 参考になる脳卒中学会の提言は（①，②）になる. 患者・家族等の意向や治療の得失を検討し，両疾患の併発に基づいた ACP を構築することになる.

4）脳卒中慢性期→がん

　脳卒中に対して ACP が存在する場合，患者の ADL（PS の低下など）への配慮を中心としたものであると考えられる. 参考とする脳卒中学会提言は（③，④，⑤）になる. この時期に新規に発症したがん，または，病変の増大や転移などを契機として後方視的には見逃され

ていたがんなど，これらが診断された時点では，がんによる新たな症候の出現はまだ乏しいと考えられる. しかし脳卒中だけを考えていた状態から生命予後ががんによっても影響を受けることになった事実をうけとめなければならず，患者・家族等にとっては改めての理解の機会が必要である. 双方の病態・予後を含めた適切な情報提供がなされ，積極的な話し合いを経て，ACP の修正・再確認がなされるプロセスが有益であろう.

　いずれのステージにおいても，終末期を含めた協議に際しては厚生労働省のガイドライン[20]を基本理解の上，脳卒中学会のガイドライン⑥を参考にする. **図1** にこれらの考え方に対応した流れを示す. 併存しうる生活習慣病などの基礎疾患を念頭にいれ，各疾患・病期における意思決定支援の方法をまとめている. 疾患・病期を問わず，すべての意思決定支援は，患者の主体性を尊重する姿勢が必要である. 腫瘍脳卒中診療に関わるがん・脳卒中双方の医療ケアチームは，患者を中心に家族や支援者等との関わり・リハビリテーション介入等を含め，つねに全体像を把握して病態マネジメントを行う視点を持ち，意思決定を支援することが期待される.

6. 本人の意思の尊重と意思決定支援のプロセスについて

　医療機関等で ACP や DNAR など治療や療養生活・人生設計に関する意向を問う場面では，どの時期においても患者本人の意思を尊重することが前提となる. 意思決定は「意思形成」「意思表明」「意思実現」の 3 つの要素から成り立つ[22].

1）意思形成

　まず，意思形成においては，患者に適切な情報が説明され，理解されていることが要件である. これには病状や治療の選択肢，それに伴うリスクやメリットなどが含まれる.

2）②意思表明と意思実現

　患者や家族への病状説明やその後の意向確認にあたっては，以下のポイントが重要である.

　・理解力: 患者や家族が提供された情報を理解する能力.
　・意思表明力: 患者や家族が自身の意向を明確に表明する力.
　・意思実現力: 患者や家族が表明した意向に従って行動する力.

3）支援の具体的な方法

　説明や意向確認の場を設ける際は，これらの力を事前

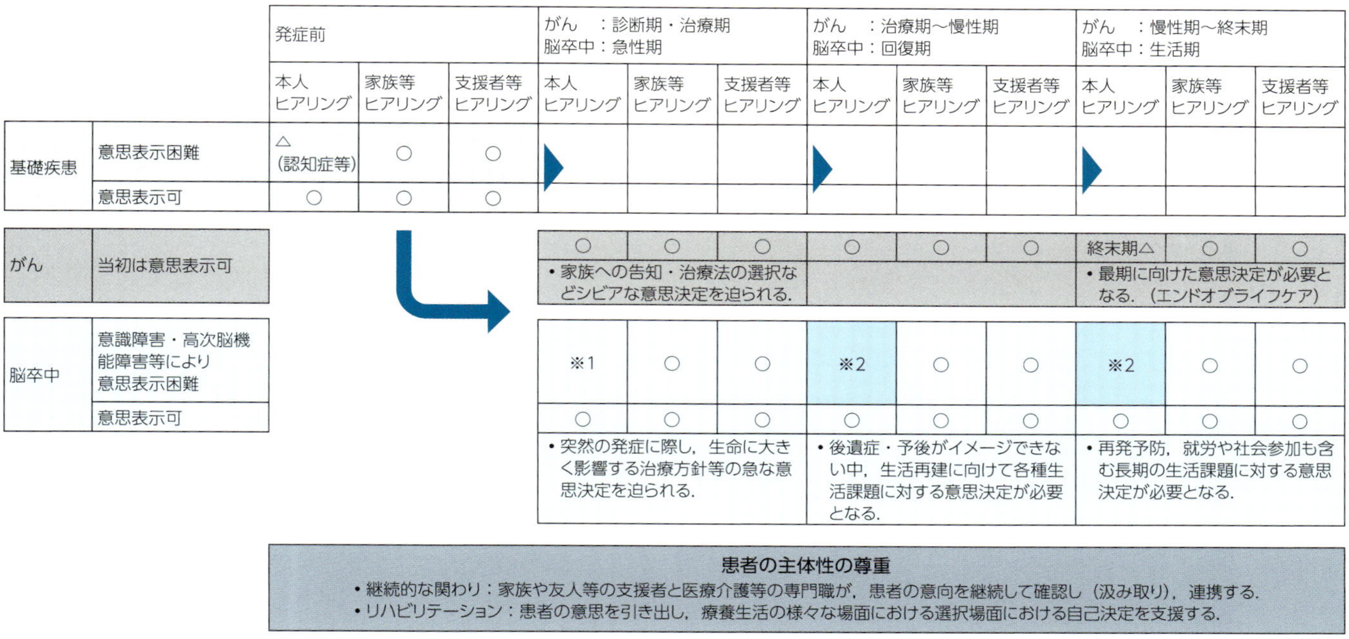

		発症前			がん：診断期・治療期 脳卒中：急性期			がん：治療期〜慢性期 脳卒中：回復期			がん：慢性期〜終末期 脳卒中：生活期		
		本人ヒアリング	家族等ヒアリング	支援者等ヒアリング	本人ヒアリング	家族等ヒアリング	支援者等ヒアリング	本人ヒアリング	家族等ヒアリング	支援者等ヒアリング	本人ヒアリング	家族等ヒアリング	支援者等ヒアリング
基礎疾患	意思表示困難	△(認知症等)	○	○	▶			▶			▶		
	意思表示可	○	○	○									
がん	当初は意思表示可				○	○	○	○	○	○	終末期△	○	○
					家族への告知・治療法の選択などシビアな意思決定を迫られる.						最期に向けた意思決定が必要となる.（エンドオブライフケア）		
脳卒中	意識障害・高次脳機能障害等により意思表示困難				※1	○	○	※2	○	○	※2	○	○
	意思表示可				○	○	○	○	○	○	○	○	○
					突然の発症に際し，生命に大きく影響する治療方針等の急な意思決定を迫られる.			後遺症・予後がイメージできない中，生活再建に向けて各種生活課題に対する意思決定が必要となる.			再発予防，就労や社会参加も含む長期の生活課題に対する意思決定が必要となる.		

患者の主体性の尊重
- 継続的な関わり：家族や友人等の支援者と医療介護等の専門職が，患者の意向を継続して確認（汲み取り），連携する.
- リハビリテーション：患者の意思を引き出し，療養生活の様々な場面における選択場面における自己決定を支援する.

図1 疾患・病期における意思決定支援の特徴.

※1．意思表示困難な重症例への緊急対応場面では，既存のACPやDNARの意思表示があればそれを基に対応する．なければ家族や支援者等から患者の意向をアセスメントし，医療チームが意思決定をサポートし，「人生の最終段階における医療の決定プロセスに関するガイドライン」[20]も活用する.

※2．高次脳機能障害に対する権利擁護の視点も必要となる．日常生活やリハビリテーションを通じて家族や支援者等が患者の意思を引き出すよう関わる支援や，理解できる内容を吟味し，本人の興味・関心・役割につなげる選択肢を提示するなど自己決定の機会を作り主体性を促す関わりを継続する[21].

に評価し，適切なサポートを行うことが重要であるほか，患者や家族の理解や意思表明，意思実現を共に支援できる立場にある人々の同席も有益である．しかし，老々介護・認認介護・身寄りのない患者など現代特有の課題に対応するため，家族以外では以下の人々と協力することも有効といえる.

- 病前のかかりつけ医
- ケアマネジャー
- 医療機関の看護師やソーシャルワーカー
- その他関連する専門職（理学療法士・作業療法士・言語聴覚士・薬剤師等）

4）具体的な支援プロセス

厚生労働省による「認知症の人の日常生活・社会生活における意思決定支援ガイドライン」には認知症患者だけでなく，類似の状況や課題を抱える患者に対しても参考になる[22]．病態等により本人の意思確認が困難な場合には，厚生労働省による「人生の最終段階における医療・ケアの決定プロセスに関するガイドライン」で示す患者の推定意思を尊重した意思決定支援に留意したい[20,23]．なお，がん相談の分野では，WHOが推奨するヘルスリテラシーの向上（健康や医療に関する正しい情報を入手し，理解して活用する能力のこと）に向け，「情報収集→情報の理解→情報の取捨選択→意思決定→行

動」のプロセスで意思決定が支援されている[24].

脳卒中では回復期以降のリハビリテーションや療養生活・再発予防に向けて利用可能な資源や制度は多岐に渡る．今後は各都道府県に設置された脳卒中・心臓病等総合支援センターや一次脳卒中センター（PSC）コア施設における脳卒中相談窓口等で，脳卒中発症後のヘルスリテラシーの向上も視野に意思決定を支援することが求められる.

7．シェアード・ディシジョン・メイキング（SDM，共有意思決定）について

「インフォームド・コンセント」には患者が一方的に与えられた情報をもとに自己完結的に意思決定を行わなければならない，という負の側面があると指摘し，医療者は単なる情報提供にとどまらず，その価値判断や意思決定のしかたについてもアドバイスし，患者と意見を出し合ってお互いが共有できる決定を見出すべきである，という考え方を持つ立場の人々からSDMが起こってきた[23,25]．しかし，せっかくインフォームド・コンセントによって医師のパターナリズムを排除しようとしたのに，"Shared"では意思決定の主体が医療者側に移ってしま

Ⅴ章 ● がん・脳卒中医療における連携のコツと工夫

			確実性	
			←高い **最良の選択肢が1つのみ・限られる**	低い→ **複数の選択肢あり**
影響 **←医療職中心** 生命・生活・人生 **多領域との連携→**	生命・生活・人生	特徴	A. 高いリスク・高い確実性 適切な情報提供に基づく意思決定	B. 高いリスク・低い確実性 広範かつ適切な情報提供と並行し，患者の価値観・希望・不安に関する話し合いを含む意思決定
		疾患例	がん≪脳卒中 例）抗がん剤治療中の脳卒中発症（PS3.4.）	がん or 脳卒中 例）がん治療中断・脳卒中急性期治療後の療養方針（PS1.2.） 　　脳卒中治療（リハビリテーション含む）中のがん発症
		支援例	・脳卒中治療の優先によるがんや既往症治療の中断等の影響を説明する ・急な脳卒中発症に伴い，早急な意思決定を求める	・再発リスクや予後・機能回復のリスクを共有し，がん治療・脳卒中治療（リハビリテーション含む）の治療方針等を選択する
		特徴	C. 低いリスク・高い確実性 適切な情報提供に基づく意思決定	D. 低いリスク・低い確実性 広範かつ適切な情報提供と並行し，患者の価値観・希望・不安に関する話し合いを含む意思決定
		疾患例	がん＆脳卒中 例）再発予防	がん＆脳卒中 例）治療後の療養生活・生活再建
		支援例	・慢性期・生活期の全身管理に関する情報提供と継続支援	・後遺症への継続支援 ・治療と就労の両立支援 ・アピアランスケア ・メンタルケア　ほか

図2 腫瘍脳卒中診療における SDM の特徴
「がん医療における SDM の特徴[25]」に習い，がんと脳卒中の合併状態における SDM の特徴を示した．SDM の対象は，治療以外に治療後の生活・人生に及ぶ．（水色の部分（B と D）は特に丁寧な SDM が必要と考えられる領域）．

う語感があるし，mental disability のように，もともと自己決定に問題がある場合はどうするべきだろうか，といった問題提起を行う立場もあり，そこからは，"Supported Decision Making" の用語が示される[26]など，用語に多少の揺れが認められたが，基本は "Shared" が使われ，"Supported" は主として mental health の領域で使用されるのが現状のようである[27,28]．本稿は用語の定義や統一，変更が目的ではないので，SDM＝Shared Decision Making としている．

脳卒中では急性期，回復期，維持期（生活期），がんでは，診断期，治療期，慢性期，終末期と分類される各種病期を通しての長期間の治療，リハビリテーション，療養生活，社会復帰までを想定しながら，病期に応じてさまざまな選択肢を提示しつつ意向を確認するプロセスが必要となる．ADL や QOL への影響が大きくなる脳卒中に起因する因子にのみ注意を奪われることなく，がん治療・療養も含めた全体像を共有できるよう，患者や家族に適切な情報を提供し，自発的な意思決定が行われるように支援しなければならない．そこで活用されるであろう SDM には医学的な情報だけでなく，患者の価値観や社会生活に関する情報も含めて，医療・ケアにおける自己決定を補強あるいは導く目的で家族等や医師，その他の医療関係者が患者と合意形成を行うことが大切である．「インフォームド・コンセント」の重要性は一切否定されるべきでないが，このように SDM も適切に活用することができれば ACP の質を高めることにつながると考えられる．

腫瘍脳卒中診療における SDM の特徴を 図2 にまとめた．図2 の水色の部分は特に丁寧な SDM が必要と考えられる領域である．B のがん・脳卒中の双方の治療・療養の選択場面における意思決定では，生命・生活・人生（ライフの三層構造）レベルを想定すると両立しがたい選択を迫る側面がある．治療は生命予後，リハビリテーションや再発予防は生活・人生に影響することを念頭におき，患者の価値観・希望などを踏まえて確認し，SDM を丁寧に実施することが求められる．また D のがん・脳卒中の療養生活や生活再建にあたっては，長期にわたる生活・人生への影響を想定した支援ネットワークの構築が必要となる．各疾患の治療後の副作用や後遺症に留意し，再発予防，リハビリテーション・ケア，社会復帰を支援するために不可欠である医療連携，医療介護連携，医療福祉連携の強化に努めたい．日本脳卒中協会の「脳卒中を経験した当事者（患者・家族）の声」[29]では，脳卒中発症後の医療連携や支援に関する不安が示されている．これを踏まえて，医療機関や支援者は連携を強化し，患者や家族の安心感を高めるよう努めるべきであろう．

●おわりに

新しい診療領域である腫瘍脳卒中学においても，患者本人の選好を尊重した全人的なケアプランの策定と実施が重要であることは他の疾患領域と何ら変わるものではないが，疾患の特殊性とそれをとりまく多種専門職のかかわりの高次なマネジメントは今後の課題であり，実臨床の場で磨かれていくことが期待される．

謝　辞

本稿の作成にあたって，がん相談支援の領域に関して，萬谷和宏氏（国立大阪南医療センター医療福祉相談室長，ソーシャルワーカー），脳卒中学会の ACP についての考え方に関して同学会「がんと脳卒中を併発した患者に関するプロジェクトチーム」委員長塩川芳昭氏（一般財団法人 富士脳障害研究所附属病院長，杏林大学名誉教授）のご助言をいただきました．ここに深謝いたします．

● 参考文献

1) 田中美穂，前田正一．米国 50 州・1 特別区の事前指示法の現状分析―終末期医療の意思決定に関する議論の構築に向けて．日医総研ワーキングペーパー．2014; 329: 1-118.

2) Bomba P. POLST: An improvement over traditional advance directive. Cleveland Clinic J Med. 2021; 79: 457-64.

3) 日本集中治療医学会倫理委員会．委員会報告 日本集中治療医学会評議員施設および会員医師の蘇生不要指示に関する現状・意識調査．日集中医誌．2017; 24: 227-43.

4) 日本集中治療医学会倫理委員会．委員会報告 日本集中治療医学会会員看護師の蘇生不要指示に関する現状・意識調査．日集中医誌．2017; 24: 244-53.

5) 箕岡真子．日本臨床倫理学会による「POLST（DNAR 指示を含む）作成指針」作成の経緯と今後の展望．日臨麻学会誌．2016; 36: 308-12.

6) 日本集中治療医学会倫理委員会．委員会報告 生命維持治療に関する医師による指示書（Physician Orders for Life-sustaining Treatment, POLST）と Do Not Attempt Resuscitation (DNAR) 指示．日集中医誌．2017; 24: 216-26.

7) Connors A, Dawson N, Desbiens N, et al. A controlled trial to improve care for seriously ill hospitalized patients: The study to understand prognoses and preferences for outcomes and risks of treatments (SUPPORT). JAMA. 1995; 274: 1591-8.

8) Emanuel L, Danis M, Pearlman R, et al. Advance Care Planning as a Process: Structuring the Discussion in Practice. J American Geriatrics Society. 1995; 43: 329-464.

9) 大濱悦子，福井小紀子．国内外のアドバンスケアプランニングに関する文献検討とそれに対する一考察．Palliat Care Res. 2019; 14: 269-79.

10) アドバンス・ケア・プランニング―いのちの終わりについて話し合いを始める（厚生労働省 第 1 回 人生の最終段階における医療の普及・啓発の在り方に関する検討会 平成 29 年 8 月 3 日 資料 3）(https://www.mhlw.go.jp/file/05-Shingikai-10801000-Iseikyoku-Soumuka/0000173561.pdf)（Access 2024/12/15）

11) 人生会議（ACP: アドバンス・ケア・プランニング）―自治体等における普及啓発事例 (https://www.mhlw.go.jp/content/10802000/001081777.pdf)（Access 2024/12/15）

12) 飯原弘二，位田隆一，岩石隆光，他．重症脳卒中救急における治療介入のあり方に関するステートメント．脳卒中．2020; 42: 435-42.

13) 位田隆一，井林雪郎，小笠原邦昭，他．重症脳卒中急性期の説明のあり方に関する提言．脳卒中．2023; 45: 71-7.

14) 位田隆一，井林雪郎，小笠原邦昭，他．自宅復帰困難な後遺症を呈する脳卒中の維持期（生活期）における緩和と療養に関する提言．脳卒中．2022; 44; 671-9.

15) 位田隆一，井林雪郎，小笠原邦昭，他．重症脳卒中の維持期における緩和と療養に関する提言．脳卒中．2022; 44: 81-5.

16) 位田隆一，井林雪郎，小笠原邦昭，他．自宅復帰後の脳卒中の維持期（生活期）における緩和と療養に関する提言．脳卒中．2023; 45: 432-41.

17) 飯原弘二，位田隆一，岩石隆光，他．脳卒中における終末期医療に関するガイドライン．脳卒中．2019; 41: 125-31.

18) 事業場における治療と仕事の両立支援のためのガイドライン（全体版）(https://www.mhlw.go.jp/content/11200000/001225327.pdf)（Access 2024/12/15）

19) 河野浩之，塩川芳昭，平野照之．Stroke Oncology．腫瘍内科．2022; 30: 204-10.

20) 人生の最終段階における医療・ケアの決定プロセスに関するガイドライン（厚労省 改訂 平成 30 年 3 月）(https://www.mhlw.go.jp/file/04-Houdouhappyou-10802000-Iseikyoku-Shidouka/0000197701.pdf)（Access 2024/12/15）

21) 和田真一，長谷川幹．脳損傷による中途障害者の長期的な主体性回復のプロセスⅡ．主体性回復を促す周囲のかかわり方．Jpn J Compr Rehabil Sci. 2019; 10: 50-9.

22) 稲葉一人．認知症の人の日常生活・社会生活における意思決定支援ガイドラインの解説．Aging & Health. 2023; 32: 6-10.

23) 木澤義之．人生会議（ACP: アドバンス・ケア・プランニング）−本人の意向に沿った人生の最終段階の医療・ケアを実践するために．ファルマシア．2020; 56: 105-9.

24) 中山和弘．ヘルスリテラシーとヘルスプロモーション，健康教育，社会的決定要因．日本健康教育学会誌．2014: 22; 76-87.

25) 石川ひろの．Shared Decision Making の可能性と課題―がん医療における患者・医療者の新たなコミュニケーション―．医療と社会．2020: 30; 77-89.

26) Peterson A, Karlawish J, Largent E. Supported decision making with people at the margins of autonomy. Am J Bioeth. 2021; 21: 4-18.

27) Simmons M, Gooding P, Spot the difference: shared decision-making and supported decision-making in mental health. Ir J Psychol Med. 2017; 34 (Special Issue 4): 275-86.

28) 木口恵美子．Supported Decision Making をめぐる海外の議論の動向．東洋大学/福祉社会開発研究．2015; 7: 47-55.

29) 日本脳卒中協会患者・家族委員会．アンケート調査報告書「脳卒中を経験した当事者（患者・家族）の声」(https://www.jsa-web.org/wp-content/uploads/2020/07/kanja_report2020.pdf)（Access 2024/12/15）

付録　がん治療薬による脳卒中合併症一覧

京都大学医学部附属病院薬剤部 **野村久祥**

各抗がん薬の添付文書の副作用の項に，脳血管障害に関して記載のある薬剤を列挙．詳細は各薬剤添付文書をご確認ください．　2024 年 8 月 12 日現在
抗悪性腫瘍剤　（注射薬）　貼付文書での脳血管障害に関する記述

区分		一般名	商品名	添付文書上での脳血管障害に関する記述
アルキル化剤		イホスファミド	イホマイド®	意識障害（0.1％未満），幻覚，錯乱，錐体外路症状（0.1～5％未満），脳症（0.1％未満）
		チオテパ	リサイオ®	血栓性微小血管症（頻度不明）
		テモゾロミド	テモダール®	脳出血（2.6％，0.3％）
		ブスルファン	ブスルフェクス®	静脈閉塞性肝疾患（7.5％）
		ベンダムスチン塩酸塩	トレアキシン®	静脈血栓症（10％未満）
抗悪性腫瘍抗生物質	アントラサイクリン系	ダウノルビシン塩酸塩・シタラビン	ビキセオス®	中枢神経系障害: 脳梗塞（0.5％），脳症（白質脳症を含む）（頻度不明），麻痺（頻度不明），痙攣（頻度不明），小脳失調（頻度不明），意識障害（意識消失を含む）（頻度不明）等
プラチナ製剤		オキサリプラチン	エルプラット®	血栓塞栓症（3.4％），白質脳症（可逆性後白質脳症症候群を含む）（頻度不明）
		カルボプラチン	パラプラチン®	脳梗塞（0.1％未満），血栓・塞栓症（頻度不明），白質脳症（可逆性後白質脳症症候群を含む）（頻度不明）
		シスプラチン	ランダ®	脳梗塞（頻度不明），一過性脳虚血発作（頻度不明），白質脳症（可逆性後白質脳症症候群を含む）（頻度不明），静脈血栓塞栓症（頻度不明）
			動注用アイエーコール®	脳梗塞（頻度不明）
代謝拮抗薬	葉酸代謝拮抗薬	メトトレキサート	メソトレキセート®	脳症（白質脳症を含む），その他の中枢神経障害，ギラン・バレー症候群（いずれの療法においても頻度不明），進行性多巣性白質脳症（PML）（頻度不明）
	DNAに取り込まれるヌクレオチド類似物質	クラドリビン	ロイスタチン®	進行性多巣性白質脳症（PML）（頻度不明）
		ゲムシタビン塩酸塩	ジェムザール®	白質脳症（可逆性後白質脳症症候群を含む）（頻度不明）
		シタラビン	キロサイド®・シタラビン	中枢神経系障害（頻度不明）: 脳症（白質脳症を含む），麻痺，痙攣，小脳失調，意識障害（意識消失を含む）等の中枢神経系障害があらわれることがある．
		フルダラビンリン酸エステル	フルダラ®	脳出血，肺出血，消化管出血（いずれも頻度不明），進行性多巣性白質脳症（PML）（頻度不明）
	チミジル酸シンターゼ阻害薬	フルオロウラシル	5-FU®	白質脳症等を含む精神神経障害（頻度不明）
トポイソメラーゼ阻害薬		イリノテカン塩酸塩	カンプト®	脳梗塞（頻度不明）
			オニバイド®	播種性血管内凝固（頻度不明）
微小管作用薬	ビンカアルカロイド系	ビンクリスチン硫酸塩	オンコビン®	脳梗塞（頻度不明）
		ビンデシン硫酸塩	フィルデシン®	脳梗塞（頻度不明）
		ビンブラスチン硫酸塩	エクザール®	脳梗塞（頻度不明）
	タキサン系	カバジタキセル	ジェブタナ®	播種性血管内凝固症候群（DIC）（頻度不明）
		ドセタキセル	タキソテール®	播種性血管内凝固症候群（DIC）（0.1％）
		パクリタキセル	タキソール®	播種性血管内凝固症候群（DIC）（0.1％），白質脳症（可逆性後白質脳症症候群を含む）（頻度不明）
			アブラキサン®	脳神経麻痺（0.1％未満），脳卒中（0.1％未満），播種性血管内凝固症候群（DIC）（頻度不明）
分子標的治療薬	抗 CD19 抗体	イネビリズマブ	ユプリズナ®	進行性多巣性白質脳症（PML）（頻度不明）
	抗 CD20 抗体	オビヌツズマブ	ガザイバ®	進行性多巣性白質脳症（PML）（0.1％）
		リツキシマブ	リツキサン®	進行性多巣性白質脳症（PML）（頻度不明），可逆性後白質脳症症候群等の脳神経症状（頻度不明）
	抗 CD22 抗体	イノツズマブ オゾガマイシン	ベスポンサ®	進行性多巣性白質脳症（PML）（頻度不明）
	抗 CD33 抗体	ゲムツズマブ オゾガマイシン	マイロターグ®	播種性血管内凝固症候群（DIC）（1.9％）
	抗 CD79b 抗体	ポラツズマブ ベドチン	ポライビー®	進行性多巣性白質脳症（PML）（頻度不明）
	抗 EGFR 抗体	ネシツムマブ	ポートラーザ®	動脈血栓塞栓症（2.5％），静脈血栓塞栓症（5.4％）: 脳血管障害（虚血性脳卒中，脳虚血，脳梗塞），虚血性心疾患（心筋梗塞，狭心症）等の動脈血栓塞栓症，肺塞栓症，深部静脈血栓症等の静脈血栓塞栓症
	抗 HER2 抗体	トラスツズマブ	ハーセプチン®	脳血管障害（0.2％），脳浮腫（頻度不明）
		ペルツズマブ・トラスツズマブ	フェスゴ®	昏睡（頻度不明），脳血管障害（頻度不明），脳浮腫（頻度不明）
	VEGFR 阻害薬	アフリベルセプト ベータ	ザルトラップ®	可逆性後白質脳症症候群（頻度不明），動脈血栓塞栓症（2.1％）: 一過性脳虚血発作（0.3％），脳血管発作（0.1％），狭心症（0.3％），心臓内血栓（0.1％），心筋梗塞（0.1％），動脈塞栓症（0.1％）
		ベバシズマブ	アバスチン®	血栓塞栓症: 脳血管発作（頻度不明），一過性脳虚血発作（0.1％），心筋梗塞（0.1％未満），狭心症（0.1％），脳虚血（頻度不明），脳梗塞（0.2％）等の動脈血栓塞栓症，及び深部静脈血栓症（0.2％），肺塞栓症（0.1％）等，高血圧性脳症（頻度不明），高血圧性クリーゼ（頻度不明），可逆性後白質脳症症候群（0.1％未満）
		ラムシルマブ	サイラムザ®	動脈血栓塞栓症（1.4％[注1]，0.8％[注2]），静脈血栓塞栓症（0.9％[注1]，3.0％[注2]）: 心筋梗塞（0.2％[注1]，0.1％[注2]），脳血管障害（0.7％[注1]，0.3％[注2]）等の動脈血栓症 注 1: 単独投与，注 2: 併用投与
	抗 CTLA-4 抗体	イピリムマブ	ヤーボイ®	脳炎（単独投与: 頻度不明，併用投与: 0.3％），髄膜炎（単独投与: 0.7％，併用投与: 0.2％）
	mTOR 阻害薬	テムシロリムス	トーリセル®	静脈血栓塞栓症（深部静脈血栓症，肺塞栓症等）（0.3％），血栓性静脈炎（0.3％）
	プロテアソーム阻害薬	ボルテゾミブ	ベルケイド®	可逆性後白質脳症症候群（頻度不明），進行性多巣性白質脳症（頻度不明）
		カルフィルゾミブ	カイプロリス®	可逆性後白質脳症症候群（0.3％），脳症（頻度不明），静脈血栓塞栓症: 深部静脈血栓症（2.4％），肺塞栓症（1.6％）等
	二重特異性抗体	エプコリタマブ	エプキンリ®	進行性多巣性白質脳症（PML）（頻度不明）
その他		ペグアスパルガーゼ	オンキャスパー®	血栓塞栓症: 塞栓症（頻度不明），脳虚血（頻度不明），播種性血管内凝固（頻度不明）等
		三酸化ヒ素	トリセノックス®	ウェルニッケ脳症（頻度不明）

がん治療薬による脳卒中合併症一覧

抗悪性腫瘍剤（内服薬）添付文書上での脳血管障害に関する記述

2024 年 8 月 12 日現在

区分		一般名	商品名	添付文書上での脳血管障害に関する記述
アルキル化剤		テモゾロミド	テモダール®	脳出血（国内: 2.6%，海外 0.3%）
代謝拮抗薬	葉酸代謝拮抗薬	メトトレキサート	メソトレキセート®	脳症（白質脳症を含む）（頻度不明），進行性多巣性白質脳症（PML）（頻度不明）
	プリン代謝拮抗薬	フルダラビンリン酸エステル	フルダラ®	脳出血，肺出血，消化管出血（いずれも頻度不明），進行性多巣性白質脳症（PML）（頻度不明）
	ピリミジン代謝拮抗薬	テガフール・ウラシル	ユーエフティ®	白質脳症等を含む精神神経障害
		テガフール・ギメラシル・オテラシルカリウム配合剤	ティーエスワン®	白質脳症等を含む精神神経障害
		ドキシフルリジン	フルツロン®	重篤な精神神経障害（白質脳症等）
		カペシタビン	ゼローダ®	重篤な精神神経系障害（白質脳症等）（頻度不明），血栓塞栓症（頻度不明）
ホルモン製剤	エストロゲン薬・アルキル化薬	エストラムスチンリン酸エステル Na	エストラサイト®	血栓塞栓症（頻度不明）
	抗エストロゲン薬	タモキシフェンクエン酸塩	ノルバデックス®	血栓塞栓症，静脈炎（いずれも頻度不明）
		トレミフェンクエン酸塩	フェアストン®	血栓塞栓症，静脈炎（頻度不明）
	アロマターゼ阻害薬	アナストロゾール	アリミデックス®	血栓塞栓症（頻度不明）
		レトロゾール	フェマーラ®	血栓症，塞栓症（いずれも頻度不明）
	その他	メドロキシプロゲステロン酢酸エステル	ヒスロン H®	血栓症（頻度不明）
分子標的治療薬	BCR/ABL阻害薬	イマチニブ メシル酸塩	グリベック®	脳浮腫，頭蓋内圧上昇（いずれも頻度不明）
		ダサチニブ	スプリセル®	出血（脳出血・硬膜下出血（頻度不明）
		ニロチニブ塩酸塩	タシグナ®	脳梗塞（頻度不明），一過性脳虚血発作（0.3%），出血（頭蓋内出血（頻度不明），消化管出血（0.2%），後腹膜出血（頻度不明），脳浮腫（頻度不明）
		アシミニブ塩酸塩	セムブリックス®	血管閉塞性事象　脳梗塞（0.6%）
	BCR/ABL/SRC阻害薬	ポナチニブ塩酸塩	アイクルシグ®	脳血管障害（2.9%）　脳梗塞（1.1%），脳血管発作（0.8%），脳動脈狭窄（0.4%），一過性脳虚血発作（0.2%），大脳動脈狭窄（0.2%），脳虚血（0.2%），脳幹梗塞（0.2%）等
	マルチキナーゼ阻害薬（VEGFR阻害薬＋他TKI）	ソラフェニブ トシル酸塩	ネクサバール®	出血（消化管出血，気道出血，口腔内出血，鼻出血，爪床出血，血腫，腫瘍出血）（7.5%），可逆性後白質脳症症候群（頻度不明）
		スニチニブ リンゴ酸塩	スーテント®	一過性脳虚血発作（0.3%），脳梗塞（0.2%），てんかん様発作（0.2%），可逆性後白質脳症症候群（0.2%）
		パゾパニブ塩酸塩	ヴォトリエント®	動脈血栓性事象（1.8%），出血（13.2%）腫瘍関連出血を含む，脳出血（0.5%），可逆性後白質脳症症候群（頻度不明）
		レゴラフェニブ水和物	スチバーガ®	可逆性後白質脳症（0.1%）
		アキシチニブ	インライタ®	動脈血栓塞栓症　一過性脳虚血発作（0.4%），網膜動脈閉塞（0.1%），脳血管発作（頻度不明），心筋梗塞（頻度不明）等の動脈血栓塞栓症，可逆性後白質脳症症候群（0.3%）
		レンバチニブ メシル酸塩	レンビマ®	出血（14.9%）脳出血等，動脈血栓塞栓症（1.8%）脳血管発作，可逆性後白質脳症症候群（0.3%）
		バンデタニブ	カプレルサ®	可逆性後白質脳症症候群（頻度不明），出血　くも膜下出血（頻度不明）
		カボザンチニブ リンゴ酸塩	カボメティクス®	出血（7.7%）うち脳出血（0.2%），可逆性後白質脳症症候群（頻度不明）
	JAK 阻害薬	ルキソリチニブ	ジャカビ®	進行性多巣性白質脳症（PML）（頻度不明）
	BTK 阻害薬	イブルチニブ	イムブルビカ®	進行性多巣性白質脳症（PML）（頻度不明）
	FLT3/AXL阻害薬	ギルテリチニブ	ゾスパタ®	出血　脳出血（0.4%），硬膜下血腫（0.4%）等，可逆性後白質脳症症候群（頻度不明）
	プロテアソーム阻害薬	イキサゾミブ	ニンラーロ®	可逆性後白質脳症症候群（頻度不明）
	mTOR 阻害薬	エベロリムス	アフィニトール®	進行性多巣性白質脳症（PML）（頻度不明）
		シロリムス	ラパリムス®	進行性多巣性白質脳症（PML）（頻度不明）
	BRAF V600キナーゼ阻害薬	ダブラフェニブメシル酸塩	タフィンラー®	脳血管障害　脳出血（0.1%，頻度不明），脳血管発作（いずれも頻度不明）等
	MEK 阻害薬	トラメチニブ ジメチルスルホキシド付加物	メキニスト®	脳血管障害　脳出血（0.1%，頻度不明），脳血管発作（いずれも頻度不明）等の脳血管障害があらわれる
	PARP 阻害薬	ニラパリブ	ゼジューラ®	可逆性後白質脳症症候群（頻度不明）

付録

経口抗血栓薬の相互作用
～特にがん患者で使用が想定され，注意が必要な相互作用について～

東京大学医学部附属病院薬剤部 **大野能之**

> **本項のポイント**
> ・ワルファリンの主な薬理活性体であるS-ワルファリンは，CYP2C9の活性に変動を及ぼす薬剤との相互作用に注意が必要である．
> ・DOACは，クリアランスにおけるP-糖蛋白，CYP3A，及び腎排泄の寄与が各薬剤によって異なり，注意すべき併用薬や相互作用の程度も薬剤によって異なる．

●はじめに

　脳卒中の治療および再発予防には，その病態により抗凝固薬や抗血小板薬が使用される．これらの薬剤は，適切なマネジメントが行われない場合，薬効が十分に発揮されないだけでなく，出血性合併症のリスクが増加してしまう．そのため，薬物相互作用についても注意が必要となる．抗血小板薬の併用，あるいは抗凝固薬と抗血小板薬の併用は，出血性合併症が増加するため，抗血栓薬は可能な限り単剤投与を行うことが基本となる．また，抗血栓薬の血中濃度を変動させる薬剤との相互作用（薬物動態学的相互作用）に特に注意を要する．

　本項では，特にがん患者で使用が想定され，注意が必要な経口抗血栓薬の薬物動態学的な相互作用について紹介する．

1. ワルファリンの相互作用

　ワルファリンは一対の光学異性体（S-ワルファリン及びR-ワルファリン）の等量混合物であるラセミ体である．S-ワルファリンはR-ワルファリンに比べ，約5倍の抗凝固作用を有しているため，薬効の主体はS-ワルファリンと考えられている．S-ワルファリンは主にシトクロムP450（CYP）2C9で代謝される[1]．そのため，主な薬理活性体であるS-ワルファリンの代謝酵素であるCYP2C9の活性に変動を及ぼす薬剤との相互作用は臨床的に重要となる．

　ワルファリンの動態学的特徴を **表1** に，主な

CYP2C9阻害薬および誘導薬を **表2** にまとめた．それぞれの薬剤とワルファリンとの相互作用のエビデンスは，併用される頻度や目的などの違いからさまざまであるが，これらのCYP2C9の阻害の強さや誘導の強さは，ワルファリンも含めさまざまなCYP2C9の基質との相互作用の報告から評価したものであり[2]，起こり得るワルファリンとの相互作用の程度を定量的に考える上で有用な情報となる．エビデンスの観点からは，特定の薬剤との相互作用の報告が実際に存在し，臨床的な影響の程度が明らかであり，なおかつその報告の信頼性（多数例の症例か，相互作用試験か，血中濃度も測定しているかなど）が高いことが重要である．しかし，薬物相互作用の場合は系統的に全ての組合せが検証されているわけではないため，信頼性の高い臨床報告がなくても，問題がないわけではない．例えばCYP2C9の阻害や誘導が強い薬剤が併用された場合，理論的考察に基づくとワルファリンの血中濃度変動を引き起こし，臨床的に重要な効果の変動が起こる可能性が高いため，他剤への変更もしくは頻回なINR測定による投与量の評価などのマネジメントを行うことが重要となる．

2. DOACの相互作用

　DOAC（direct oral anticoagulant: 直接作用型経口抗凝固薬）の利点は，効果判定のための血液凝固能のモニタリングやそれに伴う用量調節が不要であること，頭蓋内出血の頻度が低いこと，食事の影響や併用薬による相互作用が少ないことなどがあげられる．一方で，ワル

経口抗血栓薬の相互作用～特にがん患者で使用が想定され，注意が必要な相互作用について～

表1 ワルファリンおよび DOAC の動態学的特徴と主な薬物動態的相互作用

	ワルファリン（ワーファリン®）	ダビガトランエテキシラート（プラザキサ®）	リバーロキサバン（イグザレルト®）	アピキサバン（エリキュース®）	エドキサバン（リクシアナ®）
生物学的利用率	約100%	約6%	約100%	約50%	約60%
腎排泄の寄与率	なし	全身クリアランスの約80%	約33%	全身クリアランスの約27%	全身クリアランスの約50%
経口クリアランスに寄与する主な代謝酵素あるいはトランスポーター	CYP2C9（経口クリアランスへの寄与率 約100%）	P-糖蛋白（経口クリアランスへの寄与率 約60%）	CYP3A（経口クリアランスへの寄与率 約60%）	CYP3A（経口クリアランスへの寄与率 約50%）P-糖蛋白？	P-糖蛋白（経口クリアランスへの寄与率 約50%）
併用禁忌	・ミコナゾール（フロリードゲル経口用，フロリードF注，オラビ錠口腔用）; CYP2C9阻害作用） ・メナテトレノン（グラケー）; ビタミンK依存性凝固因子の生合成阻害作用と拮抗） ・イグラチモド（ケアラム）; 機序不明）	P-糖蛋白阻害薬 ・イトラコナゾール	CYP3A4 および P-糖蛋白阻害薬 ・HIV プロテアーゼ阻害薬（リトナビル（ノービア）ロピナビル・リトナビル（カレトラ）アタザナビル（レイアタッツ）ダルナビル（プリジスタ，プリジスタナイーブ）ホスアンプレナビル（レクシヴァ）ニルマトレルビル・リトナビル（パキロビッド） ・オムビタスビル・パリタプレビル・リトナビル ・コビシスタットを含有する製剤（ゲンボイヤ，プレジコビックス，シムツーザ） ・以下のアゾール系抗真菌薬イトラコナゾール（イトリゾール）ボリコナゾール（ブイフェンド）ミコナゾール（フロリード）ポサコナゾール（ノクサフィル）ケトコナゾール（国内未発売）	なし	なし
併用注意（薬物動態的相互作用に限る）	多数あり （主なものは表2参照）	P-糖蛋白阻害薬 ・ベラパミル* ・アミオダロン* ・キニジン* ・タクロリムス* ・シクロスポリン* ・リトナビル* ・ネルフィナビル* ・サキナビル* ・グレカプレビル水和物・ピブレンタスビル配合剤* ・クラリスロマイシン P-糖蛋白誘導薬 ・リファンピシン ・カルバマゼピン ・セイヨウオトギリソウ含有食品など	CYP3A4 および P-糖蛋白阻害薬 ・フルコナゾール*[a] ・クラリスロマイシン*[a] ・エリスロマイシン*[a] CYP3A4 および P-糖蛋白誘導薬 ・リファンピシン ・フェニトイン ・カルバマゼピン ・フェノバルビタール ・セイヨウオトギリソウ含有食品	CYP3A4 および P-糖蛋白阻害薬 ・アゾール系抗真菌薬（フルコナゾールを除く）*イトラコナゾール，ボリコナゾール等 ・HIV プロテアーゼ阻害薬*（リトナビルなど） ・マクロライド系抗菌薬（クラリスロマイシン，エリスロマイシンなど） ・フルコナゾール ・ナプロキセン ・ジルチアゼム ・エンシトレルビル　フマル酸 CYP3A4 および P-糖蛋白誘導薬 ・リファンピシン ・フェニトイン ・カルバマゼピン ・フェノバルビタール ・セイヨウオトギリソウ含有食品	P-糖蛋白阻害薬 ・キニジン* ・ベラパミル* ・シクロスポリン* ・エリスロマイシン* ・アジスロマイシン* ・クラリスロマイシン* ・イトラコナゾール* ・ジルチアゼム* ・アミオダロン* ・HIV プロテアーゼ阻害薬*（リトナビルなど）

※非弁膜症性心房細動患者における虚血性脳卒中および全身性塞栓症の発症抑制，静脈血栓塞栓症（深部静脈血栓症および肺血栓塞栓症）の治療および再発抑制に対しては，減量必須

＊減量を考慮

a) 成人の静脈血栓塞栓症発症後の初期3週間，並びにFontan手術施行後における血栓・塞栓形成の抑制では，治療上やむを得ないと判断された場合を除き，これらの薬剤との併用を避けること．

・併用禁忌と併用注意の薬剤は2024年8月時点

・クリアランスへの腎排泄および代謝酵素あるいはトランスポーターの寄与率は筆者らの理論に基づく[2,4,5]．

付録

表2 主な CYP2C9 阻害薬と誘導薬

CYP2C9 の阻害薬 （ワルファリン血中濃度・INR 上昇）	CYP2C9 の誘導薬 （ワルファリン血中濃度・INR 低下）
フルオロウラシル系抗悪性腫瘍薬* ・<u>TS-1</u> ・<u>テガフール</u> ・<u>フルオロウラシル</u> ・<u>ドキシフルリジン</u> ・<u>カペシタビン</u> アゾール系抗真菌薬 ・<u>ミコナゾール</u> ・フルコナゾール 抗不整脈薬 ・<u>アミオダロン</u> 高尿酸血症治療薬 ・<u>ブコローム</u>	リファマイシン系抗酸菌薬 ・リファンピシン 抗てんかん薬 ・フェノバルビタール ・フェニトイン ・カルバマゼピン 抗 HIV 薬 ・リトナビル 抗悪性腫瘍薬 ・エンザルタミド 制吐薬 ・アプレピタント エンドセリン受容体拮抗薬 ・ボセンタン

・二重下線: おおむね 5 倍以上への AUC もしくは血中濃度上昇が基本的に報告されているもの
・下線: おおむね 3 倍以上（阻害薬）あるいは 1/3 以下（誘導薬）への AUC もしくは血中濃度の変動が基本的に報告されているもの
・下線なし: おおむね 2 倍以上（阻害薬）あるいは 1/2 以下（誘導薬）への AUC もしくは血中濃度の変動が基本的に報告されているもの
＊フルオロウラシル系抗悪性腫瘍薬は CYP2C9 の活性を直接阻害しないが，その発現量を変化させるとの報告がある
（鈴木洋史，他　これからの薬物相互作用マネジメント　臨床を変える PISCS の基本と実践　第 2 版．東京: じほう; 2021[2]，Maeda K, et al. Drug Metab Pharmacokinet. 2021; 41: 100414[6]より引用，一部改変）

ファリンに比べて相互作用を引き起こす薬剤は少なくても，血中濃度が変動した際に血液検査で効果や副作用への影響を十分にモニターできないことが問題点としてあげられる．そのため DOAC についても，相互作用には十分に注意しなくてはならない．また，DOAC は腎排泄の寄与があるため，腎障害を有する場合に相互作用などで肝代謝も阻害されると，腎臓と肝臓の両方の消失経路が阻害されるため，血中濃度が顕著に上昇し出血リスクが増大することが懸念される．これまでの報告では，出血リスクを低く抑えつつ塞栓イベントを最大限に抑えるための至的濃度域が存在することがわかっており[3]，やはり相互作用による血中濃度の大きな変動が無いようにマネジメントすることは重要である．

DOAC の動態学的特徴と主な薬物動態的相互作用を **表1** に示した．なお，ダビガトランエテキシラートとエドキサバンは P-糖蛋白（P-gp）の基質であるため，その阻害薬と誘導薬との相互作用に注意が必要である．一方で，アピキサバンとリバーロキサバンは P-gp の基質であり，かつ CYP3A の代謝の寄与もあるため，CYP3A の阻害薬と誘導薬との相互作用にも注意が必要となる．

表3 CYP3A あるいは P-gp の阻害/誘導作用がある抗がん剤

強い CYP3A 阻害作用がある抗がん剤	セリチニブ
中程度の CYP3A 阻害作用がある抗がん剤	イマチニブ クリゾチニブ ピミテスピブ
強い CYP3A 誘導作用がある抗がん剤 （P-gp 誘導作用もあると考えられる）	アパルタミド エンザルタミド ミトタン
P-gp 阻害作用がある抗がん剤	ラパチニブ

（鈴木洋史，他　これからの薬物相互作用マネジメント　臨床を変える PISCS の基本と実践　第 2 版．東京: じほう; 2021[2]，Ohno Y, et al. Clin Pharmacokinet. 2007; 46: 681-96[4]，Maeda K, et al. Drug Metab Pharmacokinet. 2021; 41: 100414[6]に基づく）

表3 には CYP3A あるいは P-gp の阻害薬や誘導薬となる抗がん剤を示した．

●おわりに

ワルファリンについては，本稿で解説した CYP2C9 の活性変動による相互作用の他にも，ビタミン K 含有のサプリメントや飲食物，抗血小板薬などの出血を助長す

る薬剤との相互作用にも注意が必要である．また，CYP2C9 と VKORC1 の遺伝子多型の影響も含めた効き具合の個人差についても多くの研究がある．そのため，INR など凝固能をモニターしたうえで，臨床的に重要な相互作用を見逃さないことが重要である．リスクが高いと判断される場合には，より頻度の高いモニターやきめ細かい用量調整，患者への情報提供など積極的な関わりが求められる．

DOAC は相互作用により血中濃度が変動していても，その影響をモニターする方法が確立されておらず，そういった意味ではむしろワルファリンより相互作用に注意が必要な薬剤とも言える．したがって，リスクが高いと判断される場合には，減量や他剤変更について検討することが重要である．

なお，最後によくある誤解について補足しておきたい．ある代謝酵素で代謝を受ける薬剤（基質薬）は，その代謝酵素の阻害薬になるという誤解（すなわち必ず競合阻害が起きるという誤解）が多い．特定の CYP 分子種における消失の寄与が高い基質でも，臨床用量ではその CYP 分子種を阻害しない場合が多く，代謝の寄与の程度と阻害の程度は別に考える必要がある．しかし，そのような誤解に基づいて注意を促している相互作用リストが国内外に散見され，それらは本来（ほとんど）問題ないと考えられる薬物の投与機会を奪うことにもつながってしまう点に注意が必要である．

がん患者における経口抗血栓薬の相互作用のマネジメントを考えるうえで，本項の内容が参考になれば幸いである．

◉ 参考文献

1) Kaminsky LS, Zhang ZY. Human P450 metabolism of warfarin. Pharmacol Ther. 1997; 73: 67-74.
2) 鈴木洋史，大野能之，樋坂章博. これからの薬物相互作用マネジメント　臨床を変える PISCS の基本と実践　第 2 版. 東京: じほう; 2021.
3) Reilly PA, Lehr T, Haertter S, et al. The effect of dabigatran plasma concentrations and patient characteristics on the frequency of ischemic stroke and major bleeding in atrial fibrillation patients: the RE-LY Trial (Randomized Evaluation of Long-Term Anticoagulation Therapy). J Am Coll Cardiol. 2014; 63: 321-8.
4) Ohno Y, Hisaka A, Suzuki H. General framework for the quantitative prediction of CYP3A4-mediated oral drug interactions based on the AUC increase by coadministration of standard drugs. Clin Pharmacokinet. 2007; 46: 681-96.
5) Hisaka A, Ohno Y, Yamamoto T, et al. Prediction of pharmacokinetic drug-drug interaction caused by changes in cytochrome P450 activity using in vivo information. Pharmacology & Therapeutics. 2010; 125: 230-48.
6) Maeda K, Hisaka A, Ito K, et al. Classification of drugs for evaluating drug interaction in drug development and clinical management. Drug Metab Pharmacokinet. 2021; 41: 100414.

索　引

【あ行】

悪液質	89
悪性腫瘍合併脳梗塞	46
悪性神経膠腫	56
アスピリン	43
アドバンス・ケア・プランニング（ACP）	2, 124, 152
アドバンス・ディレクティブ（AD）	152
アピキサバン	161
アンドロゲン除去療法	70
維持期（生活期）・終末期リハビリテーション	12
意思決定	153
意思決定支援	124, 154
院外発症脳卒中	126
院内発症脳卒中，院内発症	126, 133
インフォームド・コンセント	155
運動腫瘍学	6
運動療法	10
栄養腫瘍学	6
栄養障害	96
エドキサバン	161
遠位静脈血栓	56
大阪府がん登録	22

【か行】

回収血栓（病理）	46, 111
回復期病棟	11
回復期リハビリテーション	12, 93
化学療法	105
化学療法誘発性末梢神経障害	9
学際的腫瘍学	5
片麻痺等	10
活動性がん	27
カテーテルアブレーション	150
がん悪液質	10
がん患者リハビリテーション料	11
がん関連合併症	119
がん関連血栓症	14, 40, 53, 146
がん関連倦怠感	9
がん関連認知機能障害	9

がん関連脳梗塞	46
がん関連脳卒中	133, 140
がん関連脳内出血	60
がんサバイバー	37, 69, 71, 150
がん種	25, 26
がん専門病院	133
がん対策基本法	9
がん治療	23, 26
がん治療関連血栓症	90
がん治療関連高血圧	71
がん治療関連糖尿病	70
がん治療成績	33
がん治療薬による脳卒中合併症	158
がんのリハビリテーション診療	10, 119
がん放射線療法に関連した脳卒中	81
がん薬物療法	90
緩和ケア（病棟）	11, 12, 124
奇異性脳塞栓症	37, 147
機械的血栓回収療法	99, 111
機能予後，機能障害	118, 120, 141
急性期心血管毒性	67, 68
急性期リハビリテーション	12
凝固亢進	34
凝固（能）異常	60, 138
筋力増強訓練	10
ケアチーム	154
ケアマネジャー	152
頸動脈ステント留置術（CAS）	81
頸動脈内膜剥離術	81
外科治療	105
血管新生阻害薬	76, 148
血小板輸血	61
血栓回収療法	46
血栓病理	42, 46
言語聴覚士	152
倦怠感	89
膠芽腫	57
抗がん剤と脳卒中	74
高血圧	149
抗血栓療法	61
高次脳機能障害	10

好中球細胞外トラップ	35, 40
高齢者機能評価	88
ゴール設定	121
骨関連事象	10, 97
骨転移	10
コンタクトアスピレーション	100

【さ行】

サイクリン依存性キナーゼ4/6阻害薬	56
細胞外小胞	34
細胞老化	83
作業療法士	152
シェアード・ディシジョン・メイキング（SDM）	152
脂質異常症	71
シスプラチン	75, 148
事前指示	2
死亡	24
死亡率	33
術前（prehabilitation）	9
腫瘍循環器（学）	6, 68, 146, 150
腫瘍腎臓病学	6
腫瘍内出血	60
腫瘍脳卒中学	iii, 33
腫瘍マーカー	106
循環器病対策推進基本計画	122
循環器病の緩和ケア	122
静脈血栓塞栓症	14, 53
静脈血栓塞栓症（VTE）	87
心血管毒性	68, 71
人生会議	153
心肺機能	96
深部静脈血栓症	53
心房細動	37, 149
垂直連携	143
水平連携	143
ステントリトリバー	100
生活習慣病	67
生活習慣リスク因子	67
生活の質（QOL）	117
精神腫瘍学	6
生命予後	141
赤色血栓	48

赤血球優位血栓　47
摂食嚥下障害　10
接着因子　40
潜因性脳梗塞　108, 134
選好　153
相互作用　160
ソーシャルワーカー　152
組織因子　34
塞栓源不明脳塞栓症　1

【た行】

第4期がん対策基本計画　9
他疾患併存がん患者　140
多職種連携　140
ダビガトランエテキシラート　161
タモキシフェン　35
地域包括ケア病棟　11, 12
直接経口抗凝固薬（DOAC）　57, 147
低分子（量）ヘパリン　18, 31, 43, 57
転移性がん　109
転移性脳腫瘍　54
頭頸部がん　81
糖尿病　70
動脈血栓塞栓症　14
動脈硬化危険因子　105

【な行】

日常生活動作（ADL），活動　8, 94, 117
脳血管疾患等リハビリテーション料　11
脳梗塞　22, 23, 25, 27
脳静脈洞血栓症　57
脳卒中　21, 24, 28
脳卒中・心臓病等総合支援センター　155
脳卒中診療体制　138
脳卒中専門医　38
脳卒中相談窓口　123, 155
脳卒中相談窓口マニュアル　123, 124
脳卒中と循環器病克服第二次5ヵ年計画　123
脳卒中のリハビリテーション診療　118
脳卒中療養相談士　122
脳内出血　60

【は行】

肺血栓塞栓症　53
ハイリスク CEA　81
白色血栓　48
播種性血管内凝固症候群　16
晩期心血管毒性　67, 68
非細菌性血栓性心内膜炎（NBTE）　15, 31, 48, 109, 146
病期　153
病態マネジメント　154
フィブリン優位血栓　46
浮腫　61
フッ化ピリミジン　148
プラチナ製剤　35
フルオロウラシル　75
分子標的（治療）薬　5
ベバシズマブ　35
ヘパリン　18, 108, 147
ヘルスリテラシー　155
放射線治療　105, 106
放射線誘発性頸動脈狭窄症　81
放射線誘発性血管障害　36
放射線誘発性動脈硬化促進　83
放射線療法（RT）　148
ホルモン遮断療法　76

【ま行】

未確定な潜在性をもつクローン造血　148
未分画ヘパリン　43, 57
ムチン　17, 40
メタボリック症候群　69, 70
免疫チェックポイント阻害薬　30, 36, 55, 77, 111
メンタルヘルス　153

【や行】

有酸素運動　10
抑うつ　97
予後　27

【ら行】

ライフの三層構造　156
卵円孔開存　17
理学療法士　152
罹患率　33
リスク　21, 24, 28
リスク管理　142

リバーロキサバン　161
リハビリテーション　111
リハビリテーション科専門医　117
リハビリテーション診療　120
リハビリテーション治療　141
リビング・ウイル（LW）　152
療養型病院　11
両立支援　153
累積発症率　22, 23, 25
連携　156

【わ行】

ワルファリン　43, 147, 160, 161

【A】

ACP（advance care planning）　2, 124, 152
adenocarcinoma　109
ADL（activities of daily living）　8, 88, 94, 117, 154
AYA（adolescent and young adult）世代　13

【C】

CA19-9　18, 110
CA125　18, 110
Cancer procoagulant　40
cancer related-ESUS　37
CAS（carotid artery stenting）　81
CAT（cancer-associated thrombosis）　53, 146
CEA（carotid endarterectomy）　81
CHIP（conal hematopoiesis of indeterminate potential）　148
CIPN（chemotherapy-induced peripheral neuropathy）　9
CK 4/6 阻害薬　35
CRCI（cancer-related cognitive impairment）　9
CRF（cancer-related fatigue）　9
cryptogenic stroke　36, 108
CVR（catheter-vessel ratio）　100
CYP2C9　160
CYP3A　162

【D】

D-dimer　31, 44, 106, 110
DIC（disseminated intravascular coagulation）　16, 31

do not attempt resuscitation（DNAR）
　152
do not resuscitate（DNR）　152
DOAC（direct oral anticoagulant）
　43, 57, 160
DVT（deep vein thrombosis）　53

【E】

EBM（Evidence-based Medicine）
　142
ESUS（embolic stroke of
　undetermined source）　1, 36

【F】

FAST　128
FAST-DAN　2
FDP　31
FPE（First Pass Effect）　100

【G】

GA（geriatric assessment）　88
Geneva スコア　54

【H】

hematoxylin-eosin 染色　46
heparenase　40

【I】

ICI（immune checkpoint inhibitor）
　55
IL-6　40

【K】

Khorana スコア　54, 87

【L】

LMWH（low-molecular-weight
　heparin）　57

【N】

NBM（narrative-based medicine）
　142
NBTE（non-bacterial thrombotic
　endocarditis）　15, 42, 146

【O】

OCR（Osaka Cancer Registry）　22

【P】

P-糖蛋白　162
PAI-1　40
performance status（PS）
　1, 8, 88, 93, 141, 154
pinching technique　100
POLST　152
Prehabilitation　94
PTE（pulmonary thromboembolism）
　53

【R】

RICS（radiation induced carotid
　stenosis）　81
rt-PA 静注療法　99

【S】

SASP（senescence-associated
　secretary phenotype）　84
senolysis　85

senolytic drug　85
SGLT2 阻害薬　70
SRE（skeletal-related event）　10
Stroke Oncology　iii, 1

【T】

TCAR（transcarotid artery
　revascularization）　81
three territory sign　42, 110
thrombomodulin　40
thrombotic microangiopathy　42
Tissue factor　40
TNFα　40
Trousseau sign of malignancy　15
Trousseau 症候群
　15, 30, 33, 53, 87, 106, 137, 146

【U】

UFH（unfractionated heparin）　57

【V】

VEGF 経路阻害薬　149
Virchow の 3 徴　40
von Willebrand factor（因子） 40, 46
VTE（venous thromboembolism）
　53

【W】

Weibel-Palade 小体　41
Wells スコア　54

しゅようのうそっちゅうがく
腫瘍脳卒中学　　Ⓒ

発　行　2025 年 3 月 15 日　1 版 1 刷

監　修　Stroke Oncology 研究会
　　　　（腫瘍脳卒中学研究会）

発行者　株式会社　中外医学社
　　　　代表取締役　青木　滋

　　　　〒 162-0805　東京都新宿区矢来町 62
　　　　電　　話　03-3268-2701（代）
　　　　振替口座　00190-1-98814 番

印刷・製本/三報社印刷（株）　　　　　　　〈SK・MU〉
ISBN 978-4-498-42828-7　　　　　　　　Printed in Japan

JCOPY　＜（社）出版者著作権管理機構 委託出版物＞

本書の無断複製は著作権法上での例外を除き禁じられています．
複製される場合は，そのつど事前に，（社）出版者著作権管理機構
（電話 03-5244-5088, FAX 03-5244-5089, e-mail: info@jcopy.
or.jp）の許諾を得てください．